Vorwort

„Guter Unterricht ist ein Unterricht, in dem mehr gelernt als gelehrt wird."

Franz E. Weinert, Lernpsychologe (1930–2001)

Der Wille zur Veränderung der Lehr- und Lernkultur an unseren Schulen, weg von einer Input-orientierten Wissensvermittlung durch die Lehrenden hin zu einem prozess- und ergebnisorientierten Unterricht, der die Schülerselbsttätigkeit und die praktische Anwendung des Gelernten stärker in den Blick nimmt, bestimmt seit einigen Jahren die didaktisch-methodische Diskussion. Aktuelle Ergebnisse der Lern- und Unterrichtsforschung stützen diesen Ansatz und bescheinigen ihm ein hohes Maß an Nachhaltigkeit.

Doch nicht selten stellt die Forderung nach Kompetenzförderung und Handlungsorientierung für die ohnehin schon stark in Anspruch genommenen Lehrenden eine zusätzliche, im mancher Augen vielleicht sogar unerfüllbare Herausforderung dar. Dabei mangelt es ganz sicher nicht an Problembewusstsein. Die Schwierigkeit besteht vielmehr in den Möglichkeiten und Ressourcen, dieses berechtigte Anliegen in der täglichen Unterrichtspraxis umzusetzen.

Genau hierbei möchte Ihnen das **Lehrerhandbuch Altenpflege**, das Sie nun in den Händen halten, Unterstützung und Hilfe sein. Neben einigen einleitenden Ausführungen zur **Didaktik eines handlungs- und kompetenzorientierten Unterrichts** bietet Ihnen das Werk eine **Fundgrube von Anregungen zu dessen Umsetzung**. Dabei muss ein Unterricht, der die Belange der einzelnen Schüler in den Blick nimmt, keineswegs ein spezieller Unterricht sein. Er lebt von der Methodenvielfalt, bei der möglichst alle Lernenden auf vielfältige Weise aktiviert und gefördert werden. Daher rundet ein Kapitel mit einigen **methodischen Impulsen** das Angebot ab. Auf der beiliegenden **CD-ROM** finden Sie darüber hinaus weitere Materialien, die die Inhalte des Handbuches sinnvoll ergänzen und Ihnen die Arbeit im Unterricht erleichtern sollen.

Die Autoren der einzelnen Kapitel sind allesamt Unterrichtspraktiker. Entsprechend handelt es sich bei den vorgestellten Unterrichtsverläufen und Materialien weder um eine Feiertagsdidaktik, noch wird ein traumhaftes, aber wenig nachhaltiges Methodenfeuerwerk inszeniert. Die hier vorgestellten Entwürfe sind im alltäglichen Pflegeunterricht erprobt und lassen sich ohne großen Aufwand in Ihrem Unterricht umsetzen. Denn letztlich soll ein von den Schülern in weiten Teilen selbstorganisiertes Lernen keine zusätzliche Belastung der Lehrenden, sondern eher eine für alle Beteiligten gewinnbringende Entspannung der Arbeit im Unterricht bieten.

Dabei haben die einzelnen Autoren die unterschiedlichen Kapitel mit ihrer Handschrift geprägt. Das Ergebnis verdeutlicht, dass es nicht den einen Königsweg zum handlungs- und kompetenzorientierten Unterricht gibt. Unterschiedliche Sichtweisen und Zugänge werden hier als Bereicherung und Chance für einen Unterricht verstanden, der in seiner Vielfalt sowohl den individuellen Bedürfnissen der Lehrenden und Lernenden entgegen kommt, als auch den jeweiligen schulischen Rahmenbedingungen Rechnung trägt.

Das Werk bildet keineswegs abgeschlossene Überlegungen zum kompetenz- und handlungsorientierten Unterricht ab. Vielmehr soll die Arbeit mit dem Handbuch dazu beitragen, die didaktisch-pädagogische Diskussion an den Pflegeschulen durch weiterführende Impulse zu bereichern. Daher sind auch Ihre Anregungen, Rückmeldungen und Erfahrungen aus der Arbeit mit den Materialien an die Autoren und den VERLAG HANDWERK UND TECHNIK HAMBURG ausdrücklich erwünscht.

In diesem Sinne – viel Erfolg bei der Arbeit mit diesem Handbuch!

Inhalt

⊙ = Materialien zu diesem Kapitel befinden sich auf der CD-ROM!

1 Didaktischer Rahmen zum handlungs- und kompetenzorientierten Unterricht ... 1

1.1 Ertrag von Unterricht: Mehr Kompetenz bitte …! ... 2
- 1.1.1 Lernfelder ... 2
- 1.1.2 Handlungskompetenz ... 3

1.2 Handlungsorientierter Unterricht ... 3
- 1.2.1 Handeln lernt man durch Handeln ... 3

1.3 Selbstorganisiertes / selbstgesteuertes Lernen ... 4

1.4 Der Schlüssel zu kompetenzorientiertem Unterricht: die Lernsituation ... 5

1.5 Methodische Umsetzung im Unterricht ... 7
- 1.5.1 Analysieren ... 8
- 1.5.2 Planen und Entscheiden ... 8
- 1.5.3 Ausführen ... 8
- 1.5.4 Präsentieren ... 9
- 1.5.5 Kontrollieren und Bewerten ... 10

1.6 Hilfen im selbstorganisierten Lernprozess ... 12
- 1.6.1 Lernlandkarten ... 12
- 1.6.2 Zielvereinbarungen ... 12
- 1.6.3 Kompetenzraster ... 13
- 1.6.4 Portfolio ... 13

1.7 Aufgaben- und Prüfungskultur ... 14

1.8 Vernetzung und Teambildung ... 14
- 1.8.1 Curriculare Planungsarbeit ... 14
- 1.8.2 Erarbeitung und Umsetzung der Lernsituationen ... 15
- 1.8.3 Arbeitspläne ... 15

1.9 Letztlich profitieren auch die Lehrenden … ... 16
- 1.9.1 Kollegialer Austausch ... 16
- 1.9.2 Die veränderte Lehr- und Lernkultur ... 16
- Literaturverzeichnis ... 18

2 Arbeitsplan zur Lernsituation „Nur eine Katzenwäsche für Frau Grohe?" ... 19

2.1 Unterrichtlicher Kontext ... 20
2.2 Lehrplanbezug ... 20
2.3 Didaktische Überlegungen ... 21
2.4 Kompetenzentwicklung ... 21
2.5 Verlauf der Unterrichtssequenz ... 21
- 2.5.1 Analysieren ... 22
- 2.5.2 Planen und Entscheiden ... 23
- 2.5.3 Ausführen ... 24
- 2.5.4 Präsentieren ... 26
- 2.5.5 Reflektieren und bewerten ... 26

3 Die Lernform „Lerninseln" ... 29

3.1 „Lerninseln": Zeitlich begrenzte Lernsituationen für einen kompetenzorientierten Unterricht ... 30
- 3.1.1 Kurzbeschreibung ... 30
- 3.1.2 Ausgangssituation ... 30
- 3.1.3 Ziele ... 30
- 3.1.4 Die Vorgehensweise – der Ablauf ... 31
- 3.1.5 Erfahrungen ... 32
- 3.1.6 Fazit ... 32

3.2 Checkliste zur Implementierung der Lerninsel-Idee im Schuljahr ... 33
- 3.2.1 Vor dem Start der Lerninsel (mind. zwei Wochen) ... 33
- 3.2.2 Durchführung ... 34
- 3.2.3 Arbeitsergebnisse sichern ... 34
- 3.2.4 Reflexion ... 35

3.3 Lerninsel „Apoplex" mit Arbeitsmaterialien ... 36
- 3.3.1 Der „rote Faden" zur Durchführung der Lerninsel „Apoplex" (Lehrer) ... 36
- ⊙ 3.3.2 Der „rote Faden" zur Durchführung der Lerninsel „Apoplex" (Auszubildende) ... 37
- ⊙ 3.3.3 Lernsituation: „Herr Hees hatte einen Schlaganfall" ... 38
- ⊙ 3.3.4 Mindmap: „Herr Hees hatte einen Schlaganfall" ... 40
- ⊙ 3.3.5 Kompetenzraster zu ausgewählten Kompetenzen der Lernsituation „Herr Hees hatte einen Schlaganfall" ... 41
- ⊙ 3.3.6 Lernjobs: „Herr Hees hatte einen Schlaganfall" ... 43
- ⊙ 3.3.7 Möglichkeiten zur Überprüfung und Benotung im Rahmen der Lerninselarbeit ... 49
- ⊙ 3.3.8 Checklisten und Formulare ... 59
- Literaturverzeichnis ... 64

4 Fallbeispiele mit Aufgaben, Erwartungshorizont und Pflegeplanungen 65

4.1 Lernfeld 1.2: Pflege alter Menschen planen, durchführen, dokumentieren und evaluieren ... 66
Wahrnehmen und beobachten, Pflegeprozess, Dokumentation 66

4.2 Lernfeld 1.3: Alte Menschen personen- und situationsbedingt pflegen 68
Pflege von Menschen mit Demenz 68
Pflege bei Beeinträchtigung der Atmungsorgane 72
Pflege Bei Beeinträchtigung von Herz, Kreislauf und Blut 76
Pflege bei Gefäßerkrankungen 81
Pflege bei Beeinträchtigung des Bewegungsapparats 85
Pflege bei Beeinträchtigung des Verdauungsapparats 88
Pflege bei Beeinträchtigung von Harntrakt und Geschlechtsorganen 91
Pflege bei Beeinträchtigung der hormonellen Steuerung 94
Pflege bei Infektionskrankheiten 97
Pflege der Haut 100
Pflege bei Beeinträchtigung des Nervensystems 103
Pflege bei Beeinträchtigungen der Sinnesorgane 107
Pflege bei Beeinträchtigung der psychischen Handlungsfähigkeit 110
Pflege bei Schmerzen 114
Pflege Krebskranker 117
Pflege Sterbender 121

4.3 Lernfeld 1.4: Anleiten, beraten und Gespräche führen 124
Gespräche führen, informieren, beraten, anleiten ... 124

4.4 Lernfeld 1.5: Bei der medizinischen Diagnostik und Therapie mitwirken 126
Durchführung ärztlicher Verordnungen 126

4.5 Lernfeld 2.2: Alte Menschen bei der Wohnraum- und Wohnumfeldgestaltung unterstützen 129
Unterstützung bei der Schaffung eines förderlichen Wohnraumes, Wohnraumanpassung und Hilfsmittel 129

4.6 Lernfeld 2.3: Alte Menschen bei der Tagesgestaltung und bei selbst organisierten Aktivitäten unterstützen 132
Individuelle und Gruppenangebote 132

4.7 Lernfeld 4.1: Berufliches Selbstverständnis entwickeln 134
Teamarbeit und Zusammenarbeit mit anderen Berufsgruppem 134

5 Projekte 137

5.1 Das Projekt „Der Schattenmann"® als Praxisprojekt zur Pflege-Charta 138

5.2 Das Projekt „Patenschaft" (Auszubildende – Heimbewohner) 143

5.3 Das Projekt „Persönliche Gesundheitsförderung im Pflegealltag" 147

5.4 Das Projekt „Die 10-Minuten-Aktivierung als biografiebasierte Betreuungsmethode" 152

6 Impulse für den Unterricht 155

Lernfeld 1.3: Alte Menschen personen- und situationsbedingt pflegen 156
Menschen pflegen 156
Medizinische Grundlagen 157
Hygiene 157
Ernährung im Alter 157
Grundlagen der Arzneimittellehre 158
Pflege von Menschen mit Demenz 158
Pflege bei Beeinträchtigung der Atmungsorgane 158
Pflege bei Beeinträchtigung von Herz, Kreislauf und Blut 158
Pflege bei Gefäßerkrankungen 159
Pflege bei Beeinträchtigung des Bewegungsapparats 159
Pflege bei Beeinträchtigung des Verdauungsapparats 159
Pflege bei Beeinträchtigung von Harntrakt und Geschlechtsorganen 159
Pflege bei Beeinträchtigung der hormonellen Steuerung 160
Pflege bei Infektionskrankheiten 160
Pflege der Haut 160
Pflege bei Beeinträchtigung des Nervensystems ... 161
Pflege bei Beeinträchtigung der Sinnesorgane 161
Pflege bei Beeinträchtigung der psychischen Handlungsfähigkeit 161
Pflege bei Schmerzen 161
Pflege Krebskranker 161
Pflege Sterbender 161
Verhalten in Notfällen 162

7 Arbeitsblätter 163

7.1 Immunsystem 164

7.2 Demenz 167

7.3 Kreuzworträtsel zu Beeinträchtigungen des Nervensystems und der psychischen Handlungsfähigkeit 173

7.4 Diabetes mellitus 174

8 Abschlussprüfung an Berufsfachschulen für Altenpflege ... 181

Schriftlicher Teil Aufsichtsarbeit 1 ... 182

Schriftlicher Teil Aufsichtsarbeit 2 ... 187

Schriftlicher Teil Aufsichtsarbeit 3 ... 192

9 Methodenglossar ... 197

9.1 Vorbemerkungen ... 198

9.2 Einstiegsmethoden (Analyse/Planung) ... 199
- 9.2.1 Gedankennetz ... 199
- 9.2.2 Mindmap ... 199
- 9.2.3 Kartenabfrage mit Clustern ... 199
- 9.2.4 Kugellager ... 199
- 9.2.5 Matrix/Strukturgitter ... 200
- 9.2.6 Placemat-Methode ... 200

9.3 Methoden zur selbstorganisierten Erarbeitung ... 201
- 9.3.1 Lerntempoduett ... 201
- 9.3.2 Gruppenpuzzle ... 201
- 9.3.3 Gruppenkarussell ... 202
- 9.3.4 Thesenpool ... 202

9.4 Methoden zum Austausch und zur Präsentation von Ergebnissen ... 203
- 9.4.1 Kontrolliertes Gespräch/Interview-Methoden ... 203
- 9.4.2 Lernplakate ... 204
- 9.4.3 Stille Präsentation (auch „Galeriegang" oder „Schaufensterbummel") ... 205
- 9.4.4 Wandzeitung ... 205

9.5 Selbstkontrolle/Feedback-Methoden (Reflexion und Bewertung) ... 206
- 9.5.1 Legen von Begriffsstrukturen ... 206
- 9.5.2 Merkzettel/Spickzettel schreiben ... 206
- 9.5.3 Lernprozesse erfassen/bewerten ... 207
- 9.5.4 Feedback geben ... 207

9.6 Spiele gestalten ... 209
- 9.6.1 Trivial-Pursuit „Altenpflege-Edition" ... 210
- 9.6.2 Frage-Antwort-Domino ... 210
- 9.6.3 Begriffsdreieck/-quadrat ... 210
- 9.6.4 Passende Fragen formulieren ... 210

Literaturverzeichnis ... 215

Formular: Pflegeplanung nach den ABEDL° ... 216

Bildquellenverzeichnis ... 217

1 Didaktischer Rahmen zum handlungs- und kompetenzorientierten Unterricht

1.1 Ertrag von Unterricht: Mehr Kompetenz bitte …! 2
    1.1.1. Lernfelder 2
    1.1.2 Handlungskompetenz 3

1.2 Handlungsorientierter Unterricht 3
    1.2.1 Handeln lernt man durch Handeln 3

1.3 Selbstorganisiertes /selbstgesteuertes Lernen 4

1.4 Der Schlüssel zu kompetenzorientiertem Unterricht: die Lernsituation 5

1.5 Methodische Umsetzung im Unterricht 7
    1.5.1 Analysieren 8
    1.5.2 Planen und Entscheiden 8
    1.5.3 Ausführen 8
    1.5.4 Präsentieren 9
    1.5.5 Kontrollieren und Bewerten 10

1.6 Hilfen im selbstorganisierten Lernprozess 12
    1.6.1 Lernlandkarten 12
    1.6.2 Zielvereinbarungen 12
    1.6.3 Kompetenzraster 13
    1.6.4 Portfolio 13

1.7 Aufgaben- und Prüfungskultur 14

1.8 Vernetzung und Teambildung 14
    1.8.1 Curriculare Planungsarbeit 14
    1.8.2 Erarbeitung und Umsetzung der Lernsituationen 15
    1.8.3 Arbeitspläne 15

1.9 Letztlich profitieren auch die Lehrenden 16
    1.9.1 Kollegialer Austausch 16
    1.9.2 Die veränderte Lehr- und Lernkultur 16

Literaturverzeichnis 18

1 Didaktischer Rahmen zum handlungs- und kompetenzorientierten Unterricht

Thorsten Berkefeld, Neustadt/Weinstraße

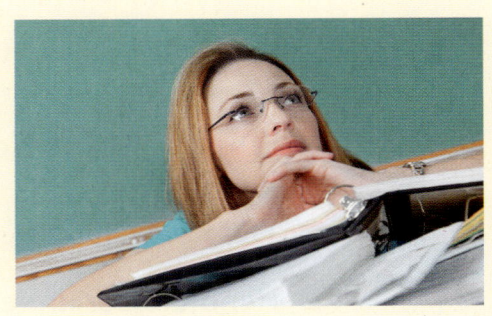

Pause. Ich lasse die letzte Unterrichtsstunde noch einmal Revue passieren: Ich habe den Stundenverlauf geplant, in Gedanken Ziele formuliert, gutes Material präsentiert – und trotzdem werde ich am Ende das Gefühl nicht los, dass all dies an einigen Auszubildenden fast spurlos vorbeigezogen ist. Die etwas gelangweilte Frage einer Altenpflegeschülerin, die meine Begeisterung für das pflegetheoretische Thema offensichtlich überhaupt nicht nachvollziehen kann, lässt mich hart auf dem Boden der Unterrichtswirklichkeit aufschlagen: *„Wozu brauchen wir das alles überhaupt?"*

Die Frage ist unbequem. Sie aber lediglich als Zeichen von Desinteresse oder mit Blick auf eine Abschlussprüfung von mangelnder Weitsicht der Schüler abzutun, geht am eigentlichen Problem vorbei. Wer in seinem Gehirn keine 100-GB-Festplatte zum Speichern der unzähligen Einzelfakten komplexer Fachwissenschaften besitzt, ist darauf angewiesen, eine Auswahl von ihnen in bedeutsamen Sinnzusammenhängen zu erfassen.

Die Anforderungen, die an Pflegepersonen gestellt werden, sind in den vergangenen Jahren stetig komplexer geworden. Neben den rasanten Weiterentwicklungen im Bereich der pflegerischen und medizinischen Versorgungsmöglichkeiten werden auch im Rahmen des Qualitätsmanagements umfassende Organisations- und Verwaltungsaufgaben zunehmend wichtiger. All das erfordert ein hohes Maß an **Flexibilität**, **Handlungsfähigkeit** und **Verantwortungsbewusstsein**.

Um in Zukunft berufliche Chancen wahrnehmen zu können, wird ein intelligentes, d.h. anwendungs- und anschlussfähiges Wissen benötigt, das die Fähigkeit zu **kreativer Problemlösung, Sozial- und Methodenkompetenz** sowie zu **selbstständigem Handeln** einschließt.

Daher muss den zukünftigen Pflegekräften die Chance gegeben werden, diese Fähigkeiten systematisch zu erlernen und zu üben. Für die Einrichtungen der beruflichen Aus- und Weiterbildung bedeutet dies, dass sie sich der Herausforderung stellen müssen, eine den Bedürfnissen der Auszubildenden und den Erfordernissen der modernen Berufswelt angemessene Lehr- und Lernkultur zu entwickeln. Es geht dabei ausdrücklich nicht um eine Neuerfindung des Unterrichts, sondern um eine wesentliche Bereicherung des traditionellen Lehrens und Lernens.

1.1 Ertrag von Unterricht: Mehr Kompetenz bitte …!

Angesichts der hohen Anforderungen, die heute an den Pflegeberuf gestellt werden, wird deutlich, dass selbst reichhaltiges und vor allem auswendig gelerntes Fachwissen allein nicht mehr ausreicht. Erst mit seiner Anwendung geht das Wissen in Können über. Dabei sind **Wissensvermittlung (Input)** und **Kompetenzorientierung (Output)** keine Gegensätze, sie bedingen einander. Kompetenzen werden immer auch an Inhalten entwickelt. Ohne solides Grundwissen ist die durchdachte Durchführung von komplexer werdenden Handlungen und der Transfer auf andere Situationen schwer. Aber die Perspektive ändert sich. Statt die komplexen Inhalte in einem straff organisierten Frontalunterricht abzuarbeiten, rückt der messbare Ertrag des Unterrichts in Form der tatsächlich erreichten Fähigkeiten und Fertigkeiten der Lernenden stärker in das Blickfeld.

Die Grundfrage erfolgreichen Unterrichts ist nicht mehr „Was wurde alles an Inhalten durchgenommen?", sondern „Welche Fähigkeiten, Fertigkeiten und Einstellungen sind bei den Lernenden entwickelt worden?". Dieser Kompetenzerwerb kann jedoch nur durch einen langfristig angelegten Unterrichtsprozess erreicht werden.

1.1.1 Lernfelder

Mit der Einführung der **Lernfelder** in den Lehrplänen für die Altenpflegeausbildung wurden erste wichtige Schritte in diese Richtung gesetzt. Lernfelder sind didaktisch begründete, für den Unterricht aufbereitete berufliche Handlungsfelder. Sie weisen zu erlangende Kompetenzen aus und beschränken sich darüber hinaus auf ein Kerncurriculum von wenigen explizit ausgewiesenen (Mindest-)Inhalten.

Der Lernpsychologe Weinert beschreibt Kompetenzen als *„die bei Individuen verfügbaren oder von ihnen erlern-*

baren kognitiven Fähigkeiten und Fertigkeiten, um bestimmte Probleme zu lösen, sowie die damit verbundenen motivationalen, volitionalen und sozialen Bereitschaften und Fähigkeiten, die Problemlösungen in variablen Situationen erfolgreich und verantwortungsvoll nutzen zu können." (Weinert, 2001, S. 27 f.)

Der eigentliche Output des Lernens, also die **Kompetenz**, wird demnach erst greifbar, wenn das erworbene Wissen genutzt, flexibel angewendet und zur kreativen Lösung von Problemen herangezogen wird. Das beinhaltet auch das Wollen, also die **Bereitschaft zur Anwendung**.

> Eine Pflegeperson, die zwar Lagerungstechniken kennt und durchaus in der Lage ist, einen Bewohner zu lagern, dies aber aus welchen Gründen auch immer unterlässt, wird wohl kaum als kompetente Pflegekraft angesehen werden können.

Dabei entfaltet jede Kompetenz

- eine **inhaltliche Dimension** (*Was soll gekonnt werden?*),
- eine **Verhaltensdimension** (*In welcher Weise soll der Betreffende mit dem Inhalt umgehen?*) und – das ist das eigentlich Neue –
- eine **situative Dimension** (*Warum bzw. unter welchen Umständen soll es angewendet werden?*).

> Die Altenpflegeschülerin **plant** (= *Verhalten*) eine **Teambesprechung** (= *Inhalt*), um **Konflikte** in der Gruppe **konstruktiv zu lösen** (= *Begründung/Anlass*).

1.1.2 Handlungskompetenz

Kompetentes Handeln setzt eine Reihe von **Teilkompetenzen** voraus. Die KMK beschreibt **Handlungskompetenz** als „Bereitschaft und Fähigkeit, sich sachgerecht und durchdacht, eigen- und sozialverantwortlich in beruflichen, gesellschaftlichen und privaten Situationen zu verhalten." (KMK, 2007)

Damit wird deutlich, dass **Handlungskompetenz** weit mehr umfasst als nur eine **Sach- oder Fachkompetenz**. Kompetentes Handeln nimmt stets die ganze Person des Handelnden und dessen Lebensbezüge in den Blick – nicht nur die berufliche Qualifikation. Deshalb sind die **Human-** und die **Sozialkompetenz** als weitere Handlungskompetenzen unverzichtbar. Beim Handeln selbst sind diese drei Dimensionen nicht voneinander zu trennen.

Ebenso sind die **Methoden-** und **Lernkompetenz** und die **kommunikative Kompetenz** integrale Bestandteile der Handlungskompetenz. Damit wird dem ganzheitlichen Bildungsauftrag in der beruflichen Bildung entsprochen.

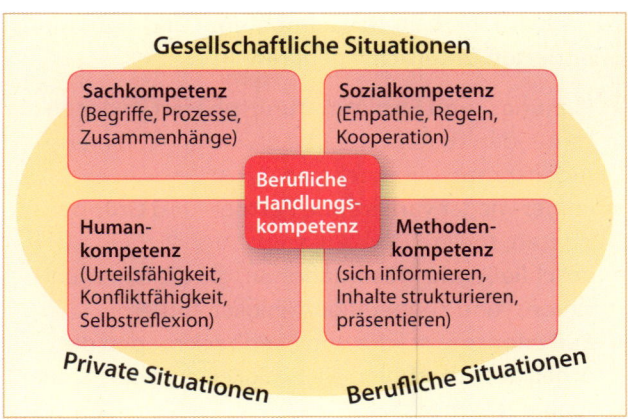

Abb. 1.1: Handlungskompetenz ist mehr als Sach- oder Fachkompetenz

1.2 Handlungsorientierter Unterricht

Die Erkenntnis, dass **nachhaltiges Lernen** nur gelingen kann, wenn die Lernenden dabei **aktiv handeln**, ist inzwischen durch Ergebnisse der neueren Lernforschung hinreichend belegt und als Grundlage beruflicher Aus-, Fort- und Weiterbildung nicht mehr wegzudenken. Zu nennen sind hier vor allem Studien von Manfred Spitzer und Gerald Hüther.

1.2.1 Handeln lernt man durch Handeln

Ein **handlungsorientierter Unterricht** bezeichnet ein Lehr-Lernarrangement, in dem der Lehrer den äußeren organisatorischen Rahmen (**Lernumgebung**) herstellt und mit den Lernenden eine Vereinbarung über ein zu erarbeitendes **Handlungsprodukt** als Ziel der unterrichtlichen Arbeit trifft. Die eigentliche Aktivität im Unterricht liegt bei den Lernenden, der Lehrer selbst tritt in die Rolle des **Lernbegleiters**.

Die Schüler analysieren die Problemsituation und entwickeln daraus **Handlungsziele**. Sie planen ihr Vorgehen, erschließen inhaltliche Informationen und erarbeiten eine Problemlösung. Im Verlauf dieser Arbeit wird neben der Fachkompetenz auch die Fähigkeit zur kreativen Problemlösung, zur Teamarbeit und zum selbstgesteuerten Arbeiten **gefördert**.

> **Merkmale handlungsorientierten Unterrichts**
> (bearbeitet nach GUDJONS, 2008, S. 76–89)
>
> - Situationsbezug
> - Orientierung an den Interessen der Adressaten
> - selbstorganisiertes und selbstverantwortliches Lernen
> - Praxisrelevanz – Lernen von anwendbarem Wissen
> - Erstellen eines Handlungsprodukts (Produktorientierung)
> - Einbezug vieler Sinne
> - kooperatives Arbeiten in Lerngruppen
> - Berücksichtigung unterschiedlicher Lernwege

Didaktischer Rahmen zum handlungs- und kompetenzorientierten Unterricht

Zur Arbeit innerhalb des **kompetenz- und handlungsorientierten Unterrichts** gehören

- **Planungs- und Strukturierungsphasen**, in denen die Lernenden stufenweise Verantwortung für ihren Arbeitsprozess übernehmen,
- immer wieder **variierende Partner- und Gruppenphasen,** sowie
- **abschließende Präsentationen**, die die Kommunikations- und Kooperationsfähigkeit fördern.
- **Reflexionsgespräche** und **Feedback** runden die Arbeit ab und schulen die Fähigkeit zur Selbststeuerung des Lernens.

Zudem werden durch vielfältige Anwendungsmöglichkeiten nachhaltige neuronale Netze mit zahlreichen Assoziationsankern aufgebaut.

Dieses Lernen braucht in erster Linie Fähigkeiten, die es den Auszubildenden erlauben, sich selbstständig Informationen zu beschaffen, sie sinnerfassend zu verarbeiten und sie sich schließlich anzueignen, um sie in entsprechenden Situationen variabel nutzen zu können. Entsprechend sollte ein zeitgemäßer Unterricht den Lernenden verstärkt die Gelegenheit bieten, sich mit **alltagsnahen Handlungssituationen** und den daraus hervorgehenden Inhalten und Lernaufgaben intensiv zu beschäftigen, um sie zu durchdringen. Je mehr Sinne dabei angesprochen werden, desto variantenreicher wird das Gelernte im Gehirn abgespeichert und vernetzt.

> Gerade anatomische Lerninhalte können vielfältig begriffen und erfasst werden:
> - Lesen und Strukturieren von Fachtexten, z. B. als Mindmap
> - selbstständiges Skizzieren und Beschriften der Strukturen
> - Ansehen und Begreifen (= Anfassen) von Modellen
> - Ausmalen von Vorlagen, um dabei auch Details zu entdecken
> - Nachbilden der anatomischen Struktur, z. B. mit Knetmasse
> - Dichten von Merkreimen
> - …

Dabei wird Wissen nicht eins zu eins von außen übernommen, abgespeichert und zu einem späteren Zeitpunkt wieder bereitgestellt. Erkenntnisse müssen vielmehr intern, also vom Einzelnen selbst, erzeugt werden. Dabei sind die individuellen Erfahrungen, Denkmuster und Einstellungen zum Lerninhalt wesentlich verantwortlich dafür, welche Vorstellungen der Schüler mit einer Information assoziiert und wie er neue Lerninhalte in bestehende kognitive Strukturen einbindet und abspeichert.

1.3 Selbstorganisiertes/selbstgesteuertes Lernen

In einer veränderten Ausrichtung beruflicher Bildung rücken mit der Kompetenzorientierung zunehmend **individualisierte Lern- und Förderkonzepte** in das Blickfeld. Die Art zu lernen, sich ein Bild von der Umwelt zu schaffen und Probleme zu lösen, ist individuell. Daher kann ein Lernen im Gleichschritt nicht funktionieren, ohne dabei einzelne Schüler zu benachteiligen.

Kompetenzen beziehen sich auf den einzelnen Schüler, nehmen seine individuellen Möglichkeiten, Talente und Interessen in den Blick. Vor dem Hintergrund immer **heterogener werdender Lerngruppen** wird dadurch Verschiedenheit auch als Chance zur gegenseitigen Bereicherung begriffen.

Ein konsequent vom Lernenden und seinen Möglichkeiten her gedachter Unterricht beinhaltet notwendigerweise auch den Freiraum für mögliche Umwege. Auch dort, wo dem Lehrenden der direkte Weg auf der (Lern-)Zielgeraden viel naheliegender erscheint und er als Lehrer geneigt ist, „schnelle" Problemlösungen anzubieten. Die Lernenden werden dabei zur Hauptperson ihres eigenen Lernprozesses.

> Dieser Lernprozess ähnelt einer Autofahrt in den Urlaub: Man sucht sich ein attraktives **Ziel** aus und legt die **Route** fest. Der **Fahrstil** und auch die **Geschwindigkeit** werden strategisch an die Verkehrsverhältnisse angepasst und von Zeit zu Zeit sollte – auch wenn man mit Navigationsgerät fährt – eine **Überprüfung** stattfinden, ob man sich noch auf dem richtigen Weg befindet.

Den Auszubildenden wird bewusst zugetraut, dass sie ihren eigenen Weg finden und kompetent handeln. Damit verbunden wird ihnen eine angemessene **Eigenverantwortung** für ihr Lern- und Arbeitsverhalten zugemutet. Sie fühlen sich in ihrer Person und in ihren bereits vorhandenen Fähigkeiten und Fertigkeiten ernst genommen. In diesem vom Lernenden organisierten Lernprozess ist der Lehrer das „Navi": Er informiert, begleitet und hilft bei Unpässlichkeiten wie einer „verpassten Ausfahrt" oder einem „Stau".

Allerdings kann diese Selbststeuerung nicht von heute auf morgen „verordnet" werden und auch kompetenzorientierter Unterricht bewegt sich immer zwischen zwei Extremen: **Lehrersteuerung und Schülerselbsttätigkeit**. Damit ist keine Wertung verbunden. Phasenweise kann guter Frontalunterricht sehr erträglich sein und auch Schülerselbsttätigkeit erfordert immer ein Mindestmaß an Instruktion. Dabei ist auch der **handlungsorientierte Unterricht** selbst keine Methode, sondern ein **ganzheitlich orientiertes Unterrichtskonzept**, in das ganz verschiedene Unterrichtsmethoden einfließen können. Am Ende kommt es darauf an, dass die Lernenden im Unterricht die Möglichkeit bekommen, mit ihrem gewonnenen Wissen etwas anzufangen und ihre Fähigkeiten als wirksam für das Lösen von Problemen zu erleben.

Zudem würde man mit einen unvorbereiteten Sprung ins „kalte Wasser" allenfalls erreichen, dass sich die Lernenden schnell wieder in den sicheren lehrerzentrierten Unterricht flüchten. Denn gerade zu Anfang fehlen den Schülern oft grundlegende Lern- und Arbeitsstrategien, die es ihnen ermöglichen, ein langfristig angestrebtes Ziel planvoll und methodisch effektiv zu erreichen.

Zunächst benötigen die Schüler **primäre Lernstrategien**, die sich in **Elaborations-, Organisations-** und **Wiederholungsstrategien** einteilen lassen. Daneben ermöglichen es **Stützstrategien**, den Handlungsprozess anzustoßen und ihn in Gang zu halten. Übergeordnet sind schließlich **metakognitive Strategien** zur fortwährenden Kontrolle, Steuerung und abschließenden Reflexion der Lernhandlung (METZGER, 2002).

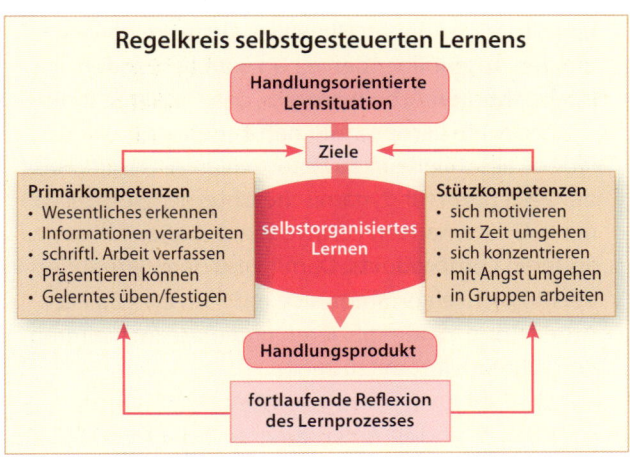

Abb. 1.2: Der Regelkreis selbstgesteuerten Lernens

Häufig kennen die Lernenden bereits verschiedene **Arbeitstechniken**. Dieses Grundrepertoire ist zunächst stufenweise zu erweitern. **Methodenseminare** zu Beginn eines Bildungsgangs sind dabei durchaus hilfreich. Allerdings erweisen sich isolierte Trainingsphasen oft als wenig nachhaltig, wenn die Methoden nicht in der Folge in variierenden Anwendungsszenarien im Unterrichtsalltag situativ eingebettet und sinnvoll genutzt werden. Denn erst wenn die einzelnen Methoden sicher beherrscht und ihr Nutzen reflektiert ist, wird es dem Schüler möglich sein, selbstständig aus verschiedenen Arbeitstechniken die geeignetste für eine komplexe Aufgabe zu wählen und sie strategisch geschickt einzusetzen.

Mit Zunahme der **Methoden- und Interaktionskompetenzen** kann dann schrittweise der Übergang zu breiteren Lernkorridoren mit erhöhter Schüleraktivität und letztlich zum gänzlich selbstorganisierten Bewältigen von Lernaufgaben durch die Lernenden gelingen.

1.4 Der Schlüssel zu kompetenzorientiertem Unterricht: die Lernsituation

Eine konkrete Anwendung von Kenntnissen, Fähigkeiten und Einstellungen benötigt zwingend einen **Situationsbezug**. Das ist das eigentlich Neue an der Kompetenzorientierung. Die **Lernsituation** ist damit die entscheidende Gelenkstelle zwischen Lehrplan und realisiertem Unterricht.

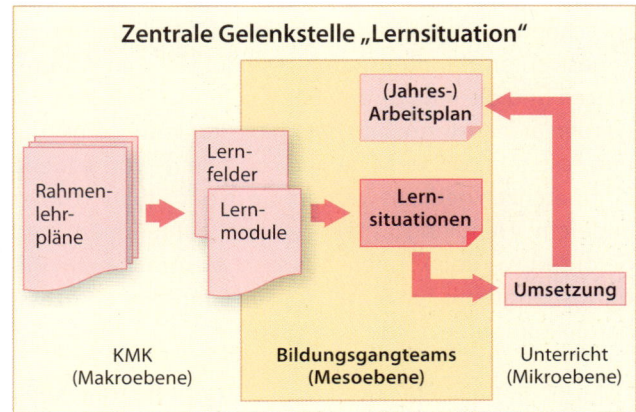

Abb. 1.3: Die Lernsituation ist die zentrale Gelenkstelle zwischen dem Lehrplan und dem Unterricht.

Im praktischen Einsatz in den Einrichtungen ist das Lernen in komplexen Sinnzusammenhängen meist kein Problem. Die hier erworbenen Kenntnisse können mit Begleitung der Praxisanleiter zumeist direkt in der Pflegesituation umgesetzt werden. Der Sinn erschließt sich durch den praktischen Nutzen. Im berufsschulischen Unterricht sind die Lehrenden darauf angewiesen, den Lernenden solche „Anwendungserfahrungen" durch **komplexe, lebensnahe Lernsituationen** zu ermöglichen, in denen die Auszubildenden handeln und Inhalte begreifen können.

Die enge Orientierung an der beruflichen Praxis ist dem pflegetheoretischen Ausbildungsbereich im Ansatz gar nicht so fremd. Schon immer haben **Fallsituationen** die Unterrichtsinhalte illustriert, vorwiegend zur **Motivation** der Schüler. Aber nur selten gehen diese Fallsequenzen über eine Doppelstunde hinaus. Dieses Vorgehen ist mühsam, weil ständig neue berufliche Situationen erdacht werden müssen. Die Schüler nehmen Zusammenhänge zwischen den einzelnen inhaltlichen Bausteinen kaum war. So kann es sein, dass derselbe Inhalt in einem anderen Zusammenhang völlig fremd wirkt.

Didaktischer Rahmen zum handlungs- und kompetenzorientierten Unterricht

Lernsituationen nehmen als didaktisch konkretisierte Einheiten von Lernfeldern **typische Handlungssituationen** aus dem Erfahrungskontext der Schüler auf und verbinden die **Fachebene** (Wissen) mit der **Handlungsebene** (Können und Wollen). In Auseinandersetzung mit der anregenden, lebensnahen Situation, den Problemstellungen oder Aufgaben werden dabei Erkenntnisse, Fähigkeiten und Einstellungen vom **Einzelnen selbst erzeugt**. Durch multiple Perspektiven und Kontexte werden dem Lernenden vielfältige Anwendungsmöglichkeiten eröffnet, die sinnvolle Vernetzungen der Inhalte über den fachgebundenen Horizont hinaus fördern.

Doch wie entstehen komplexe Lernsituationen, die über mehrere Unterrichtsstunden tragen und Schüler zum Handeln motivieren? Die Zielformulierungen des entsprechenden Lernfelds, bieten einen Überblick über die angestrebten **Handlungsziele**. Die detaillierten Kompetenzen und die Inhalte, an denen sie entwickelt werden, werden erst ausformuliert, wenn die konkrete Lernsituation feststeht. Dabei sollte auch an bereits vorhandene Kompetenzen gedacht werden, die in der Situation unter anderem Handlungsaspekt erneut aufgegriffen und gefördert werden können. Das setzt **Absprachen im Bildungsgangteam** zur Vernetzung im Sinne einer prozesshaften Kompetenzförderung voraus.

Danach sind viele Ideen gefragt – am besten im Team mit Kollegen und Praxisanleitern: In welchen exemplarischen, aber zugleich alltagsnahen Situationen werden die aufgeführten Handlungen benötigt? Dabei wird sich gerade in der Pflege nicht auf ein reines, vielleicht sogar idealisiertes Abbild beruflicher Standardsituationen beschränkt. Im Rahmen des ganzheitlichen Bildungsauftrags muss es möglich sein, kritische Aspekte des Berufslebens zu thematisieren und zu reflektieren, um die **Berufsmündigkeit** und nicht nur die **Berufsfähigkeit** der Lernenden zu fördern.

Ist eine Handlungssituation gefunden, kann mit der Ausgestaltung begonnen werden.

- **Welcher konkrete Anlass soll das Handeln der Lernenden auslösen?** Je authentischer und näher die Problemstellung am Erfahrungshorizont der Lernenden ist, desto motivierter wird deren Umgang mit ihr sein. Sie sollen sich mit der Rolle des Handelnden identifizieren und die Lösung der dort aufgegriffenen Probleme zu ihrer Aufgabe machen.
- **Welche Personen/Rollen sollen in der Situation vorkommen?** Die Einführung mehrerer Personen in die Situation fordert die Schüler zur Perspektivenübernahme heraus und ermöglicht die Betrachtung des Themas aus verschiedenen Blickwinkeln, z. B. Medizin, pflegebedürftige Person, Angehörige, Pflege …
- **Welche beruflichen, (arbeits-)rechtlichen, gesellschaftlichen und persönlichen Lebenskontexte werden von der Situation angesprochen bzw. müssen in die Lösung mit einbezogen werden?** Kompetenzorientierte Lernsituationen spannen ein ganzes Spektrum an fachlichen Fragestellungen auf, die miteinander in Beziehung stehen. Die Lebenswirklichkeit ist nun einmal nicht in Fachinhalte unterteilt, sie ist komplex und erfordert zahlreiche, ganz unterschiedliche Kenntnisse. An dieser Stelle werden durch Bezüge zu anderen Fächern, z. B. Medizin, Soziologie, Rechtslehre und Religion/Ethik, oder anderen Lernfeldern vernetztes Lernen gefördert und Transferleistungen ermöglicht.
- **Welche Einflüsse wirken sich auf das Handeln aus?** Für eine angemessene, differenzierte Problemlösung muss der Schüler über die spezifischen Rahmenbedingungen der Handlung informiert sein. Dazu gehören u. a. Angaben zur Einrichtung, zu den handelnden Personen, zur Konfliktsituation oder zum Produkt. Später kann die in der Lernsituation erworbene Handlungsstrategie durch Veränderungen der Rahmenbedingungen variantenreich geübt werden, um eine flexible Anwendung der Kenntnisse zu fördern.
- **Wie soll der Lernprozess und schließlich das Lernprodukt gestaltet werden?** Bereits in der Lernsituation können Hinweise versteckt werden, die den Auszubildenden einen vom Lehrenden beabsichtigten Arbeitsprozess, das soziale Setting und/oder ein Lernprodukt nahelegen, ohne dies jedoch abschließend zu determinieren. Damit bleibt der Weg offen für dynamische Unterrichtsprozesse mit u. U. alternativen Lernwegen, z. B. die Wahl eines anderen Lernprodukts. Damit wird dem Lernenden die Möglichkeit eröffnet, sich mit Sinn und Ziel der Arbeitsform zu identifizieren und diese im weiteren Verlauf motiviert mitzutragen.

Grundsätzlich sind in Anlehnung an BUSCHFELD (2003, S. 5 ff.) **vier Ausrichtungen von Lernsituationen** denkbar:

- Situationen, die auf eine konkrete, mithilfe der Kenntnisse begründbare Entscheidung der Lernenden zielen, z. B. „Soll eine Pflegebedürftige künstlich ernährt werden?"
- Situationen, die auf die Planung/Erstellung eines konkreten Produkts hinauslaufen, z. B. „Vorbereitung eines Seniorennachmittags"
- Situationen, die den Fokus auf den Umgang mit einer typischen oder konflikträchtigen Ausgangssituation legen, z. B. „Eine Bewohnerin möchte nicht gewaschen werden."
- Situationen, die aufgrund einer provokanten These zur aktiven Auseinandersetzung einladen, z. B. „Die Jugend von heute hat keine Werte mehr."

1.5 Methodische Umsetzung im Unterricht

Jedes Handeln schließt

- Zielfindung,
- Orientierung,
- Planung,
- Entscheidung,
- Ausführung, sowie
- Kontrolle und Bewertung

ein.

Komplexe Lernsituationen bieten umfangreiche Handlungsanlässe, die sich entsprechend den zu bearbeitenden Teilaspekten für den Lernenden in mehrere überschaubare **Lernaufgaben** gliedern lassen. Diese Lernaufgaben bilden ihrerseits eine vollständige Handlung ab.

Das **Modell der vollständigen Handlung** ähnelt der Arbeit im Pflegeprozess, die den Auszubildenden aus ihrem Praxiseinsatz vertraut ist und für sie daher auch im Unterricht gut nachvollziehbar sein dürfte. In etwas abgewandelter Form ergeben sich für den handlungsorientierten Unterricht **Handlungsphasen**, die immer wieder schleifenartig durchlaufen werden. In der Erarbeitung der Lernaufgaben wiederholt sich dieses Grundmuster immer wieder, sodass es sich bei den Lernenden festigt und bald zum selbstverständlichen Arbeitsalgorithmus wird.

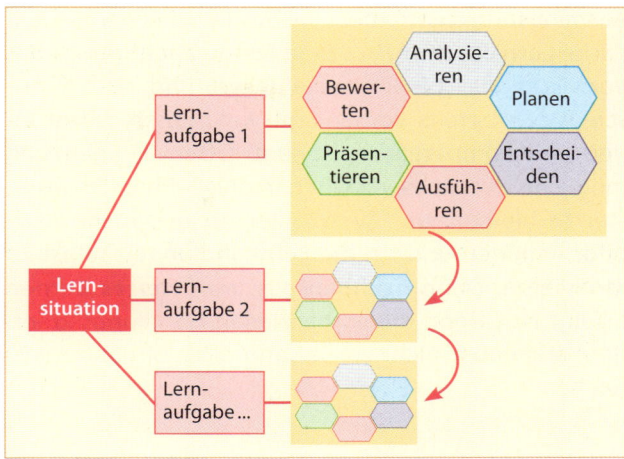

Abb. 1.4: Jede Lernaufgabe wird nach dem Modell der vollständigen Handlung bearbeitet.

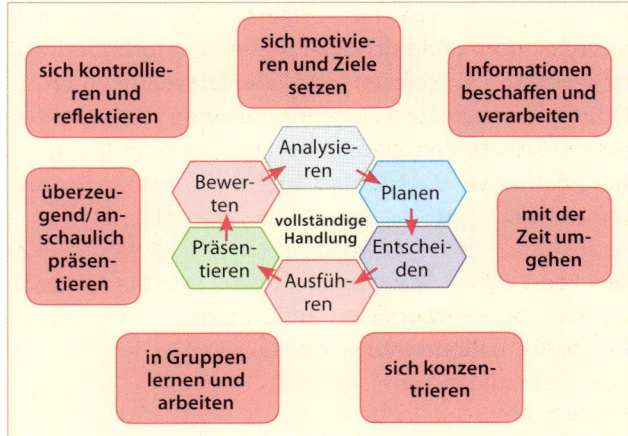

Abb. 1.5: Kompetenzen in den einzelnen Handlungsphasen der vollständigen Handlung

In den einzelnen Handlungsphasen sind folgende Fragen zu beantworten:

Phase im Handlungsprozess	Leitfragen	Mögliche Handlungsprodukte der Phase
Analysieren	• Welche Themen/Probleme werden in der Situation angesprochen? • Auf welche Vorkenntnisse und Fähigkeiten können zur Lösung zurückgegriffen werden? • Welche weiteren Informationen zur Einschätzung der Situation werden benötigt?	Fragenwand nach Kartenabfrage und Clustern/Mindmap zum Thema
Planen/Entscheiden	• Welche Wege zur Lösung der Aufgabe bieten sich an? • Wie wird methodisch vorgegangen? • Wie soll die Arbeit sinnvoll und effektiv organisiert werden? • Welche Unterstützung wird benötigt (Material, Informationen, Begleitung)? • Welches Arbeitsergebnis wird angestrebt? • An welchen Kriterien wird das Arbeitsergebnis gemessen?	Arbeits- und Zeitplan Materialpool schriftl. Auftragsübergabe an die Lernenden
Ausführen	• Umsetzung der Planung	strukturierte Notizen zum Thema
Präsentieren	• Wie lassen sich die Informationen verständlich darstellen?	Vortragsgliederung, Präsentation, ggf. Handout für Zuhörer
Bewerten	• Ist das Handlungsziel erreicht / die Aufgabe gelöst worden? • Was soll beim nächsten Mal besser gemacht werden? • Wie geht's thematisch weiter?	Evaluations- und Feedbackinstrumente (z.B. Kriterienkatalog)/ Portfolio-Einträge zur persönlichen Reflexion

Tab. 1.1: Handlungsprozess im Überblick

handwerk-technik.de

Ausgangspunkt ist immer eine problemhaltige, authentische **Lernsituation**. In einem ersten Zugang wird das Vorwissen der Lernenden aktiviert und so ein Anschluss an bereits vorhandene Kenntnisse, Erfahrungen und Kompetenzen erzeugt. Offene Fragen und mögliche Hypothesen sollten in dieser Phase bewusst stehen bleiben, um die Schüler für die Suche nach Informationen und für die Lernhandlungen selbst zu motivieren. Denn **nachhaltiges, motiviertes Lernen** erfolgt nur, wenn die vorhandenen Handlungsstrategien erkennbar nicht zur Lösung einer Situation ausreichen.

1.5.1 Analysieren

In dieser Phase **analysieren** die Lernenden die vorliegende Lernsituation, arbeiten einzelne Problemaspekte heraus und informieren sich über deren Hintergründe. Dazu ist es notwendig, selbstständig oder angeleitet durch die Lehrkraft, geeignete (Erst-)**Informationen** zu **beschaffen** und zu **verarbeiten**. Dazu gehört das Lesen von Fachtexten ebenso wie das gezielte Anfertigen von strukturierten Notizen.

Am Ende dieser Informationsphase steht die Einigung über ein zu erreichendes **Handlungsziel**, bei komplexeren Lernsituationen auch ein Teilziel, das im Rahmen einer Lernaufgabe erreicht wird.

1.5.2 Planen und Entscheiden

In der **Planungsphase** werden Überlegungen zu möglichen Lösungsansätzen und Lösungswegen getroffen und eine inhaltliche, methodische und zeitliche **Arbeitsplanung** vereinbart.

Selbstbestimmung und **soziale Einbindung** sind neben dem Erfolg die wichtigsten **Motivationsfaktoren** für menschliches Handeln. Entscheidend aus Sicht des Lehrers ist daher die Gestaltung von Beteiligungs- und Entscheidungsspielräumen für die Lernenden, um ihnen die Möglichkeit der **Identifikation** mit der Aufgabe zu ermöglichen. Das beinhaltet letztlich auch die Möglichkeit, dass die Schüler einen anderen als den vom Lehrer antizipierten Weg einschlagen. Auch ist zu diskutieren, ob die Arbeitsvereinbarungen für die gesamte Klasse gelten sollen oder ob individuelle Wege zum Ziel akzeptiert werden.

Wenn einzelne Entscheidungen über die Methoden des Vorgehens, Verantwortlichkeiten sowie Präsentationsformen und Kriterien zur Kontrolle der Ergebnisse aus pädagogischen Gründen vom Lehrer getroffen werden, so ist eine sinnvolle und für die Lernenden nachvollziehbare **Begründung** notwendig. Denn selbst die Bearbeitung gesetzter Aufgaben kann nach RYAN und DECI (2002) als autonomes Verhalten bezeichnet werden, wenn der Auszubildende sich mit den Zielen und dem Sinn einer Aufgabe identifizieren kann.

Der mit der Entscheidungsfindung verbundene Einigungsprozess erfordert eine hohe **Kommunikationskompetenz** der Schüler. Erfahrungen und Meinungen müssen ausgetauscht und gewichtet sowie Kompromisse ausgehandelt werden. Gerade in dieser Phase ist eine **moderierende Grundhaltung** des Lehrers notwendig. Es geht hier nicht nur um das Ergebnis, sondern um das Erlernen von Strategien der Entscheidungsfindung, die z. B. durch die Anwendung von Metaplan®-Techniken unterstützt werden kann.

Auch ist zu klären, wo Schwierigkeiten und Scheitermomente im Lernprozess erwartet werden. Methodisch kann hierbei gerade im Anfangsunterricht mit der **Kopfstandmethode** gearbeitet werden. Die Idee dabei ist, eine zur Lösung anstehende Frage zunächst ins Gegenteil zu verkehren, z. B. „Was müsste passieren, damit unser Lernprozess garantiert scheitert?", um dann die vorausgenommenen Befürchtungen in positive Lösungsansätze umzuwandeln.

Der Prozess schließt mit der Übergabe des konkreten Auftrags ab, der als Arbeitsbündnis auch mögliche **Handlungsprodukte** einschließt:

- Schaubilder/Diagramme
- Umfragen mit Fragebögen
- Karteikarten für eine Lernkartei
- Infomappe
- Zeitungsartikel/Bericht
- Plakate
- Vorträge/Referate
- PowerPoint-Präsentation
- Folie
- Wandzeitung
- Rollenspiel
- (Beratungs-)Dialog
- Podiumsdiskussion
- Checklisten/Ablaufpläne
- öffentl. Aktionen/Ausstellungen
- …

1.5.3 Ausführen

Es folgt die eigentliche inhaltliche Arbeit, indem die Lernenden den Arbeitsauftrag **selbstverantwortlich und planvoll** umsetzen. Dazu sind spezifische Informationen zu beschaffen und zu verarbeiten und am Ende das vereinbarte **Handlungsprodukt** zu erstellen. Der Lehrer wirkt unterstützend, indem er Ressourcen bereitstellt und den Prozess moderiert.

Aus lernpsychologischer Sicht (SPITZER, 2006) sollten die Erarbeitungsprozesse, in denen das Gehirn neue Informationen aufnehmen soll, vom Umfang und der Zeit her überschaubar gehalten werden. Um die Information tatsächlich zu lernen und dauerhaft verfügbar zu machen, müssen umfangreiche **Verarbeitungsphasen** folgen, in denen die Inhalte ausführlich besprochen, vertieft und weiterverwendet werden. HEROLD und LANDHERR (2003) sprechen in diesem Zusammenhang **vom Sandwich-Prinzip des selbstorganisierten Lernens**, in dem Erarbeitungs- und Informationsphasen mit Verarbeitungs- und Anwendungsphasen wiederholt abwechseln.

Es bietet sich an, diesen Prozess in wechselnden, primär **kooperativen Sozialformen** zu gestalten. Dabei werden Inhalte in Einzel- oder Tandemphasen erarbeitet und anschließend in Gruppenphasen zusammengeführt, besprochen und verarbeitet. Auf diese Weise erleben sich die einzelnen Schüler als kompetent und selbstwirksam. Sie tragen unmittelbar und verantwortlich zum Arbeitsfortschritt der gesamten Gruppe bei, indem sie als Experten die Teammitglieder informieren. Mit dieser Arbeitsform wird zudem die Gefahr vermindert, dass einige stärkere Schüler die Arbeit an sich ziehen, während sich andere dem Gruppenprozess entziehen.

Kooperative Lernphasen sollten ein fester Bestandteil des handlungsorientierten Unterrichts sein. Die Schüler organisieren ihre Zusammenarbeit, indem sie verantwortliche Rollen in der Gruppenarbeit verteilen, z. B. Moderator, Protokollant und Zeitwächter, und Aufgaben zuweisen. In der Gruppe finden Kommunikations- und Einigungsprozesse statt, in denen von den Auszubildenden selbst oder unter Moderation des Lehrers **soziale Einstellungen und Verhaltensmuster** reflektiert und besprochen werden – selbst wenn das Sozialverhalten nicht explizit Inhalt der Lernsituation ist. Auf diese Weise sind die Lernenden unmittelbar betroffen und herausgefordert. Zudem können die Sinnhaftigkeit sozialer Kompetenzen erlebt und Strategien zur Konfliktbewältigung in einem zunächst geschützten, kleinen Rahmen erprobt werden.

Auch die detaillierte **Zeitplanung** kann und sollte von der Gruppe geleistet werden. Das Team muss sich darüber verständigen, wie die zur Verfügung stehende Zeit sinnvoll eingeteilt und entsprechend effektiv genutzt werden soll. Die Schüler merken dabei recht schnell, dass das Aufschieben von weniger beliebten Aufgaben den Erfolg der Arbeit gefährdet. Besonders bei noch unerfahrenen Lerngruppen haben sich das Anfertigen eines schriftlich niedergelegten **Zeitplans** und die Rücksprache mit der Lehrkraft bewährt. Dabei ist zu berücksichtigen, dass für die Vorarbeiten im Verhältnis zur Gesamtdauer relativ viel Zeit einzuplanen ist. Ungenauigkeiten und Unstimmigkeiten bei der Information, der Planung und der Entscheidungsfindung beeinträchtigen später den gesamten Ablauf und „schlucken" aufgrund ineffektiver Arbeit deutlich mehr Zeit. Gerade hier ist eine begleitende Dokumentation des Arbeitsprozesses in Form von **Kurzprotokollen** sinnvoll. Auf diese Weise gelingt eine Zwischenreflexion des Arbeitsfortschritts und ggf. das Einbringen notwendiger Korrekturen, wenn das Handlungsziel gefährdet scheint.

Leichte Schwankungen in der **Konzentration** im Verlauf der Arbeitsphase, insbesondere bei Lernaufgaben größeren Umfangs, sind hingegen durchaus normal und sollten den Lernenden auch zugestanden werden. Dennoch bietet es sich in dieser Phase an, mit den Schülern Strategien zu entwickeln, mit deren Hilfe mögliche Störquellen bei der Arbeit wahrgenommen und ausgeschaltet oder zumindest vermindert werden können. Hierzu gehört die **Gestaltung des Arbeitsumfelds** ebenso wie das bewusste Handeln und die Beachtung der **persönlichen Leistungskurve**. Besondere Beachtung verdienen dabei das eigenverantwortliche Einhalten kleinerer Pausen und die Gestaltung bewegungsfördernder Lernumgebungen. Es können z. B. Informationsquellen im Raum verteilt und Zwischenpräsentationen oder wechselnde Gruppenkonstellationen eingeplant werden.

Auch **Achtsamkeits- und Wahrnehmungsübungen** können – zunächst eingeführt als festes Ritual am Anfang einer Arbeitsphase, später bei Bedarf selbstständig durch die Lernenden ausgeführt – eine wertvolle Methode zur **Konzentrationsförderung** sein.

1.5.4 Präsentieren

Die Ausführungsphase endet mit der Erstellung des Handlungsprodukts und dessen **Präsentation** durch die Gruppenmitglieder. Diese Ergebnisphase kann methodisch vom einfachen Darstellen der Antworten, z. B. auf einer ggf. vorstrukturierten Overheadfolie, bis hin zu aufwendig gestalteten Multimediavorträgen reichen. Wiederum erleben die Lernenden hier ihre Kompetenz, indem sie ihre Ergebnisse den Mitschülern weitergeben und als Experten auf deren Fragen eingehen können. Wichtig ist dabei die Vereinbarung, dass möglichst jedes Gruppenmitglied einen Part der Vorstellung übernimmt, um die gemeinsam getragene Verantwortung für das Ergebnis zu verdeutlichen.

In der Vorbereitung zur Ergebnispräsentation müssen die zuvor erarbeiteten Inhalte nochmals auf ihren Informationsgehalt hin geprüft werden. Die Lernenden müssen hier Wesentliches erkennen, um ein Grundgerüst aus Hauptaussagen, ergänzenden Informationen und Nebensächlichem für ihre Darstellung zu erstellen.

Auf dieser Grundlage entsteht die schriftliche Gliederung des Vortrags mit Überlegungen zur geeigneten Visualisierung der Informationen. Hier benötigen die Lernenden ein Repertoire an **Visualisierungstechniken** und **Hilfsmitteln**, die, wenn sie sinnvoll eingesetzt werden, den Vortrag und das Verständnis der Betrachter unterstützen. Plakate und Flipcharts sind günstig, wenn sie als Handlungsergebnisse sichtbar im Unterrichtsraum verbleiben können, sodass immer wieder auf diese Ergebnisse zurückgegriffen werden kann und Verknüpfungen zu weiterführenden Handlungsaufgaben deutlich werden. Doch gerade der methodische Anspruch an eine Plakatarbeit wird häufig unterschätzt und es entstehen eng und zu klein beschriebene, wenig gegliederte, dafür aber umso bunter bebilderte „Kunstwerke", die im weiteren Lernprozess niemand mehr beachtet.

Bei der Durchführung der Präsentation wird nicht nur die freie Rede im Vortrag geübt, sondern auch der Umgang mit modernen Vortragsmedien. Sollen später auch Körperhaltung und Sprache reflektiert werden, bietet es sich an, die Präsentation zu filmen.

Im Anschluss an den Ergebnisvortrag ist eine **Frage- und Diskussionsrunde** einzuplanen, die ebenfalls von den Lernenden selbst vorbereitet und moderiert werden kann.

Abschließend sollten die Ergebnisse den Lernenden für ihre Unterlagen zugänglich gemacht werden. Dafür kann ein kurz gefasstes **Handout** von der Arbeitsgruppe angefertigt werden. Ergebnisfolien sind praktisch, weil sie sich leicht vervielfältigen lassen. Bei umfangreicheren Handlungsprodukten, wie Plakate, Wandzeitung etc., ist eine Fotodokumentation einer Abschrift durch die Lernenden vorzuziehen, um wertvolle Unterrichtszeit anderweitig zur Vertiefung der Handlungsaspekte zu nutzen.

1.5.5 Kontrollieren und Bewerten

In der Besprechung und Sicherung der Ergebnisse **kontrollieren** die Lernenden das eigene Verstehen und Können und erarbeiten darüber hinaus Impulse zur Steuerung des eigenen und des gemeinschaftlichen Lernprozesses.

Bereits während der Arbeitsphase sollten die Lernenden dazu ermutigt werden, in angemessenen Abständen sowohl das eigene Verständnis und ihre Arbeitsergebnisse als auch den Arbeitsprozess selbstkritisch zu kontrollieren und bei Bedarf Korrekturen anzubringen. Vage Formulierungen beim Wiedergeben des Gelernten und der Beantwortung von Rückfragen der Zuhörer, aber auch beim Anfertigen von schriftlichen Zusammenfassungen weisen auf mögliche Unsicherheiten hin, die dann geklärt werden können.

Entscheidend dabei ist, dass im Unterricht **bewertungsfreie Räume**, innerhalb derer sich die Lernenden ausprobieren dürfen, deutlich von Bewertungs- und Überprüfungssituationen getrennt werden. In der bewertungsfreien Arbeit sind Fehler und Umwege ausdrücklich erlaubt, werden selbst entdeckt und dann konstruktiv als Anlass für neue Lernprozesse genutzt.

Natürlich bedeutet dies für den Lehrer, dass er bei Fehlern oder Schwierigkeiten nicht zu schnell eingreifen oder aber auf Fragen wie „Ist das richtig so …?" eingehen sollte. Solche Anfragen implizieren den Wunsch der Lernenden, den Vorstellungen des Lehrers zu entsprechen – ein Verhaltensmuster, das über Jahre ihrer Schulbiografie aufgebaut wurde. Andererseits wissen Schüler genau um das Berufs- und Rollenbild der Lehrer, das meist auf aktive Wissensvermittlung ausgerichtet ist und häufig bei schülerzentrierten Arbeitsphasen gehörig leidet. Durch fortwährendes Fragen, unterstützt von demonstrativ dargebotener Hilflosigkeit, wird allzu leicht an das Helfersyndrom des Lehrers appelliert, in der Hoffnung auf eine rasche Lösung. Weder das eine noch das andere trägt aber letztlich zum **selbstverantwortlichen Lernhandeln** bei.

Nach der Präsentation ist erneut der Bezug zur Eingangsphase mit ihrer Problemstellung herzustellen und zu überprüfen, ob und inwieweit das Problem gelöst wurde. Dazu werden die Arbeitsergebnisse besprochen und entsprechend der zuvor in der Planungsphase vereinbarten Kriterien einer Selbst- und Fremdeinschätzung unterworfen: Wurde das Handlungsziel erreicht? Dabei gilt es, zunächst nur den **IST-Zustand** festzustellen.

Leitende Aspekte könnten dabei u. a. sein:

Arbeitsergebnisse	Handlungsprodukte	Arbeitsprozess
• inhaltliche Richtigkeit • Vollständigkeit • Zielerreichung gemäß der Zielsetzung • fachliches Verständnis	• formaler Aufbau • sinnvolle Aufbereitung der Inhalte • Gliederung • Visualisierung • Vortragsweise	• Zeitplanung • Arbeitsorganisation/Aufgabenverteilung • Dokumentation, ggf. Protokolle • Beteiligung der Teammitglieder

Die Kontrollphase schließt auch das vertiefende und variationsreiche Üben von Inhalten zur Selbstkontrolle des fachlichen Verstehens mit ein. Dabei ist es durchaus motivierend, wenn die einzelnen Expertengruppen selbst Test- und Übungsfragen mit Musterlösungen zu den von ihnen erarbeiteten Themen entwerfen.

An die Frage nach dem objektiven Erreichen des Handlungsziels schließt sich die reflektierende Einschätzung der angewandten Lernstrategien und der Lernbedingungen an: War der Weg gut und erfolgreich?

Diese Phase kann als Selbstbewertung, als Bewertung innerhalb der eigenen Arbeitsgruppe oder auch im Klassenverband gestaltet werden. Sie wird vom Lehrer moderiert und durch Impulse angeleitet, sollte aber in wesentlichen Zügen von den Lernenden selbst geleistet werden. Denn der Aufbau **metakognitiver Kompetenz** als Fähigkeit, das eigene Handeln zu überdenken, ist ein wesentliches Anliegen des handlungsorientierten Unterrichts. Dazu gehört die fortlaufende Evaluation und Reflexion des individuellen Fortschritts in den Bereichen Fach-, Methoden- und Sozialkompetenz mit dem Ziel, den Lernprozess zu steuern.

Das Anliegen, die gesamte Handlungssituation in ihrer ganzen Komplexität reflektieren zu wollen, führt gerade bei ungeübten Lerngruppen rasch zur Überforderung und wird dann oberflächlich und undifferenziert. Insofern kann es zielführend sein, wenn bereits vorab spezielle Schwerpunkte für die Reflexion mit den Lernenden vereinbart werden. Insgesamt kommt es darauf an, die Stärken und Schwächen des Handelns zu erkennen und das Zusammenwirken unterschiedlicher Faktoren zu erfassen.

In der Besprechungsphase blicken sowohl die Lehrperson als auch die Schüler gemeinsam auf das Unterrichtsgeschehen. Beide verstehen sich dabei als Lehrende und Lernende zugleich und tragen in diesem Sinne zur Unterrichtsentwicklung bei. Ausgangspunkt für die Reflexion ist das Anerkennen der Leistungen und Bemühungen der Lernenden. Das Gespräch sollte zunächst ermutigen und im Sinne einer **Ressourcenorientierung** den Blick wertschätzend auf das richten, was bereits an Methoden- und Sozialkompetenzen vorhanden ist.

Für die weitere Besprechung ist es grundlegend, den persönlichen Stil und die Überlegungen der Lernenden zu verstehen und sie ernst zu nehmen. Ihre Überlegungen und ihre Wahrnehmung des Geschehens sind zunächst Ansatzpunkt der Besprechung. Neben dem Informationsgewinn für den Lernenden steht hierbei auch die Arbeit im Team im Fokus der Betrachtung. Wie hat sich der Einzelne angesichts der zu leistenden Arbeit in der Gruppe gefühlt? Wie ist die Zeit- und Arbeitsplanung gelungen? War die Arbeitsmethode angemessen und effektiv? Hier können die Perspektiven und Eindrücke aller Schüler gewinnbringend einfließen. Wesentlich ist, dass dieser Austausch nicht vorzeitig durch wertende Kommentare blockiert wird. Jede Äußerung ist für sich berechtigt, weil sie die subjektive Sicht auf das Geschehen spiegelt. Dabei lernen die Schüler auch, Spannungen und Dissonanzen auszuhalten.

Nach der Sammlung von Eindrücken ist nach möglichen Ursachen für Schwierigkeiten und Lernhindernisse zu suchen und Entwicklungspotenziale zu verdeutlichen. Die Lernenden sollen, angeleitet durch aktives Nachfragen und Rückspiegeln des Wahrgenommenen, selbst zu Erkenntnissen über ihren Lernprozess gelangen und ihn bewerten.

Das **Bewerten der Arbeit** dient primär der weiteren Unterrichtsplanung sowie der Festlegung des Unterstützungs- und Förderbedarfs der Lernenden. Zu den herausgearbeiteten Entwicklungsfeldern sind gemeinsam mögliche Handlungsalternativen zu erörtern. Hier setzt die eigentliche Beratung des Lehrers ein, die, im Gegensatz zur Beurteilung, ein Gespräch auf Augenhöhe voraussetzt. Der Lehrer ist in diesem Kontext aufgrund seiner Ausbildung zwar „Mehrwisser", nicht jedoch „Besserwisser". Gemeinsam mit den Schülern muss aus den Anregungen die konkrete Hilfe gefunden werden, die für ihre derzeitige Lern- und Arbeitssituation passend (viabel) ist und mit der sie etwas anfangen können.

Letztlich ist und bleibt eine solche Lernberatung immer ein Angebot, das von den Schülern genutzt oder eben auch verworfen werden kann (vgl. Angebots-Nutzungs-Modell, HELMKE). Die Lernenden sind in einer aktiven Rolle: Sie werden nicht über ihren Kopf hinweg belehrt, sondern holen sich, ihren Bedürfnissen entsprechend, Tipps beim Lehrer ab.

Das Gespräch mündet in einer möglichst konkreten Benennung der Ziele für die Weiterarbeit, sowohl inhaltlich-thematisch als auch im Lernprozess. Die Erkenntnisse aus der Reflexion sowie offengebliebene Fragen sind gleichsam Ausgangspunkt für neue und weiterführende Aufgabenstellungen und Handlungssituationen. Im Nachgang an die Unterrichtsbesprechung bietet es sich für die Lernenden an, im Rahmen einer den Unterricht begleitenden **Portfolio-Arbeit** ihre Eindrücke und Erkenntnisse nochmals reflektierend aufzuarbeiten und konkrete Schritte für ihren weiteren Lernprozess zu planen.

Ein **Feedback** zum gesamten Handlungsablauf sowie zum Verlauf des Reflexionsgesprächs (Meta-Ebene) schließt die Besprechung ab. Dabei sollte auch an ein Schüler-Lehrer-Feedback (**Individualfeedback**) gedacht werden. Dadurch erhält der Lehrende die Gelegenheit, die eigene Perspektive des Unterrichts mit der der Lernenden abzugleichen und diese Rückmeldungen zur Weiterentwicklung des Unterrichts zu nutzen. Zudem fühlen sich die Lernenden durch die erbetene Rückmeldung als Adressaten des Unterrichts ernst genommen und in den **Prozess der Unterrichtsgestaltung** einbezogen.

Feedback ist daher auch immer Anlass, mit den Lernenden über den Unterricht ins Gespräch zu kommen und gemeinsam nach Problemlösungen und Verbesserungsmöglichkeiten zu suchen. Gerade im Umgang mit problematischen Lerngruppen bietet das Individualfeedback ein Tool, mit dessen Hilfe die Ursachen für Spannungen aufgedeckt und konkret bearbeitet werden können. Damit wird den Lernenden durchaus eine **Mitverantwortung** für das Geschehen im Klassenraum zugetraut und zugemutet.

1.6 Hilfen im selbstorganisierten Lernprozess

Die Frage, wie **selbstorganisiert** solche Lernsituationen im Unterricht umgesetzt werden können, kann letztlich nur mit Blick auf die bereits vorhandenen Lernstrategien der Lerngruppe beantwortet werden.

Im Anfangsunterricht strukturiert der Lehrer die nötigen Arbeitsschritte, die im weiteren Verlauf immer wieder auf die Lernsituation bezogen werden. Von Lernaufgabe zu Lernaufgabe wird das Repertoire an **Lernstrategien** zunehmend erweitert, sodass bald komplexere Lernarrangements dargeboten werden können. Dazu erhalten die Schüler zusätzlich zur Lernsituation klare Instruktionen in Form von Arbeitsaufträgen mit überschaubaren organisatorischen und methodischen Entscheidungsräumen, die in einem vorgegebenen Zeitraum weitgehend selbstständig bearbeitet werden.

Fortgeschrittenen Lerngruppen, die bereits mit der Arbeit an Lernsituationen vertraut sind, sollte schrittweise immer mehr **Planungs- und Durchführungsverantwortung** zugemutet werden. Dazu kann die Lernsituation offen formuliert werden, der Lehrer tritt dann in die Rolle des Beraters und Lernbegleiters zurück.

1.6.1 Lernlandkarten

Lernlandkarten geben bereits zu Beginn einer neuen Lernsituation einen Überblick über die zu erarbeitende Themenlandschaft. Durch Bilder und Begriffe wird Vorwissen als mögliche Ankerpunkte für neue Inhalte aktiviert, Beziehungen zeigen erste sinnvolle Verbindungen auf und überraschende Botschaften motivieren zur vertiefenden Erarbeitung. Im Gespräch mit der Lerngruppe fordert die Darstellung zur Themenwahl bzw. zur Planung der Themenfolge auf und bindet damit die Auszubildenden in die Unterrichtsgestaltung ein. Im weiteren Verlauf der Einheit wird die Lernlandkarte zum ständigen Begleiter. Sie bietet den Lernenden Orientierung und unterstützt so die selbstständige Arbeit.

1.6.2 Zielvereinbarungen

Wer sich kein Ziel setzt, darf sich nicht wundern, wenn er nirgends ankommt und mögliche Erfolge übersieht!

Das gilt auch für den Lernprozess, der durch individuelle **Zielvereinbarungen** mit den Lernenden (Lernverträge) vor größeren thematischen Lerneinheiten perspektivisch unterstützt werden kann:

- Was will ich persönlich in dieser Arbeitseinheit erreichen? Welche meiner Stärken kann ich dazu einsetzen?
- Was will ich zum Erreichen dieses Ziels konkret tun, um das Ziel zu erreichen?
- Welche Unterstützung benötige ich dazu? Wer kann mir helfen?

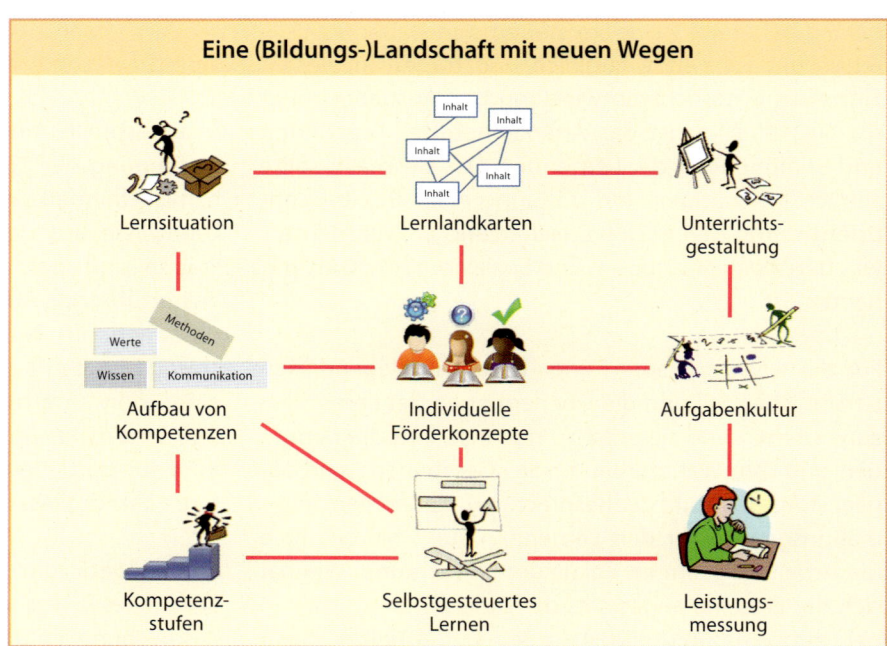

Abb. 1.6: Eine Lernlandkarte zur veränderten Lehr- und Lernkultur.

- Woran werde ich später erkennen, dass ich das Ziel erreicht habe?
- Wann will ich das Ziel erreicht haben?

Durch **klare und überprüfbare Zielformulierungen** werden verbindliche Absprachen für die anstehende Arbeitsphase geschaffen. Eine Selbstverpflichtung, um die sich viele Lernende gerne drücken, weil damit auch die Verantwortung für ein Erreichen oder Nichterreichen des Ziels verbunden ist. Diese **Vereinbarungen** setzen allerdings voraus, dass die darin formulierten Ziele tatsächlich vom Schüler selbst definiert sind und er somit ein echtes Interesse an der Zielerreichung hegt. Mitunter muss der Lehrer beratend eingreifen, wenn die genannten Ziele unerreichbar oder aber die Schritte zum Ziel nicht zu bewältigen sind. Nach Abschluss der Arbeitseinheit können diese Unterlagen gerade bei schwächeren Schülern eine gute Grundlage für **begleitende Beratungsgespräche** sein.

1.6.3 Kompetenzraster

Kompetenzraster können für Transparenz hinsichtlich der Leistungserwartung sorgen. Diese Raster beschreiben vertikal übergeordnete Kompetenzbereiche, aus denen horizontal zunehmend anspruchsvoller werdende Teilkompetenzen in Niveaustufen abgeleitet werden. Sie ermöglichen den Lernenden sowohl eine Perspektive auf mögliche, noch zu erarbeitende Kompetenzen als auch eine Selbstkontrolle und Selbsteinschätzung ihres Lernfortschritts. Zusätzlich kann solch ein Kompetenzraster als wertvolles Instrument für eine differenzierte, dem eigenen Leistungsvermögen entsprechende Vorbereitung auf Klassenarbeiten dienen. Gerade schwächeren Schülern, die sich unter Umständen erfolglos an komplexen Kompetenzen „festbeißen" und darüber einfachere, aber deutlich wichtigere Kompetenzen übersehen, kann der Überblick helfen, ihre Kräfte entsprechend ihrer individuellen Fähigkeiten stärker zu fokussieren. Häufig wird von den Schülern eine Bewertung eines Handlungsprodukts in Form einer Note erwartet, ja sogar eingefordert. Allein diese produktorientierte Leistungsbewertung berücksichtigt in aller Regel kaum den Lernprozess als wesentlichen Teil des handlungsorientierten Unterrichts.

1.6.4 Portfolio

Portfolios sind Mappen, in denen Arbeitsergebnisse, Notizen und Skizzen sowie Präsentationen vom Schüler selbst gesammelt und bewertet werden und die eine wertvolle Grundlage für eine Lernbegleitung und -beratung bilden können. Die Portfolio-Arbeit ist auf einen **längeren Zeitraum** und **Regelmäßigkeit** angelegt, was zeitliche Ressourcen und zumindest anfangs eine Hilfestellung durch den Lehrer erfordert.

Ein allgemeiner Teil dokumentiert die Lernentwicklung anhand ausgewählter Handlungsprodukte und deren Reflexion durch den Lernenden. Zudem können individuelle Zusatzleistungen, z. B. Zertifikate, Teilnahmebescheinigungen und persönliche Ausarbeitungen zu ausgewählten Themengebieten, aufgenommen werden und einer späteren Bewerbung Nachdruck verleihen.

Ein Teil des Portfolios sollte der Selbstreflexion des Schülers dienen („Lerntagebuch"). In diesen Teil hat der Lehrer nur mit Genehmigung des Lernenden Einblick. Hier können der Lernweg mit all seinen Verzweigungen und

Lernfeld 1.3: Alte Menschen personen- und situationsgerecht pflegen						FS Altenpflege 1. Jahr	
Lernsituation: …						…Stunden	
	Fakten nennen und beschreiben		Zusammenhänge darstellen und analysieren		Handlungen gestalten und bewerten		
Hauptkompetenz	A1 (Analysieren)	A2 (Planen)	B1 (Entscheiden)	B2 (Ausführen)	C1 (Gestalten)	C2 (Bewerten)	
K 1: Dekubitusprophylaxe planen und durchführen	Ich kann Risikofaktoren für das Auftreten eines Dekubitus nennen und die Stadien des Dekubitus beschreiben.	Ich kann notwendige Maßnahmen zur Vermeidung eines Dekubitus ableiten und beschreiben.	Ich kann eine Risikoanalyse mithilfe der Norton- / Bradenskala durchführen.	Ich kann Maßnahmen zur Vermeidung eines Dekubitus situationsgerecht auswählen und durchführen.	Ich kann eine umfassende Pflegeplanung (einschl. Lagerungs- und Hilfsmittelplanung) für einen dekubitusgefährdeten Bewohner erstellen.	Ich kann den Nutzen der Dekubitusprophylaxe umfassend unter pflegerischen, wirtschaftlichen, ethischen und gesundheitlichen Gesichtspunkten begründen.	

Tab. 1.2: Kompetenzraster zum Thema Dekubitusprophylaxe

Irrwegen sowie die eigenen Umstände des Lernens, Stimmungen und Erklärungen Eingang finden. Hierbei kann es hilfreich sein, die Selbstreflexion durch Leitfragen inhaltlich zu strukturieren:

- Was hat mich in der Arbeitseinheit besonders interessiert? Was hat Spaß gemacht?
- Welche Erwartungen hatte ich im Vorfeld? Was wurde davon erfüllt?
- Wie waren mein Einsatz und meine Stimmung beim Lernen?
- Welche Umstände, Methoden und Medien haben meinen Lernprozess beeinträchtigt oder unterstützt?
- Was habe ich (noch) nicht verstanden?
- Welche Fragen sind für mich offengeblieben?
- Welche neuen Fragen wurden für mich aufgeworfen?
- Wo möchte ich Schwerpunkte setzen? Warum?
- Worin liegen meine besonderen Stärken? Was ist mir beim Erarbeiten der Thematik besonders gelungen?
- Wo liegen Schwächen bzw. Entwicklungspotenziale? Welche davon will ich konkret weiterentwickeln?
- Was motiviert mich dafür?
- Wo benötige ich Unterstützung? Von wem und wodurch?
- Welche Schlüsse ziehe ich aus meiner Arbeit/meinem Lernweg?
- Welche zukünftigen Entwicklungen sehe ich für mich?

1.7 Aufgaben- und Prüfungskultur

Im Verhältnis zu den Inhalten erscheinen die Zeitansätze der Lernfelder bzw. -module zunächst recht hoch. Jedoch verlangt Kompetenzerweiterung nach anspruchsvollen und vor allem variantenreichen Anwendungen und Aufgaben. Dabei braucht das **aktive Anwenden, Durchdringen und Üben von Lerninhalten** durch die Lernenden selbst deutlich mehr Zeit, als das Abarbeiten von Stoff im Lehrervortrag und in Standardaufgaben.

Mit einer **kompetenzorientierten Unterrichts-** und **Aufgabenkultur** müssen sich fast zwangsläufig auch die Formen der **Leistungsfeststellung und -bewertung** erweitern. In einer veränderten Lernkultur steht das Bewerten von Leistungen zuallererst im Dienst der individuellen Förderung. Dazu braucht es zunächst keine Noten, sondern bereits oben erwähnte **Reflexionsangebote**. Mithilfe der Reflexionsangebote bewertet der Lernende seine Leistung selbst und setzt sich ebenso einer ggf. korrigierenden Fremdbewertung durch die Lehrkraft oder auch der Mitschüler aus. Auf diese Weise ist häufig eine sehr viel differenziertere Rückmeldung über Leistungsstand, Lernfortschritte und Lernperspektiven möglich, die den Ausgangspunkt für die weitere Kompetenzentwicklung setzt.

Um Kompetenzen aufzubauen, zu erproben und zu erweitern, benötigen die Lernenden vielfältige Gelegenheiten, sich im Rahmen von anspruchsvollen Lernaufgaben mit Handlungssituationen und den daraus hervorgehenden Inhalten intensiv zu beschäftigen. Dazu sollten die Aufgaben aus Sicht der Lernenden eine positive Herausforderung bieten. Alltagsrelevante und selbstständig lösbare Problemstellungen machen die Schüler zu aktiv Mitwirkenden. Sie nehmen eine forschende, experimentierende und/oder gestaltende Haltung ein, statt „nur" Inhalte zu reproduzieren. Damit regen die Aufgaben komplexe Entwicklungsprozesse an, indem sie Verantwortungsübernahme, sozialen Austausch und erfolgreiche Anwendung erworbenen Wissens initiieren. Beispiele für solche Aufgabenstellungen sind vielfältig:

- Recherche- und Strukturierungsaufgaben
- Planungs- und Entscheidungsaufgaben
- Erkundungs- und Projektaufträge

Neben den üblichen Formen der Leistungsfeststellung bieten sich zahlreiche **Handlungsprodukte** aus der Erarbeitung von Problemen im Unterricht für eine kompetenzorientierte Leistungsfeststellung an, z. B. Plakate, Kurzvorträge, Präsentationen. Durch diese Individualleistungen können die Lernenden gezielt ihre persönlichen Stärken einbringen, sich als kompetent erleben und so wichtige Erfolge feiern.

Natürlich wird auch weiterhin grundlegendes Fachwissen in Klassenarbeiten und Prüfungen abgefragt und mit Noten bewertet werden müssen. Dies alleine gibt aber noch keinen Aufschluss darüber, ob der Lernende sein Wissen auch kompetent anwenden und nutzen kann. Auch die Aufgaben in Klassenarbeiten/Prüfungen lassen sich entlang einer problemhaften Fallsituation handlungsorientiert entwickeln. Fortgeschrittene Schüler sollten sich dabei durchaus auch mit fremden Materialien zum Thema, z. B. Abbildungen, Grafiken, Fachartikel, auseinandersetzen und diese im Rahmen der Arbeit bearbeiten.

1.8 Vernetzung und Teambildung

1.8.1 Curriculare Planungsarbeit

Kompetenzorientierte Lehrpläne verzichten weitgehend auf die Angabe und Zuordnung detaillierter Fachinhalte und weisen stattdessen berufsspezifische Kompetenzen aus, über die die Lernenden nach der Bearbeitung eines komplexen Lernfelds erkennbar verfügen sollen. Diese offene Form schafft Gestaltungsräume für gesellschaftliche, berufliche und fachwissenschaftliche Anpassungen sowie für eine Konkretisierung auf die Belange und Bedürfnisse des Schülers.

Mit den erwähnten Freiräumen ist eine hohe Verantwortung für **curriculare Planungsarbeit** der Lehrkräfte verbunden. Hier sind Fachteams deutlich mehr gefordert, idealerweise in enger Kooperation mit den ausbildenden Einrichtungen. Sie haben die Aufgabe, den Handlungsfeldern entsprechende **Lernsituationen** zu entwickeln und inhaltliche Entscheidungen zu treffen. Zudem muss die **methodische Konzeption** abgestimmt und abschließend eine Abstimmung über Einschätzungen, Ansprüche und Beurteilungskriterien für die gemeinsame Beurteilung der Leistungen in einer Lernsituation getroffen werden.

Bei all den genannten Aspekten der kollegialen Zusammenarbeit gilt es, eine gesunde Balance zwischen der Individualität des Einzelnen in seinem Unterricht und der gemeinsam im Team getragenen Verantwortung für ein zukunftsfähiges Bildungskonzept zu finden.

Daneben sollten die Teams in organisatorische Entscheidungen eingebunden sein. Hier ist speziell der unterrichtliche Einsatz der einzelnen Lehrkräfte zu regeln. Denn während bisher mehr oder weniger einzelne Fächer isoliert nebeneinander unterrichtet wurden, erfordert die Bewältigung alltagsnaher Lernsituationen innerhalb der Lernfelder viele (Fach-)Perspektiven und den Einsatz unterschiedlichster Basiskompetenzen (Lern-, Arbeits- und Problemlösungsstrategien sowie Kommunikations- und Teamfähigkeit). Diese bilden nur sinnvoll miteinander vernetzt ein Ganzes.

Außerdem wird ein systematischer und umfassender Kompetenzaufbau kaum von einem Kollegen im Alleingang zu leisten sein. Ohne Absprachen wird vieles doppelt gemacht und es besteht die Gefahr, dass wichtige Kompetenzen zu kurz kommen oder, nach oft mühevoller Einführung, nicht weiter gepflegt werden. Das ist nicht nur frustrierend, sondern angesichts der ohnehin knappen Unterrichtszeit auch uneffektiv.

1.8.2 Erarbeitung und Umsetzung der Lernsituationen

Bei der **Erarbeitung einer Lernsituation** bringen alle Fachgebiete jeweils ihren Anteil ein. Hier sind organisatorisch verschiedene Ansätze der Zusammenarbeit denkbar:

- Der Stundenplan weist traditionelle Fächer aus, die Lehrerstunden sind gesetzt. Der Unterricht nimmt jeweils Bezug auf eine übergeordnete Lernsituation und erarbeitet die darin angelegten Problemstellungen seines Fachgebiets. Diese Form ist unstrittig am einfachsten zu organisieren, wirft aber aufgrund der nicht immer in allen Lernsituationen gleichen Fachanteile auch Probleme auf. So kann es vorkommen, dass eine Lernsituation aus der einen Fachperspektive bereits „abgearbeitet" ist, während vielleicht andere Fachgebiete deutlich mehr Zeit benötigen.
- Der Stundenplan weist Lernfelder aus und weist sie einem Lehrerteam zu. Dieses Vorgehen, bei dem die Fachteams ihren Lehrereinsatz flexibel planen, kommt der Grundidee des kompetenz- und handlungsorientierten Lernens in Lernsituationen am nächsten. Hier wird der jeweilige fachliche Anteil erarbeitet, wenn er im Gesamtarrangement dran ist. Dieses Vorgehen setzt flexible Arbeitszeitkonten der Lehrkräfte voraus. Zudem kann es je nach Ausrichtung der Lernsituation zu Phasen vermehrter oder verminderter Unterrichtsbelastung der einzelnen Lehrkraft kommen.
- Die Lernfelder mit den entsprechenden Lernsituationen sind dem Fachgebiet zugeordnet, das den größten Anteil darin hat. Die anderen Fachbereiche stellen in ihrem Unterricht entsprechende Bezüge zu den erarbeiteten Themen her und bauen auf die dort erreichten Kompetenzen auf.
- Vorausgesetzt, die Lernenden arbeiten bereits weitgehend selbstorganisiert an der jeweiligen Lernsituation, ist es möglich, die Stunden der Fachlehrer wie gewohnt im Stundenplan zu setzen. In den Unterrichtsstunden betreut der jeweilige Fachlehrer den Arbeitsprozess und steht in dieser Zeit auch zur Klärung aufkommender Fragen zu seinem Fachgebiet zur Verfügung.

1.8.3 Arbeitspläne

Die Forderung nach **vernetzten Unterrichtsprozessen** für einen systematischen Kompetenzaufbau auf mehreren Ebenen verlangt neben anderen Formen der Zusammenarbeit eine **Dokumentation**, die über die bloße Verteilung von Unterrichtsinhalten hinausgehen muss. In kompetenzorientierten, pädagogischen (**Jahres-**)-**Arbeitsplänen** wird das für die gemeinsame Arbeit in einem Bildungsgang gestaltete pädagogische Konzept dargestellt. Über die inhaltliche und methodische Ebene der Unterrichtsplanung hinaus werden der stufenweise Kompetenzaufbau und die bereits angesprochenen Vernetzungen mit anderen Fachperspektiven und Lernfeldern abgebildet.

Mit Blick auf die für eine solche Vernetzung notwendigen kollegialen Absprachen schafft diese Form eines Arbeitsplans die Verbindlichkeit, die dem Einzelnen die nötige Planungssicherheit für seinen Unterricht bietet. Zugleich wird ein Überblick über die zu erarbeitenden Kompetenzen, Inhalte und Arbeitsformen ermöglicht, der auch neuen Kollegen im Team die Einarbeitung über die Unterrichtskonzeption erleichtert. Nicht zuletzt erfordert die vielfach geäußerte Erwartung, dass Schulen zukünftig verstärkt eigenverantwortlich über wichtige pädagogische, rechtliche und finanzielle Dinge entscheiden, umgekehrt auch die Rechenschaftslegung darüber, wie diese Freiheit genutzt wird. Die Dokumentation des pädagogischen Profils des Bildungsgangs in **kompetenzorientierten Jahresarbeitsplänen** (JAP) schafft hier Plausibilität in Hinblick auf die geforderte Qualitätssicherung.

1.9 Letztlich profitieren auch die Lehrenden …

1.9.1 Kollegialer Austausch

Die Erarbeitung kompetenzorientierter Unterrichtskonzepte schafft zahlreiche Anlässe für **kollegialen Austausch**. Zudem sind fachübergreifende Aspekte nur in enger Kooperation aller Kollegen eines Bildungsgangs zu realisieren. Kollegen arbeiten in festen **Teams** zusammen, tauschen Ideen und Materialien aus und bereiten gemeinsam den Unterricht vor. Neben der damit verbundenen **zeitlichen Arbeitsentlastung** relativiert sich im Gespräch mit anderen häufig auch die eingeschränkte persönliche Sichtweise: Auch andere Lehrkräfte haben Schwierigkeiten mit einer Klasse oder nicht immer zufriedenstellende Klassenarbeiten. Ein ehrlicher Umgang miteinander in einem vertrauensvollen Klima entlastet von überzogenen Erwartungen an die eigene Lehrerrolle. Und es kann gemeinsam nach tragfähigen Lösungen gesucht werden. Denn die meisten Herausforderungen des Schulalltags lassen sich nicht im Alleingang, sondern nur gemeinsam lösen.

Parallel zur **veränderten Lernkultur** zeichnet sich damit auch eine **neue Lehrkultur** ab.

1.9.2 Die veränderte Lehr- und Lernkultur

Stellen Sie sich vier Stunden Unterricht in einer nicht gerade unproblematischen Klasse vor. Der Anspruch, hier die Aufmerksamkeit der Lernenden durch tägliche Showeinlagen mit Medien- und Methodenfeuerwerk zu gewinnen, führt schnell zur Ernüchterung. Wenn Lehrer immer mehr arbeiten und Entertainment proben, werden die Lernenden immer stärker in die Rolle der passiven Konsumenten gedrückt. Eine Rolle, die sie zunächst gerne wahrnehmen, weil sie komfortabel und durchaus gesellschaftsfähig ist. Auf lange Sicht stellt sie die Jugendlichen aber nicht wirklich zufrieden. Sie weichen aus, werden aktiv und gehen ihren eigenen Beschäftigungen nach.

Eine **veränderte Lehr- und Lernkultur** definiert die Lehrerrolle neu: vom Wissensvermittler hin zum Lernbegleiter, der eine geeignete Lernumgebung schafft. Letztlich ist es der Lernende, der sich aktiv Inhalte erarbeitet und damit auch für ein gesundes Selbstwertgefühl wichtige Erfolge erlebt. Das behutsame Hinführen der Lernenden zum selbstorganisierten und selbstgesteuerten Lernen und der zunehmende Aufbau von Methodenkompetenzen werden zum nervenschonenden Überlebenskonzept für beide Seiten.

Natürlich erfordert die Bereitstellung umfangreicher Materialien viel Arbeit. Die Vorbereitung eines solchen Lernarrangements ist im Vergleich zum herkömmlichen Unterricht zunächst aufwendiger. Aber diese Planung findet in einer ruhigen und vor allem stressfreien Atmosphäre statt. Im Unterricht selbst kann der Unterrichtende über weite Strecken zurücktreten und muss nicht 90 Minuten lang den Alleinunterhalter spielen. So wird der Freiraum geschaffen, die Lernenden zu beobachten und sich dann gezielt einzelnen Schülern zuzuwenden und die Hilfestellung zu bieten, die sonst oftmals zu kurz kommt.

Die Vorteile einer veränderten Lehr- und Lernkultur liegen auf der Hand. Sie werden sich allerdings erst im Laufe der Zeit entfalten, je mehr die Auszubildenden mit dieser Form des Unterrichts vertraut werden und darüber schrittweise mehr Kompetenzen im selbstgesteuerten Lernen erwerben. Nicht zuletzt bedeutet dies langfristig auch eine wohltuende Entlastung durch motivierte Schüler, denen klar wird: „Dazu brauchen wir das also!"

1.9 Letztlich profitieren auch die Lehrenden …

Kompetenzförderung durch systematische Unterrichtsentwicklung

Methoden — **ggf. weitere Trainingsphasen** zu ausgewählten Kompetenzen — *Lerntechniken*

EVALUATION durch Individual-/Unterrichtsfeedback

- Team-/Kommunikationskompetenz
- Lern-/Methodenkompetenz
- metakognitive Kompetenz

Fach- bzw. Lernfeldunterricht
mit in **Lernsituationen** integrierten Methodenschwerpunkten
(variationsreiche Pflege, Vertiefung und Erweiterung des Methodenrepertoires)

kooperatives Lernen/Arbeiten

- methodische Absprache mit JAP
- Teamstunden
- Material-Workshops
- Klassen-Management

Portfolio/Feedback

- Leistungsmessung/Punktekonto
- selbstorganisiertes Arbeiten
- anspruchsvolle, handlungsorientierte Aufgaben
- Zielvereinbarungen
- Kompetenzraster
- Advance Organizer

Grundlagentraining „Umgang mit Fachtexten"
(sinnerfassendes Lesen, Markieren, Notizen machen/strukturieren)

- Bildungsteams/Klassenteams
- Kooperation mit Einrichtungen
- Workshops/Fortbildungen

gemeinsame Vision „Guter Unterricht"

Literaturverzeichnis

WEINERT, S. E.: Vergleichende Leistungsmessung in Schulen – eine umstrittene Selbstverständlichkeit. in: Weinert, S. E. (Hrsg.): Leistungsmessung in Schulen, Beltz Verlag: Weinheim, Basel, 2001.

ARNOLD, R./MÜLLER, H.-J.: Handlungsorientierung und ganzheitliches Lernen in der Berufsbildung – 10 Annäherungsversuche. In: Erziehungswissenschaft und Beruf, Vierteljahresschrift für Unterrichtspraxis und Lehrerbildung, 41. Jg. 1993, Heft 4, S. 323–333, 1993.

BUSCHFELD, H.: Draußen vom Lernfeld komm' ich her …? Plädoyer für einen alltäglichen Umgang mit Lernsituationen. in: bwp@ Berufs- und Wirtschaftspädagogik Online Nr. 4/2003, Hamburg, 2003.

GUDJONS, H.: Handlungsorientiert lehren und lernen: Schüleraktivierung. Selbsttätigkeit. Projektarbeit. 7. Auflage, Bad Heilbrunn, 2008.

HELMKE, A.: Unterrichtsqualität: Erfassen, Bewerten, Verbessern (3. Aufl.). Kallmeyersche Verlagsbuchhandlung, Seelze 2004.

HEROLD, M./LANDHERR, B.: SOL – Selbstorganisiertes Lernen: Ein systemischer Ansatz für Unterricht, Schneider Verlag, Hohengehren 2003.

JANK, W./MEYER H.: Didaktische Modelle", Handlungsorientierter Unterricht, Grundbegriffe und Merkmale. Cornelsen Scriptor 1994 (3. Auflage), Seite 353 ff.

MANDL, H.: Gestaltung problemorientierter Lernumgebungen. In: Journal für Lehrerinnen- und Lehrerbildung. 3/2004.

METZGER, C.: Wie lerne ich? WLI-Schule – Eine Anleitung zum erfolgreichen Lernen für Mittelschulen und Berufsschulen. 5. Auflage, Aarau (Schweiz), 2002.

RYAN, R. M. & DECI, E. L.: An Overview of Self-Determination Theory. An Organismic-Dialectical Perspective. In E. L. Deci & R. M. Ryan (Hrsg.): Handbook of Self-Determination Research (Seite 3–33). Rochester: University of Rochester Press, 2002.

SPITZER, M.: Lernen: Gehirnforschung und die Schule des Lebens. Spektrum Akademie Verlag, 2006.

2 Arbeitsplan zur Lernsituation „Nur eine Katzenwäsche für Frau Grohe?"

- **2.1** Unterrichtlicher Kontext 20
- **2.2** Lehrplanbezug 20
- **2.3** Didaktische Überlegungen 21
- **2.4** Kompetenzentwicklung 21
- **2.5** Verlauf der Unterrichtssequenz 21
  - 2.5.1 Analysieren 22
  - 2.5.2 Planen und Entscheiden 23
  - 2.5.3 Ausführen 24
  - 2.5.4 Präsentieren 26
  - 2.5.5 Reflektieren und bewerten 26

➢ Materialien zu diesem Kapitel befinden sich auf der CD-ROM!

2 Arbeitsplan zur Lernsituation „Nur eine Katzenwäsche für Frau Grohe?"

Thorsten Berkefeld, Neustadt/Weinstraße

2.1 Unterrichtlicher Kontext

Die Unterrichtssequenz wird aus einer **handlungsorientierten, konfliktträchtigen Lernsituation** heraus entwickelt, die die aus Sicht des gemäßigten Konstruktivismus nach MANDL geforderten Dimensionen einer **komplexen Lernsituation** (> Kap. 1.4) widerspiegelt:

> **Nur eine Katzenwäsche für Frau Grohe?**
> Hilde Grohe (80 J.) lebt inzwischen seit 12 Jahren im Altenheim. Vor zwei Jahren ist sie erblindet und ihre Beweglichkeit hat stark nachgelassen, sodass sie auf Hilfe angewiesen ist. Auch passiert es immer häufiger, dass sie über Nacht den Urin oder den Stuhl nicht mehr halten kann. Die ältere Dame freut sich schon beim Aufwachen auf das Waschen am Morgen. Sie genießt die Berührung ihrer Haut, das frische Gefühl und auch das intensive Gespräch mit der Pflegekraft bei der Körperpflege. Besonders das Eincremen nach dem Waschen empfindet sie als „Streicheleinheiten". Mit der Pflege von Claudia, einer neuen und noch jungen Altenpflegerin, ist Frau Grohe heute Morgen gar nicht zufrieden. Claudia hat sie ohne große Worte und eher hektisch gereinigt und danach, aus Frau Grohes Sicht, nur halbherzig eingecremt. Frau Grohe vermisst die liebevolle Zuwendung und wünscht sich, wieder von ihrer gewohnten Pflegekraft unterstützt zu werden, die jedoch für die nächsten zwei Wochen im Urlaub ist. „Morgen brauchen Sie gar nicht wiederzukommen. Von Ihnen lasse ich mich nicht mehr waschen." ruft sie Claudia hinterher.
>
> **Der Fall wird Ihnen in der Pflegedienstbesprechung vorgetragen. In Arbeitsgruppen soll nach geeigneten Lösungen für die Konfliktsituation gesucht und die Bewohnerin in einem Gespräch entsprechend informiert werden.**

Es handelt sich um ein **authentisches Problem**, dem die Lernenden in ihrer Pflegepraxis lösungsorientiert mit entsprechenden Handlungsstrategien begegnen müssen.

Zur Lösung der **Konfliktsituation** sind neben umfassenden Kenntnissen der Pflege und der Anatomie auch Informationen aus den Bereichen Rechtslehre, z. B. Selbstbestimmungsrechte des Bewohners, Kommunikation, Soziologie und Arbeitsorganisation als **weitere Fachkontexte** notwendig.

Nach der handlungsauffordernden Bemerkung der Bewohnerin werden die Auszubildenden am Schluss der Lernsituation zu einer **Arbeitsform** (Teambesprechung, Erarbeitung in Gruppen) angeregt, ohne diese bei der **Instruktion** bis ins Detail festzulegen.

2.2 Lehrplanbezug

- Lernfeld 1.3:   Alte Menschen personen- und situationsbezogen pflegen

Darüber hinaus sind weitere Vernetzungen zu den folgenden Lernfeldern denkbar:

- Lernfeld 1.2:   Wahrnehmen und Beobachten
- Lernfeld 1.4:   Anleiten, beraten und Gespräche führen
- Lernfeld 2.1:   Sexualität im Alter; ethniespezifische und interkulturelle Aspekte
- Lernfeld 4.1:   Berufliches Selbstverständnis entwickeln
- Lernfeld 4.3:   Spannungen in der Pflegebeziehung

Die Körperpflege ist ein eigenständiger Bereich im Spektrum der Pflegehandlungen. Zwar ist die Körperpflege allen Lernenden aus ihrem Privatleben bekannt, jedoch wird sie in der Pflegepraxis als „Körperpflege am Bewohner" zu einem ganz eigenen, komplexen Problemfeld, für das geeignete Lösungsstrategien entwickelt werden müssen.

Die Unterrichtssequenz nimmt deshalb die theoretischen Anteile des Pflegeunterrichts in den Blick und reflektiert die bis zu diesem Zeitpunkt im Privaten und im Pflegealltag gemachten Erfahrungen der Lernenden. Damit wird eine stärker reflektierte und fachlich durchdrungene Durchführung der Pflegehandlung im stationären Alltag unter Begleitung der Praxisanleitung vorbereitet.

Im Unterricht muss im Falle einer gemeinsamen Beschulung von Auszubildenden der Altenpflege und der Altenpflegehilfe im ersten Ausbildungsjahr von einer erheblichen **Heterogenität** der Lerngruppen ausgegangen werden. Insbesondere leistungsschwächere Auszubildende zeigen bei aus ihrer Sicht theorielastigen Lerninhalten oft eine verminderte Motivation. Sie lassen sich zuweilen aber durch praktische Lernhandlungen, die Erfolgserlebnisse und Kompetenzerleben versprechen, zur Mitarbeit bewegen und so in den Lernprozess einbinden. Durch konsequentes Anbieten **binnendifferenzierter Materialien** wählen die Auszubildenden selbstgesteuert entsprechend ihrer Lernvoraussetzungen die dargebotenen Lernmaterialien aus.

Gerade bei der Erarbeitung von Pflegehandlungen im Rahmen der Körperpflege sind unterschiedliche kulturelle, zum Teil auch religiös-motivierte Perspektiven einzubeziehen.

2.3 Didaktische Überlegungen

Im Pflegealltag erleben die Auszubildenden in der Regel die morgendliche Körperpflege als Routine. Dabei bleiben die damit verbundenen Wahrnehmungen, Assoziationen und geweckten Erinnerungen meist unreflektiert.

Das Spektrum der Vorerfahrungen der Auszubildenden, die als Anknüpfungspunkte für neue Handlungsstrategien betrachtet werden können, reicht oftmals über die Praxiserfahrung in der stationären und häuslichen Pflege hinaus: von der privaten Pflege von Angehörigen bis hin zu eigenen Erfahrungen beim „Gewaschen werden" im Zustand von Krankheit.

Dabei können sich negative Vorerfahrungen als Lernhindernisse erweisen. Die Auseinandersetzung mit der Körperpflege durch und an fremden Personen zwingt zur Perspektivenübernahme (wie ist es, im Alter selbst gepflegt zu werden?) und setzt durch den mit der Körperpflege verbundenen intensiven Eingriff in die Intimsphäre des Menschen eine empathische und tolerante soziale Grundeinstellung voraus. So verstanden, ist die Lerneinheit auch ein Angebot zur umfassenden **Persönlichkeitsbildung.**

Der große Bereich der Körperpflege wird in dieser Sequenz auf die morgendliche Körperwaschung mit der Hautpflege reduziert. Weitere Teilbereiche wie die Haar- und Nagelpflege sind in weiteren Lernsituationen zu erarbeiten. Die spezielle Zahn- und Mundpflege muss in diesem Zusammenhang zwar angesprochen und in die Überlegungen mit einbezogen werden, sollte aber aufgrund der Komplexität des Gebietes an dieser Stelle nicht weiter vertieft werden.

2.4 Kompetenzentwicklung

Über die gesamte Einheit hinweg entwickeln die Auszubildenden die folgenden **Handlungskompetenzen.** Sie sollten am Ende der Einheit als Output des Lernens nachgewiesen werden.

Fachkompetenzen:

Die Auszubildenden erfassen die Bedeutung von Berührungen bei Pflegehandlungen, um ein professionelles Berührungsverhalten zu entwickeln.

- Sie erschließen umfassend die Bedeutung der Haut- und Körperpflege, um eigene und fremde Wünsche zur täglichen Körperpflege wahrzunehmen.
- Sie beschreiben den Aufbau und die Funktion der gesunden Haut, um altersbedingte und pathologische Veränderungen zu erkennen und zu beurteilen.
- Sie erfassen situationsgerecht Pflegeprobleme, legen Pflegeziele fest, um geeignete Pflegemaßnahmen auszuwählen, durchzuführen und zu evaluieren.
- Sie planen und gestalten die morgendliche Haut- und Körperpflege wertschätzend unter Beachtung der individuellen Selbstpflegefähigkeiten, des Rechts auf Selbstbestimmung und der Wünsche und Bedürfnisse des alten Menschen.

Sozialkompetenzen:

- Die Auszubildenden gehen auf alte Menschen zu und kommunizieren in angemessener Weise.
- Sie versetzen sich in die Situation des Bewohners und erfassen aus seiner Sicht dessen Bedürfnisse.

Personalkompetenzen:

- Die Auszubildenden nehmen ihre eigenen Gefühle, insbesondere Schamgefühle, ernst und kommunizieren ihre Grenzen.
- Sie entwickeln eine selbstbewusste Haltung gegenüber unangemessenen Berufsidealen der Pflege.
- Sie erkennen und schätzen ihre Individualität und Unabhängigkeit bezüglich selbstpflegerischer Alltagshandlungen.

Daneben werden in den einzelnen Handlungsphasen jeweils ausgewählte **Lern- und Arbeitstechniken zum Aufbau der Kompetenz zum selbstgesteuerten Lernen** in den Blick genommen und gefördert. Hier bietet sich die enge Vernetzung mit dem Lernfeld 4.2 Lernen lernen an.

2.5 Verlauf der Unterrichtssequenz

Im Folgenden wird der genaue **Ablauf der gesamten Unterrichtssequenz** mit den aus der Lernsituation hervorgehenden Problemstellungen, den zugehörigen Kompetenzen sowie den eingesetzten Methoden und Lernprodukten dargestellt.

2.5.1 Analysieren

Die Lernsituation wird den Auszubildenden zunächst präsentiert, später erhalten sie den Text zusammen mit unterstützenden Materialien, z. B. Lernlandkarte, Kompetenzraster, für ihre Unterlagen. Die Lernsituation begleitet sie während der gesamten folgenden Arbeitsphasen, erlaubt dabei immer wieder den Bezug der Teilaspekte auf den vorliegenden Konflikt und bietet damit Orientierung auf dem Weg zur Problemlösung.

Die erste Wahrnehmung lenkt den Blick auf ein in erster Linie soziales Schlüsselproblem (KLAFKI) des Pflegealltags, nämlich die Unzufriedenheit einer pflegebedürftigen Bewohnerin mit der vermutlich fachlich korrekten Morgenwäsche einer jungen Altenpflegerin. Der eigentliche Konflikt besteht nicht auf der Ebene der Pflegehandlung selbst, sondern vielmehr im Spannungsfeld der Ich-Du-Beziehung der Pflegeperson zur Bewohnerin. Hier treffen unterschiedliche Erwartungen, Wünsche und Intentionen aufeinander, die es bei einem Kompromiss in Balance zu bringen gilt.

Entsprechend ist zunächst zu ergründen, welche inneren und äußeren Widerstände auf die Handlung einwirken. Erst mit dem Bewusstmachen solcher Handlungsbarrieren erschließt sich die Chance, angemessen mit ihnen umzugehen, Handlungsspielräume zu nutzen und eine insgesamt positive Perspektive auf die Gesamtsituation zu entwickeln.

Dabei sind unterschiedliche **Blickwinkel** auf den Konflikt einzunehmen:

Pflegeperson	• persönliche Unsicherheit, evtl. sogar Ekel im Umgang mit dem Körper des alten Menschen • Zeitmangel • Intention fachlich korrekter „Lehrbuch-Pflege"
Bewohnerin	• Wunsch nach Zuwendung • Problem, sich auf neue Pflegepersonen einzustellen • individuelle Bedeutung der Körperpflege • Wahrnehmung körperlicher Einschränkungen • Recht auf Selbstbestimmung

Als mögliche weitere Perspektiven lassen sich die Sicht von Mitbewohnern, Angehörigen und schließlich auch der Heimleitung (betriebswirtschaftliche Perspektive) in die Erarbeitung mit einbeziehen.

Methodisch ist diese **Erarbeitungsphase** zunächst stark **selbstreflexiv** ausgelegt. Mit der Darstellung der Beziehungsebene als **körperliches Standbild** durch die Auszubildenden wird der Zugang zu unbewussten Einstellungen und Gefühlen, eben „Haltungen", möglich. Die Standbilder können danach fotografiert und auf der Metaebene reflektiert werden. Ergänzend kann jeder Standbild-Darsteller in seiner aktuellen Haltung einen Satz formulieren, der seine Gefühls- und Beziehungsebene auch verbal ausdrückt.

Im Folgenden sind diese Perspektiven, noch unter den Eindrücken der Selbstwahrnehmung, zu verschriftlichen

ANALYSIEREN				
Kompetenzen zum Aufbau selbstgesteuerten Lernens	Handlungsschritte und deren Inhalte	Hinweise zu Lernaufgaben	Vernetzung	Stundenansatz
Sich motivieren: Die Auszubildenden erkennen innere und äußere Widerstände in Handlungssituationen, um Strategien zum angemessenen Umgang mit ihnen zu entwickeln.	Perspektiven der beteiligten Personen: Bedeutung der morgendlichen Körperwäsche für • Pflegerin • Bewohnerin • Heimleitung • Angehörige • … Umgang mit inneren und äußeren Widerständen	Die Auszubildenden stellen die gefühlsbesetzte Pflegesituation als **Standbild** dar (Bewohnerin – Pflegeperson).		1–2
		Die Auszubildenden stellen mithilfe von **Mindmaps** (Plakaten) unterschiedliche Perspektiven (Interessen, Einstellungen, Einflussfaktoren) auf die morgendliche Körperwaschung dar.	Rechtslehre: Selbstbestimmungsrecht des Bewohners	1–2
		Die Auszubildenden stellen eine Sammlung von (persönlich) wirksamen Strategien beim Auftreten von Widerständen zusammen.		2

Tab. 2.1: Analysieren der Lernsituation „Nur eine Katzenwäsche für Frau Grohe?"

und durch weitere mögliche Perspektiven zu ergänzen. Damit entsteht ein umfassendes Bild des Konflikts mit sämtlichen Nebenschauplätzen. Zudem deuten sich bereits über die eigentliche Handlungssituation hinausgehende angrenzende Themenfelder an, die es zu berücksichtigen gilt. Die Darstellung in Form einer großen **Mindmap** (> Kap. 9.2.2) kann, im Unterrichtsraum aufgehängt, den weiteren Unterrichtsgang begleiten.

In einer abschließenden Reflexion sind persönliche Erfahrungen im Umgang mit Widerständen zu sammeln und zu bewerten. Dazu sollten bewusst Gesprächs- und Austauschangebote in Kleingruppen in den Unterricht eingeplant werden. Denn noch immer besteht bei Pflegenden die Sorge, dass persönliche Äußerungen zu beruflichen Be- und Überlastungen sowie Abwehrhaltungen in Pflegeberufen als unangemessen gewertet werden. Es bietet sich an, dass sich die Auszubildenden im Rahmen der **Portfolio-Arbeit** (> Kap. 1.6) kontinuierlich mit dieser Thematik auseinandersetzen. Ergänzend können Fachtexte zum Thema „Umgang mit beruflichen Belastungen in der Pflege" die Erarbeitung versachlichen und vertiefen.

2.5.2 Planen und Entscheiden

In dieser relativ kurzen, dafür aber umso wichtigeren Unterrichtsphase werden die Weichen für die nachfolgende Erarbeitung gestellt.

Ausgehend von den unterschiedlichen Perspektiven hinsichtlich der Konfliktsituation wird nach möglichen Lösungsansätzen gefragt. Dabei sind zunächst vorhandene **Handlungsressourcen** und die aus der Situation entstehenden **Handlungsanforderungen** gegenüberzustellen. Eine solche **Kraftfeldanalyse** wirkt der Neigung, sich resignierend auf äußere Begrenzungen in konfliktträchtigen Situationen zurückzuziehen, ebenso entgegen, wie der Vorstellung, der Umgang mit solchen Herausforderungen im Pflegealltag hinge einzig vom Wollen der Pflegeperson ab. Es geht immer um die Entwicklung von im Pflegealltag anschlussfähigen und vor allem machbaren Handlungsstrategien unter Wahrnehmung bestehender Handlungs- und Gestaltungsspielräume.

Im Anschluss an diese Übersicht von unter Umständen auch widersprüchlichen Handlungsanforderungen ist zu identifizieren, in welcher Weise Pflegende die vorliegende Situation aktiv beeinflussen und gestalten können und welche Kenntnisse und Fähigkeiten hierfür notwendigerweise zu erwerben sind.

In einer Phase des Kooperativen Lernens mithilfe der **Placemat-Methode** (> Kap. 9.2.6) sammeln die Auszubildenden zunächst in Einzelarbeit Handlungsoptionen. Aus den Einzelergebnissen identifizieren die Gruppenmitglieder im Austausch zentrale Handlungsbereiche, die aus ihrer Sicht zur Lösung der Ausgangssituation beitragen könnten, und notieren sie in der Mitte des Plakats. Dieses Verfahren ermöglicht es, bereits vorhandene Vorkenntnisse und Erfahrungen der Lernenden zu würdigen und konstruktiv in den weiteren Lernprozess einfließen zu lassen.

Die aufgehängten Plakate machen das unter Umständen breite Spektrum von Ideen sichtbar. Oftmals kann in der zur Verfügung stehenden Unterrichtszeit nicht auf alle Themen gleichermaßen eingegangen werden. Entsprechend ist gemeinsam mit den Auszubildenden eine **begründete Auswahl** zu treffen. Dabei signalisieren Ergebnisdopplungen bereits ein besonderes Interesse der Lernenden an einer Thematik. Gegebenenfalls kann eine Priorität der Themen durch eine Punktabfrage (**Metaplan-Methode** > Kap. 9.5.4) dargestellt werden.

Alternativ zu diesem Vorgehen kann mit einem **dynamischen Fragen- und Themenspeicher** gearbeitet

PLANEN UND ENTSCHEIDEN				
Kompetenzen zum Aufbau selbstgesteuerten Lernens	Handlungsschritte und deren Inhalte	Hinweise zu Lernaufgaben	Vernetzung	Stundenansatz
Sich motivieren: Die Auszubildenden setzen sich realistische und selbstmotivierte Ziele für ihre Arbeit, um Erfolge erkennbar zu machen und eine positive Arbeitshaltung zu entwickeln.	**Ressourcen und Grenzen des Handelns** • Rahmenbedingungen • Gestaltungsräume Handlungsoptionen/Themen im Gesamtkontext **Konkreter Handlungsauftrag:** Bereiten Sie ein Beratungsgespräch vor, in dem Sie gemeinsam mit der Bewohnerin auf die Sicherstellung der Körperpflege hinwirken.	Die Auszubildenden erstellen eine Kraftfeldanalyse. Die Auszubildenden stellen mithilfe der Placemat-Methode mögliche Lösungsansätze dar, identifizieren angrenzende Themenfelder und treffen eine Auswahl. Lehrer erstellt eine Lernlandkarte und ein Kompetenzraster sowie Lernaufgaben zu den einzelnen Themen.		1 2

Tab. 2.2: Planen und Entscheiden bei der Lernsituation „Nur eine Katzenwäsche für Frau Grohe?"

werden. Dabei werden die Ideen und Fragen in der Einzelarbeit auf Karten notiert, an einer Pinnwand dargestellt und ggf. thematisch geclustert. Im Laufe der weiteren Erarbeitung können dann bereits beantwortete Fragen/bearbeitete Themen in eine Rubrik „geklärt/bearbeitet" umgehängt und neu aufkommende Fragen zur Bearbeitung hinzugenommen werden. Dieses Vorgehen erlaubt einen sehr dynamischen Unterrichtsgang mit viel Initiative der Lernenden, wobei der Arbeitsfortschritt deutlich sichtbar wird.

Am Ende dieser Unterrichtsphase werden ein konkreter und damit für die weitere Erarbeitung für alle Lehrer und Auszubildenden **verbindlicher Handlungsauftrag** (➤ Tab. 2.2) formuliert sowie eine Entscheidung über das methodische Vorgehen getroffen. Als **Handlungsziel** wird entsprechend der Konfliktsituation eine umfassende Beratung der Bewohnerin vereinbart, an deren Ende ein mit guten Argumenten begründetes und den Bedürfnissen der Bewohnerin gerecht werdendes Pflegehandeln steht.

Es ist davon auszugehen, dass den Auszubildenden im ersten Ausbildungsjahr die gänzlich selbstständige Erarbeitung der Themen- und Handlungsbereiche aufgrund ihrer Lernvoraussetzungen noch nicht möglich ist. Entsprechend werden die einzelnen Abschnitte der Ausführungsphase von der Lehrperson vorstrukturiert und in überschaubare Lernaufgaben gegliedert. Diese Vorgehensweise ist den Lernenden transparent zu machen und im Einzelfall, basierend auf den Lern- und Arbeitsbedürfnissen, der Auszubildenden zu variieren.

Für die Weiterarbeit entwirft die Lehrkraft unter Einbezug der Ergebnisse dieser Planungsphase eine **Lernlandkarte** (➤ Abb. 2.1) sowie ein dem Lehrplan entsprechendes **Kompetenzraster** (➤ S. 28), das den Erwartungshorizont für die Auszubildenden aufzeigt. Diese Aufgabe liegt aufgrund des im Wissensvorsprung begründeten, fachlichen Überblicks sinnvollerweise in der Hand des Lehrers und kann nicht an die sich in der Themenlandschaft erst noch orientierenden Lernenden delegiert werden.

2.5.3 Ausführen

In dieser Unterrichtsphase geht es um die **Erarbeitung der Fachanteile** zur Bewältigung der Lernsituation. Dabei wechseln sich bewusst individuelle Erarbeitungsphasen mit kooperativen Lernformen ab, in denen das Gelernte vertieft und kontrolliert wird.

Die Lerngruppen („Pflegeteams") werden z. B. zufällig durch zerschnittene Bilder mit Berührungsszenen gebildet (**Gruppenpuzzle,** ➤ Kap. 9.3.2). Die Lernenden zie-

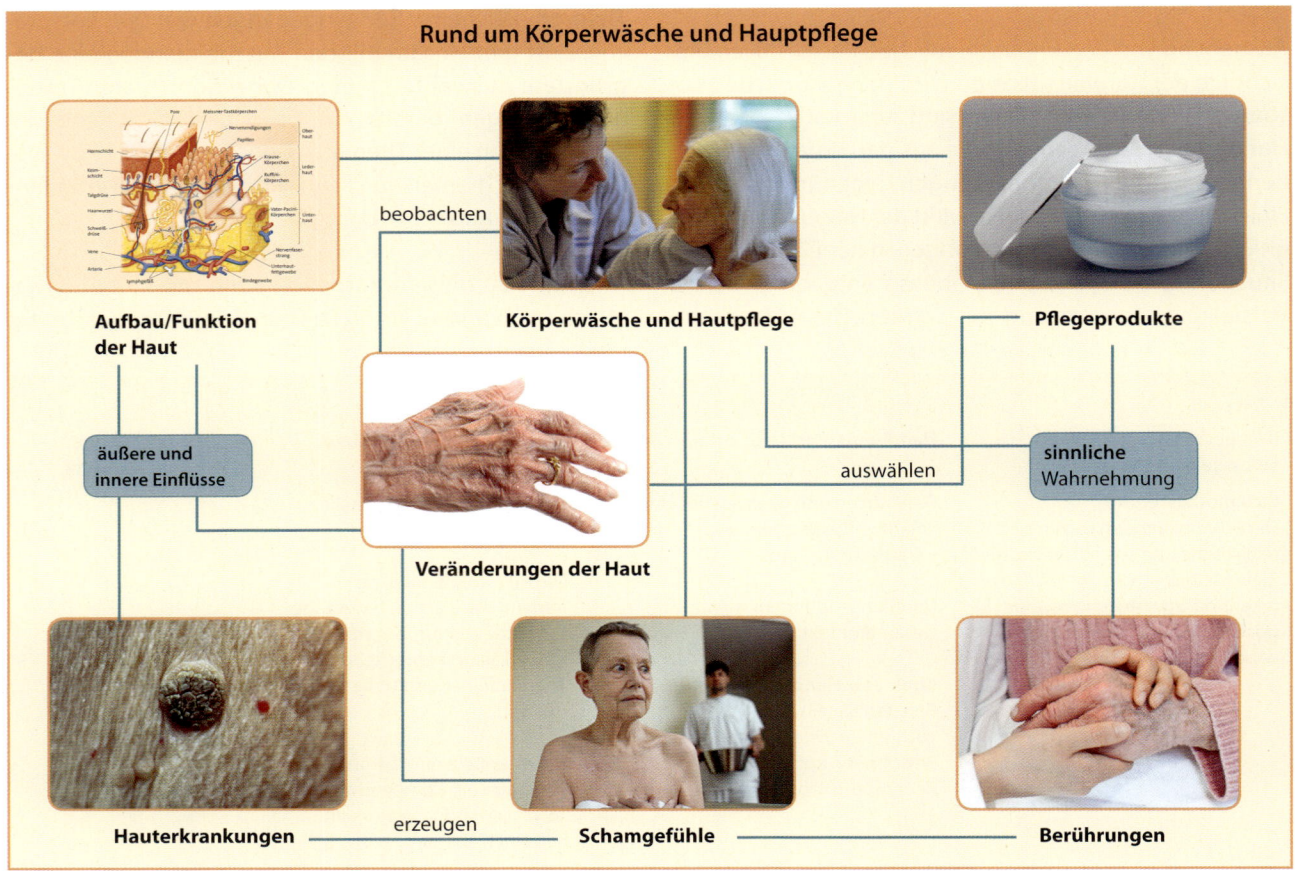

Abb. 2.1: Beispiel einer Lernlandkarte „Rund um Körperwäsche und Hautpflege"

hen jeweils ein Bildfragment und suchen dann die Mitschüler mit den passenden Puzzleteilen, um das Bild zu vervollständigen. Der folgende kurze Austausch über den Bildinhalt dient dem Zusammenfinden der Gruppenmitglieder und bereitet gleichzeitig den folgenden ersten Arbeitsschritt inhaltlich vor.

Die Gruppenarbeiten sollten, wenn möglich, weitgehend von den Lernenden selbst organisiert werden. Gleiches gilt für die Aufgabenverteilung in den Gruppen. Dazu müssen je nach Vorerfahrung der Lerngruppe gewisse Strukturen vorgegeben werden, z. B. indem jede inhaltliche Teilphase dieser Sequenz separat eingeleitet und abgeschlossen wird.

Das am Ende eingesetzte **Gruppenkarussell** (▶ Kap. 9.3.3) stellt eine Mischung aus dem **Gruppenpuzzle** (▶ Kap. 9.3.2) und der **Kugellager-Methode** (▶ Kap. 9.2.4) dar. Hierbei wechseln, mit Ausnahme von zwei Auszubildenden, die zur Präsentation bei „ihrem" Arbeitsergebnis bleiben, die Lernenden innerhalb der Gruppen.

Durch ein Zulosen der Rolle des Präsentierenden werden alle Auszubildenden in die Verantwortung genommen: Jeder muss damit rechnen, die Gruppenergebnisse fachlich kompetent vorstellen zu müssen.

Der „Großwechsel" bedarf einiger Disziplin und gerade zu Anfang einiger Regieanweisungen, um die Lerngruppe zu koordinieren. Es muss klar sein, wer wechselt und auch in welche Richtung. Entsprechend sollte das Gruppenpuzzle als Arbeitsform bekannt und einigermaßen geübt sein. Gleiches gilt für die selbstkritische Kontrolle und Präsentation von Ergebnissen mit verschiedenen Medien (Plakate, Folien, Referat).

Durch diese Präsentationsmethode werden nahezu alle Auszubildenden mit relativ geringem organisatorischen Aufwand aktiviert. Die Präsentierenden üben dabei die anschauliche Begründung ihrer Ergebnisse, die Zuhörer bringen ihre eigene Sicht mit ein, wobei sie ihr Gruppenergebnis nicht direkt vor Augen haben, es also durch die Arbeit am Produkt ein Stück weit verinnerlicht haben

AUSFÜHREN				
Kompetenzen zum Aufbau selbstgesteuerten Lernens	**Handlungsschritte und deren Inhalte**	**Hinweise zu Lernaufgaben**	**Vernetzung**	**Stundenansatz**
Sich informieren: Die Auszubildenden erschließen sich selbstständig Informationen aus diverser Fachliteratur, um sie mithilfe von Notizen und Übersichten für die Weiterarbeit geeignet aufzubereiten.	**Gruppenfindung**	Austausch zu Bildern mit „Berührungsszenen"	Teamarbeit (LF 4.1)	1
	Berührung in der Pflege • Berührungsqualitäten • Berührung in verschiedenen Kulturen und Lebensabschnitten • Nähe und Distanz • Schutzzonen des Menschen	Die Auszubildenden nutzen Einsichten aus Selbsterfahrungsübungen und erarbeiten einen Fachartikel zum Thema „Berührungen und Nähe im Rahmen der Körperpflege".	Kultursensible Pflege/Ethik in der Pflege (LF 1.1, 2.1)	4
Mit der Zeit umgehen: Die Auszubildenden erstellen einen Zeitplan für die Bearbeitung der Aufgaben in einer Freiarbeitsphase.	**Haut und Hautveränderungen** • Aufbau und Funktion der Haut • Alters- und krankheitsbedingte Hautveränderungen	Freiarbeit mithilfe individueller Arbeitspläne: Modelle, Lehrbuch, (Selbst-)Versuche zur Haut, Austausch und Kontrolle der Arbeitsergebnisse in Kleingruppen, Übungen zur Selbstkontrolle	Biografiearbeit in der Pflege (LF 1.1)	10
In Gruppen arbeiten: Die Auszubildenden erarbeiten unter Beachtung von Gruppenregeln zeitlich begrenzte Arbeitsaufträge in Kleingruppen. Sie verteilen anstehende Aufgaben sinnvoll in der Gruppe.	**Produkte zur Körperpflege** • Eigenschaften • Verwendung • Bewertung	Die Auszubildenden erstellen mithilfe von Fachinformationen und Selbstversuchen Steckbriefe zu Pflegeprodukten.		2
	Pflegeplanung • Einflüsse bei der Körperwaschung • Handlungsschritte • Anleitung zur Selbstpflege • Formen der Waschung	Die Auszubildenden erarbeiten eine Übersicht zur Durchführung einer Körperwaschung (ggf. mithilfe fertiger Textbausteine) und stellen eine kurze Pflegeplanung zur morgendlichen Körperpflege der Bewohnerin dar.		5
Informationen darstellen und aufbereiten: Die Auszubildenden strukturieren Informationen übersichtlich und stellen sie auf geeignete Weise dar.	**Selbstlernkontrolle (Teilsicherung)**	Die Auszubildenden stellen ihre Arbeitsergebnisse in geeigneter Weise an einer Wandzeitung dar und präsentieren sie im Gruppenkarussell.	Pflegeplanung/ Pflegeprozess (LF 1.2)	2
		Die Auszubildenden überprüfen ihren Lernfortschritt mithilfe von → Sortieraufgabe, → Strukturlegen und kontrollieren ihre Ergebnisse im Partnergespräch.	Basale Stimulation® (LF 1.3)	2

Tab. 2.3: Ausführen der Lernsituation „Nur eine Katzenwäsche für Frau Grohe?"

müssen. Wieder erfolgt, diesmal über die Gruppengrenzen hinweg, ein Austausch von Meinungen, Anregungen und vielleicht auch Kritik, was zur Vertiefung, Ergänzung und Korrektur der Ergebnisse beiträgt.

Eine sachliche Kontrolle durch den Lehrer kann hier guten Gewissens entfallen. Durch die zahlreichen Besprechungs- und Reflexionsmöglichkeiten kontrollieren und verbessern sich die Lernenden selbsttätig und viel effektiver. Zudem gibt es keinen einzig richtigen Weg in dieser Pflegesituation, wenn man einige grundsätzliche Dinge beachtet. Ziel ist es, Handlungsmöglichkeiten zu entwickeln, abzuwägen sowie fallbezogene Entscheidungen zu treffen und zu verantworten.

2.5.4 Präsentieren

Entsprechend dem zuvor festgelegten Handlungsziel, die Bewohnerin hinsichtlich der Körperpflege zu informieren und ein ihrer Situation entsprechendes, angemessenes Vorgehen zu vereinbaren, bietet sich als praxisnahe Präsentationsform ein **Rollenspiel** an.

Das zuvor erarbeitete Fachwissen wird in der Rolle des Pflegers in konkretes Handeln umgesetzt. Dabei können eigene Verhaltensweisen bewusst erlebt und neue Wege im Umgang mit Konflikten quasi „gefahrlos" ausprobiert und anschließend auf ihre Wirkung hin reflektiert werden. Darüber hinaus wird bei dem Mitspieler erneut das Übernehmen der Perspektive der Bewohnerin herausgefordert.

Die übrigen Mitschüler übernehmen die Rolle von Beobachtern, wobei hierfür ein möglichst präziser Beobachtungsauftrag formuliert werden sollte.

Da die Rahmenhandlung vorgegeben ist, finden sich die Lernenden schnell in ihre jeweilige Rolle ein. Zusätzliche Rollenkarten mit Handlungsanweisungen für die Rolle der Bewohnerin können die Situation und damit den Schwierigkeitsgrad der Beratungsaufgabe variieren. Nachdem die Rollen verteilt sind, erhalten die Auszubildenden nochmals Zeit, sich in ihre Rollen einzuarbeiten. Dabei können das Vorgehen im Gespräch und mögliche Argumente in einem Vorgespräch (Kleingruppenarbeit entsprechend der zuvor eingeteilten Pflegeteams) gemeinsam erarbeitet werden.

Das Spiel selbst ist dann unbedingt ohne Unterbrechung durchzuführen. Erst am Ende werden die Spieler aus ihrer Rolle „entlassen". In der nachfolgenden Reflexion beschreiben immer zuerst die Spieler, wie sie die gespielte Situation empfunden haben. Danach sollten die Beobachter ihre Erkenntnisse und Beobachtungen beschreiben und interpretieren. Wichtig ist, dass hier stets Ich-Botschaften gegeben werden: Der Spieler „darf" den Impuls annehmen oder auch nicht.

Nach einigen Rollenspiel-Durchgängen bietet es sich abschließend an, grundsätzliche Kriterien des Vorgehens zu identifizieren und gemeinsam zu verschriftlichen.

2.5.5 Reflektieren und bewerten

Die vorliegende Konfliktsituation ist nur eines von vielen möglichen Beispielen für ein generelles Problem der (stationären) Pflege. Auf der tieferen Ebene geht es um die Vereinbarkeit von fachlich und wirtschaftlich begründeten, standardisierten Pflegehandlungen und einer dazu im Widerspruch stehenden Forderung einer individualisierten Pflege, die die Autonomie und Selbstbestimmung der Bewohner ins Zentrum der zu treffenden Entscheidungen stellt.

In einer persönlichen, alle erarbeiteten Erkenntnisse einbeziehenden Reflexion zum Nutzen und Gefahren standardisierter Pflegeabläufe werden die Auszubildenden zur vertieften Nachbereitung und zum Transfer des Gelernten angeregt. Aus der Arbeit heraus wird zugleich die Bewertung des eigenen Lernfortschritts möglich. Bei

PRÄSENTIEREN (Rollenspiel)				
Kompetenzen zum Aufbau selbstgesteuerten Lernens	**Handlungsschritte und deren Inhalte**	**Hinweise zu Lernaufgaben**	**Vernetzung**	**Stundenansatz**
Informationen präsentieren: Die Auszubildenden bringen ihre fachlichen Kenntnisse überzeugend in Gesprächen ein.	**Vorbereitung des Rollenspiels** • Regelklärung • Rollenkarten • Argumentation **Aktionsphase** • Konfliktlösung – Pflegeangebote **Nachbereitung und Reflexion** • Gefühlsebene der Spieler • Sachebene • Kriterien einer erfolgreichen Konfliktlösung	Die Auszubildenden stellen ein Konzept zur Konfliktlösung im Rollenspiel (Pflegeperson – Bewohnerin) unter Einbezug der gewonnenen Erkenntnisse dar. Plenumgespräch	(Beratungs-) Gespräche führen (LF 1.4)	2 1 2

Tab. 2.4: Präsentieren des Handlungsauftrags der Lernsituation „Nur eine Katzenwäsche für Frau Grohe?"

lernschwächeren Auszubildenden sollte an dieser Stelle unbedingt mit Leitfragen zur Reflexion unterstützt werden, um ein allzu oberflächliches „Abhandeln" der Thematik zu vermeiden.

Die Reflexion kann in Form eines Beitrags zum persönlichen Portfolio erfolgen und, wenn dies gewünscht ist, darüber hinaus auch zur Diskussion in Kleingruppen mit einer abschließenden Gesamtschau im Plenum beitragen. Das schließt den Ausblick auf weiterführende Fragestellungen und Themen ein.

Über die Zeitangaben hinaus ist ein ausreichender Zeitpuffer für eventuell eintretende Lernhindernisse, fachliche Exkurse sowie für eine abschließende Leistungsfeststellung einzuplanen.

REFLEKTIEREN UND BEWERTEN				
Kompetenzen zum Aufbau selbstgesteuerten Lernens	Handlungsschritte und deren Inhalte	Hinweise zu Lernaufgaben	Vernetzung	Stundenansatz
Sich kontrollieren Die Auszubildenden reflektieren und bewerten ihr Handeln und ihren Erkenntnisgewinn, um ihren weiteren Lernprozess zu steuern.	Bedeutung standardisierter Abläufe bei der Körperpflege	Die Auszubildenden schreiben (ggf. mithilfe von Leitfragen/Impulsen) eine Reflexion im Rahmen ihrer Portfolio-Arbeit. Diskussion der Ergebnisse in Kleingruppen, Abschluss im Plenum.	Qualitätsentwicklung in der Pflege (LF 3.2) Ethische Aspekte der Pflege (LF 1.1)	1 Std. Hausarbeit 2 Std. Ergebnissicherung

Tab. 2.5: Reflektieren und bewerten der Ergebnisse der Lernsituation „Nur eine Katzenwäsche für Frau Grohe?"

Kompetenzraster zur Lernsituation „Nur eine Katzenwäsche für Frau Grohe"

Lernsituation: Nur eine Katzenwäsche für Frau Grohe…   AP/AP (1./2. Ausbildungsjahr)

KOMPETENZRASTER ZU AUSGEWÄHLTEN KOMPETENZEN

Kernkompetenzen	Fakten nennen und beschreiben		Zusammenhänge analysieren und erläutern		Handlungen gestalten und bewerten (aktive Auseinandersetzung)	
	A1	A2	B1	B2	C1	C2
K1: Professionelle Pflegebeziehung gestalten, Schwerpunkt: „Berührung"	Ich kann eigene und fremde innere Widerstände, z. B. Scham oder Ekel, in Pflegesituationen sowie Wünsche/Bedürfnisse der beteiligten Personen benennen.	Ich kann die Bedeutung von Berührungen bei Pflegehandlungen aus unterschiedlichen Perspektiven beschreiben.	Ich kann unterschiedliche Berührungsqualitäten wahrnehmen, vergleichen und sie entsprechend der Distanz- und Berührungszonen einordnen.	Ich kann die unterschiedliche Wahrnehmung von Berührungen in Beziehung zum kulturellen und biografischen Hintergrund der Person setzen.	Ich kann in gegebenen Pflegesituationen eine angemessene Balance von Nähe und professioneller Distanz gestalten und kommunizieren.	Ich kann für einzelne Pflegebeziehungen mögliche Nähe-Distanz-Konflikte erörtern und unterschiedliche Lösungsansätze diskutieren.
K2: Die Haut beobachten und altersbedingte bzw. pathologische Veränderungen dokumentieren	Ich kann die anatomischen Bestandteile und Strukturen der Haut anhand verschiedener Abbildungen benennen/beschriften.	Ich kann den Aufbau der gesunden Haut und die Funktion ihrer Bestandteile beschreiben.	Ich kann mögliche altersbedingte und pathologische Veränderungen der Haut unterscheiden.	Ich kann die Ursachen für Hautveränderungen erläutern und mögliche Verläufe (Prognosen) darstellen.	Ich kann die gesundheitliche, persönliche und soziale Bedeutung intakter Haut umfassend erschließen und reflektieren.	Ich kann das gesellschaftliche Schönheits- und Jugendideal kritisch diskutieren und begründet Stellung nehmen.
K3: Körperpflege planen und fachgerecht, personen- und ressourcenorientiert durchführen	Ich kann Ziele der täglichen Körperpflege sowie entsprechende Maßnahmen mit den dazu benötigten Materialien nennen.	Ich kann Einflüsse nennen, die die selbstständige Körperpflege im Alter beeinträchtigen können und fallbezogen verfügbare Ressourcen beschreiben.	Ich kann Eigenschaften unterschiedlicher Produktgruppen zur Haut-/Körperpflege erläutern und deren Anwendungsgebiete begründen.	Ich kann den Ablauf einer morgendlichen Körperpflege für einen Bewohner situationsgerecht planen und begründen.	Ich kann den Nutzen und die Notwendigkeit der Körperpflege zusammenhängend und überzeugend darlegen.	Ich kann Nutzen und Nachteile einer Standardisierung von Pflegeabläufen, z. B. bei der morgendlichen Körperpflege, diskutieren und Alternativen prüfen/bewerten.
K4: Beratungs- und Informationsgespräche mit Bewohnern/Angehörigen gestalten	Ich kann wichtige Grundsätze der Gesprächsführung mit alten/kranken Menschen sowie deren Angehörigen nennen.	Ich kann die einzelnen Phasen im Gesprächsverlauf und deren jeweiligen Ziele beschreiben.	Ich kann anhand eines Modells den Ablauf von Kommunikation und die unterschiedlichen Ebenen einer Botschaft erläutern.	Ich kann die Bedeutung des aktiven Zuhörens, der Frage und des Feedbacks durch „Spiegeln" des Gehörten als Grundtechniken in der Gesprächsführung begründen.	Ich kann Kommunikationsstörungen im Beratungsgespräch erkennen und sach- und situationsgerecht entgegenwirken.	Ich kann den Gesprächsverlauf reflektieren (Metakommunikation) sowie Möglichkeiten und Grenzen der verschiedenen Techniken der Gesprächsführung erörtern.
K5: Das Konzept der Basalen Stimulation® in die Körperpflege einbeziehen	Ich kann Personengruppen und Beeinträchtigungen nennen, bei denen die Basale Stimulation® besonders angezeigt ist.	Ich kann die durch Basale Stimulation® angesprochenen Wahrnehmungen nennen und entsprechende Beispiele aus dem (Pflege-)Alltag anführen.	Ich kann die Grundannahmen und die Ziele der Basalen Stimulation® erläutern.	Ich entsprechend der Biografie und der aktuellen Bedürfnisse eines Bewohners basale Stimulationsangebote auswählen.	Ich kann eine morgendliche (anregende) Körperpflege unter Berücksichtigung der Basalen Stimulation® gestalten.	Ich kann die Wirkung Basaler Stimulation® als Möglichkeit der non-verbalen Interaktion mit dem Bewohner reflektieren und situativ bewerten.

3 Die Lernform „Lerninseln"

3.1 „Lerninseln": Zeitlich begrenzte Lernsituationen für einen kompetenzorientierten Unterricht 30
3.1.1 Kurzbeschreibung 30
3.1.2 Ausgangssituation 30
3.1.3 Ziele 30
3.1.4 Die Vorgehensweise – der Ablauf 31
3.1.5 Erfahrungen 32
3.1.6 Fazit 32

3.2 Checkliste zur Implementierung der Lerninsel-Idee im Schuljahr 33
3.2.1 Vor dem Start der Lerninsel (mind. zwei Wochen) 33
3.2.2 Durchführung 34
3.2.3 Arbeitsergebnisse sichern 34
3.2.4 Reflexion 35

3.3 Lerninsel „Apoplex" mit Arbeitsmaterialien 36
3.3.1 Der „rote Faden" zur Durchführung der Lerninsel „Apoplex" (Lehrer) 36
3.3.2 Der „rote Faden" zur Durchführung der Lerninsel „Apoplex" (Auszubildende) 37
3.3.3 Lernsituation: „Herr Hees hatte einen Schlaganfall" 38
3.3.4 Mindmap: „Herr Hees hatte einen Schlaganfall" 40
3.3.5 Kompetenzraster zu ausgewählten Kompetenzen der Lernsituation „Herr Hees hatte einen Schlaganfall" 41
3.3.6 Lernjobs: „Herr Hees hatte einen Schlaganfall" 43
3.3.7 Möglichkeiten zur Überprüfung und Benotung im Rahmen der Lerninselarbeit 49
Portfolio
Kompetenzraster
Gemeinschaftsklausur
Praxisaufgaben
3.3.8 Checklisten und Formulare 59
Inhalt/Themenüberblick zur Lerninsel
Planung der Lerninsel
Bericht zur Dokumentation der Erarbeitung einer Lerninsel
Zwischenbericht
Reflexion zur Lerninsel

Literaturverzeichnis 64

= Materialien zu diesem Kapitel befinden sich auf der CD-ROM!

3 Die Lernform „Lerninseln"

Ursula Heling, Wissen

3.1 „Lerninseln": Zeitlich begrenzte Lernsituationen für einen kompetenzorientierten Unterricht

3.1.1 Kurzbeschreibung

„Lerninseln sind eine Qualifizierungs- und Lernform inmitten der Arbeit. In Lerninseln werden reale Arbeitsaufgaben in Gruppenarbeit weitgehend selbstständig bearbeitet, wobei es sich um die gleichen Arbeitsaufgaben handelt, wie sie auch im Lerninselumfeld wahrgenommen werden. Im Unterschied zum Arbeitsumfeld steht aber mehr Zeit zur Verfügung, um die angestrebten Qualifizierungs- und Lernprozesse durchführen zu können. Die Lernprozesse zeichnen sich durch die Integration von Erfahrungslernen und intentionalem Lernen aus. Lernen wird als aktiv-konstruktiver Prozess verstanden, der das Arbeitshandeln begleitet". (Dehnbostel/Holz/Novak/Schemme (2001))

In Abgrenzung zu Dehnbostel, der Lerninseln als eine Qualifizierungs- und Lernform inmitten der Arbeit definiert, werden Lerninseln im schulischen Kontext als eine, zunächst **zeitlich begrenzte**, andere **Lernform im Schulalltag** verstanden. Sie sind also **„Zeitinseln"** im schulischen Lernalltag.

Mit dieser Lernform

- werden neue Lernkonzepte mit herkömmlichen Unterrichtsequenzen kombiniert und
- diese in den Schulalltag integriert,
- wird sich kompetenzorientiertem Arbeiten angenähert und
- den Auszubildenden Lern- und Arbeitsmethoden in der Schule angeboten, die individuelles Lernen ermöglichen und Teamarbeit fördern.

3.1.2 Ausgangssituation

Die **Ausgangssituation** ist der Unterricht in der dreijährigen Fachschule Altenpflege. Neben den angestrebten Fachkompetenzen werden weitere Kompetenzen definiert, um letztendlich **berufliche Handlungskompetenz** zu sichern. Das Berufsbild des staatlich geprüften Altenpflegers erfordert sehr viel berufliche Handlungskompetenz in einem sehr verantwortungsvollen Beruf. Dies stellt ein Altenpflegelehrerteam vor neue Herausforderungen. Vor diesem Hintergrund ist die Methode der Lerninselarbeit bereits 2004 an der Fachschule Altenpflege an der BBS Wissen entwickelt worden. Mit dieser zeitlich begrenzten Lernform gelingt es also bereits seit dem Inkrafttreten des Altenpflegegesetzes und der entsprechenden Altenpflegeausbildungs- und prüfungsverordnung, den Lernenden neue Arbeits- und Lernmethoden nahezubringen und diese mit herkömmlichen Lern- und Arbeitsphasen schulischen Lernens zu kombinieren. Diese gute, lebensnahe Lernform hat sich bewährt und wird sowohl den unterschiedlichen Lehrer- als auch Auszubildendenpersönlichkeiten gerecht. Gleichzeitig erleichtert sie es dem Lehrerteam und dem Lernenden, die vorgegebene Stofffülle einigermaßen zu bewältigen.

3.1.3 Ziele

Mit der Methode der Lerninsel gelingt es, den Auszubildenden **komplexe Lernsituationen** anzubieten, die es ihnen ermöglichen, sich die Lerninhalte sehr viel **selbstständiger** und ihrem **eigenen Lernweg** entsprechend zu erarbeiten. Insgesamt finden **acht Lerninseln** in den **drei Ausbildungsjahren** statt: jeweils drei Lerninseln im ersten und zweiten Ausbildungsjahr und zwei Lerninseln im dritten Ausbildungsjahr.

Überblick über die Lerninseln in den drei Ausbildungsjahren:

1. Ausbildungsjahr

- Vorstellung des eigenen Ausbildungsbetriebs und Reflexion der eigenen Ausbildungssituation
- Pflege einer Bewohnerin mit Diabetes mellitus
- Pflege eines Bewohners mit Demenz

2. Ausbildungsjahr

- Pflege eines Bewohners mit Apoplex (➤ Kap. 3.3)
- Pflege demenziell veränderter Senioren in der ambulanten Pflege
- Förderung der Bewegung Pflegebedürftiger

3. Ausbildungsjahr

- Pflege einer multimorbiden Bewohnerin
- Kultursensible Pflege eines alten Menschen mit Migrationshintergrund

3.1.4 Die Vorgehensweise – der Ablauf

Die Lerninselarbeit erfordert natürlich Absprachen im Team, die weitere Teamtreffen zur Folge haben und damit Zeit außerhalb der Unterrichtszeit fordern. Aber der umfassendere Lernertrag und die Freude an dieser interessanten Arbeit lohnen den Zeitaufwand. Ist außerdem eine Lerninsel gut geplant und wurde sie zeitnah im Anschluss an die Reflexionsphase nachbereitet, macht sie beim nächsten Durchlauf deutlich weniger Arbeit.

Je früher die Auszubildenden in den Prozess eingebunden werden, desto größer ist die Transparenz schulischen Arbeitens für die Lernenden und sie können mehr Eigenverantwortlichkeit und Mitverantwortung übernehmen.

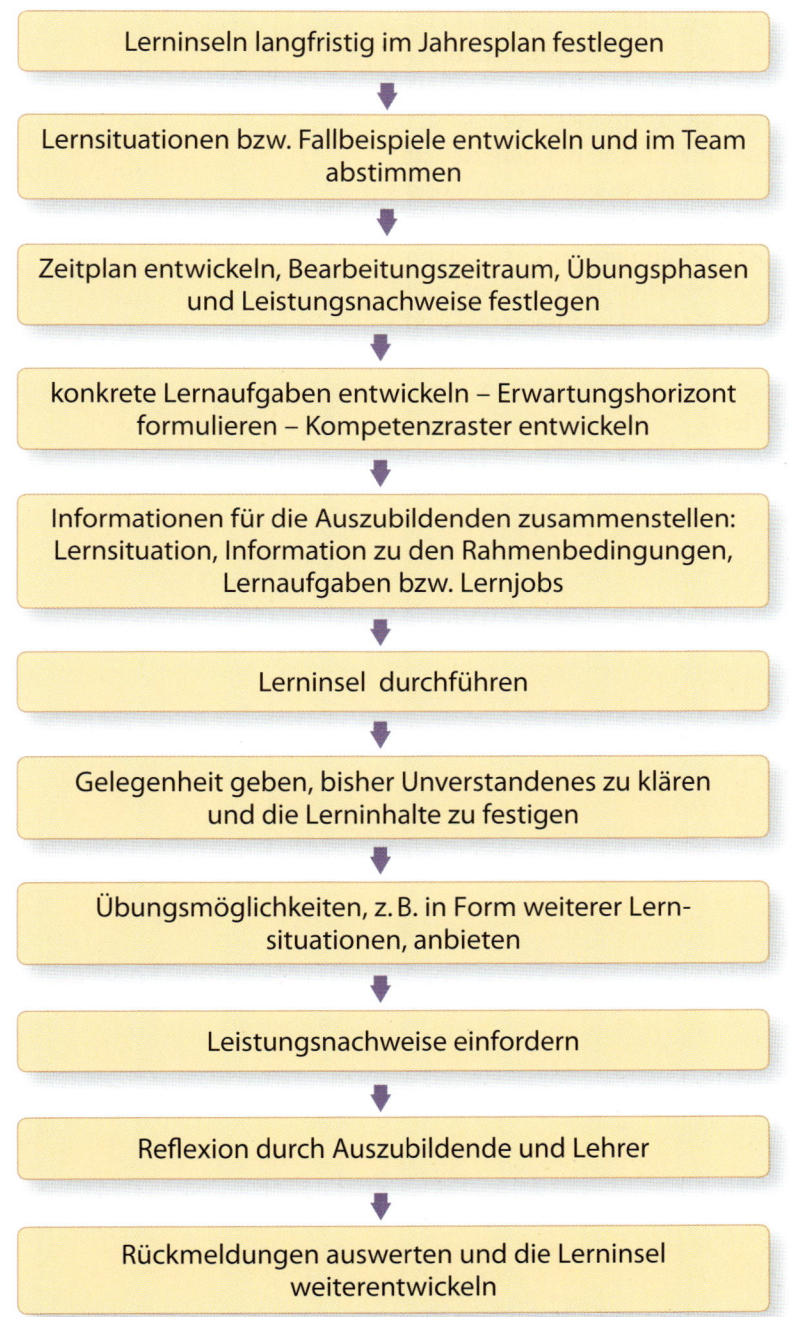

3.1.5 Erfahrungen

Erfahrungen haben gezeigt, dass einige Auszubildende zunächst Schwierigkeiten mit dem selbstorganisierten Lernen haben. Sie gewöhnen sich aber immer mehr an diese Methode und im 3. Ausbildungsjahr können sie sehr viel besser und selbstständiger arbeiten und gute Lernergebnisse erzielen. Darüber hinaus können sie ihre eigenen Lernleistungen bewerten. Es wird damit eine ausreichende Grundlage für selbstständiges, lebenslanges Lernen gelegt und die Lehrer entlassen die Auszubildenden nach den drei Ausbildungsjahren mit einem entsprechend guten Gefühl, den Auszubildenden ausreichend berufliche Handlungskompetenz vermittelt zu haben.

Wie gelungen Lerninselarbeit letztendlich umgesetzt werden kann, hängt natürlich auch von der Bereitschaft der Kollegen im Team ab, sich auf diese Unterrichts- und Arbeitsform einzulassen, aber auch dem Interesse und der Unterstützung der Schulleitung an der Entwicklung neuer Arbeits- und Unterrichtsformen. Im Sinne der Qualitätsentwicklung haben Lerninseln als Unterrichts- und Arbeitsform sicherlich eine Berechtigung, bedürfen aber natürlich der konsequenten Weiterentwicklung im Sinne einer vollständigen Handlung.

3.1.6 Fazit

Lerninseln:

- unterstützen die kompetenzorientierte Erarbeitung von Lerninhalten
- entsprechen der gewünschten Orientierung schulischer Arbeit an realen beruflichen Situationen
- regen das selbstständige Lernen und Arbeiten der Auszubildenden an
- ermöglichen die Bearbeitung komplexer, lebensnaher Lernsituationen
- ermöglichen die ganzheitliche Betrachtung komplexer Lernsituationen
- sind ein Schritt auf dem Weg der Weiterentwicklung pädagogischer Arbeit
- fordern ein Lehrerteam zur Erarbeitung und Gestaltung komplexer Lernsituationen heraus
- fördern die Zusammenarbeit im Team
- machen Spaß und sind eine kreative Herausforderung für Lehrer und Auszubildende
- …

3.2 Checkliste zur Implementierung der Lerninsel-Idee im Schuljahr

- ❒ Analyse des Lehrplans hinsichtlich geeigneter Lernsituationen. Für eine Lerninsel bieten sich komplexe Lernsituationen an, die es ermöglichen, dass jeder Fachlehrer mit Lerninhalten beteiligt ist. Das erfordert zugegebenermaßen von dem Lehrerteam etwas Fantasie und Kreativität.

- ❒ In der ersten Teamsitzung des Schuljahres die Lerninseln für alle Klassen festlegen: Termine und Themen; diese Termine und Themen verbindlich einhalten → Sicherheit für alle!

- ❒ Der Klasse das Zeitfenster mitteilen.

- ❒ Die übliche Dauer einer Lerninsel beträgt 40 bis 60 Schulstunden – in diesem Zeitraum sollten möglichst keine lerninselfremden Leistungsnachweise die Lerninselarbeit stören.

- ❒ Ein Kollege führt immer in die Lerninsel ein; dies evtl. schon bei der Stundenplangestaltung berücksichtigen!

- ❒ Ein Kollege übernimmt als „Lerninselpate" die Verantwortung für die Lerninsel: Lernsituation ins „Spiel" bringen, sammeln der Lernjobs etc. = „Wächter–Funktion".

- ❒ Thementreue ermöglicht Optimierung, aber: nicht bewährte Themen unbedingt streichen!

- ❒ Rechtzeitige Planung vor dem Start der Lerninsel, sodass der Entwurf spätestens eine Woche vor dem Start der Lerninsel erstellt ist; möglichst dafür eine Teamsitzung nutzen!

- ❒ Themengebiete, z. B. in Form einer Mindmap, darstellen → Transparenz und Vernetzung von Lerninhalten wird möglich, hilft Dopplungen zu vermeiden, zeigt Lücken auf!

- ❒ Ein Informationsblatt zur Lerninselmethode kann für die Auszubildenden hilfreich sein.

- ❒ Lernaufgaben immer schriftlich in die Klasse geben → Verbindlichkeit, Sicherheit und Transparenz.

- ❒ Der Umfang der Arbeitsaufgabe soll den jeweiligen Lehrerwochenstunden unbedingt angemessen sein.

- ❒ Arbeitsgrundlagen: Schulbuchinhalte, Filme, vorgegebene Arbeitstexte, Reader, Internetadressen, Exkursionen

- ❒ Den Auszubildenden Hilfestellung bei der Strukturierung anbieten.

3.2.1 Vor dem Start der Lerninsel (mind. zwei Wochen)

- ❒ Die konkrete Lernsituation auswählen und die Details im Team abstimmen.

- ❒ Austausch über die Arbeitsweise der Klasse während der Lerninsel: In welcher Sozialform sollen die Auszubildenden arbeiten: Einzel- oder Partnerarbeit, Gruppenarbeit – arbeitsteilig oder arbeitsgleich?

- ❒ Welche Arbeiten können die Auszubildenden besser zu Hause erledigen, z. B. Recherchieren, Texte lesen, Texte verfassen? Welche Arbeiten sollten unbedingt in der Klassen-/Kursgemeinschaft bearbeitet werden? Dies betrifft z. B. Rollenspiele oder alle Arbeiten, die Absprachen und Teamarbeit erfordern.

- ❒ Angestrebte Arbeitsergebnisse, z. B. Portfolio, Rollenspiel und Vorlagetermine festlegen.

- ❒ Überprüfungsmöglichkeiten und Notengebung festlegen.

- ❒ Jeder formuliert seine Arbeitsaufgaben: Welche Kompetenzen werden neben den Fachkompetenzen angestrebt? Das erfordert eine kreative Aufgabengestaltung. Beachten: Sinn der Lerninselarbeit ist es nicht, dass die Auszubildenden nebeneinander acht Stunden im Klassenzimmer sitzen und Texte verfassen.

- Die Lernsituation, alle ergänzenden Informationen und alle Arbeitsaufgaben sollten zwei Tage vor dem Beginn der Lerninsel bei der Lehrkraft vorliegen, die die Lerninsel im Unterricht der Klasse einführt.
- Arbeitsunterlagen kopieren und in Mappen bündeln.
- Alle Materialien zusammenstellen, die für die Erarbeitungszeit gebraucht werden, z. B. Stellwände, Moderationsmaterialien, Filme, Büchertisch, Anschauungsmaterialien, Laptops, Videokamera …

3.2.2 Durchführung

- Einführung durch den vorher benannten Kollegen, z. B. in Form
    - einer schriftlichen Lernsituation, evtl. ergänzt durch eine Dokumentationsmappe zum Pflegebedürftigen,
    - eines Filmbeitrags,
    - einer klar vorgegebenen, komplexen Problemstellung.
- Analyse der Lernsituation durch die Auszubildenden: Brainstorming, Mindmap, Erarbeitung einer Pflegeanamnese …
- Aus der Lernsituation entwickeln die Auszubildenden eigene Lernanfragen für die Fachlehrer, d. h. sie klären ihren eigenen Lernbedarf.
- Rücksprache mit den Fachlehrern und verbindliche Festlegung der Lernaufgaben, evtl. mit Kompetenzrastern arbeiten.
- Auszubildende besorgen sich eigenständig weitere Informationsmaterialien.
- Der jeweilige Fachlehrer kann seinen Unterricht entsprechend seiner eigenen Lehridee gestalten, oder
- Fortgeschrittene, d.h. lerninselerfahrene Auszubildende, organisieren die Erarbeitung weitestgehend selbstständig und der Fachlehrer steht im Wesentlichen beratend zur Verfügung: der Lehrer als Lerncoach.
- Im Unterricht sollte natürlich immer die Gelegenheit vorhanden sein, mit dem Fachlehrer ins Gespräch zu kommen (= individuelle Lernberatung), um Unverstandenes zu klären, Ergänzungen und Problematisierungen anzuregen.
- Ähnliche Lernsituationen als Übungs-/Anwendungsmöglichkeiten anbieten, z. B. auch in Form einer Hausaufgabe oder eines Praxisauftrags.
- Auszubildende, die die Mindestanforderungen vorzeitig erarbeitet haben, können entsprechend eines Kompetenzrasters weitere Zusatzaufgaben lösen, um bessere Noten zu erzielen oder die lernschwächeren Mitauszubildenden unterstützen.

3.2.3 Arbeitsergebnisse sichern

- Jeder Auszubildende sollte ein gesichertes Gesamtarbeitsergebnis vorliegen haben, z. B. in Form eines Portfolios.
- Nicht nur auf die Fachkompetenzen Wert legen, sondern auch die anderen Kompetenzdimensionen beachten.
- Anwendungsbezogene Arbeitsprodukte können sein: Informations-, Beratungs- oder Anleitungsgespräche führen, Präsentationen/Referate halten, Flyer erstellen und vorstellen können, Informationsblätter als Grundlage einer betriebsinternen Fortbildung, andere Klassenstufen informieren können, Video- oder Tonaufnahmen, Auszubildenden-Demonstrationen praktischer Tätigkeiten, …

3.2.4 Reflexion

- ❑ Eine Reflexion sollte natürlich durch Lehrkräfte und Auszubildende erfolgen, z. B. im Klassengespräch oder auch in der Einzelreflexion mithilfe eines Fragebogens.

- ❑ Fragestellungen:
    - o Was war gut und sollte beibehalten werden?
    - o Was war noch nicht so gut und sollte optimiert werden?
    - o Wie hoch ist der Lernertrag?
    - o Wie war das Lernklima?
    - o Welche Bedeutung haben die erworbenen Kompetenzen für die Ausbildung?

- ❑ Für die Lehrkräfte ein wichtiger Aspekt: Zeitbedarf für die Vorbereitung der Lerninsel und die Bewertung der Arbeitsergebnisse im Blick behalten.

- ❑ Lerninseln entsprechend weiterentwickeln

- ❑ Arbeitsergebnisse eines Auszubildendenjahrgangs können ggf. im nächsten Durchlauf als Arbeitsgrundlage eingesetzt und weiterentwickelt werden.

3.3 Lerninsel „Apoplex" mit Arbeitsmaterialien

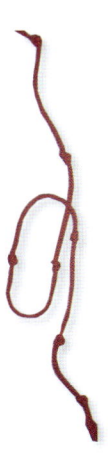

3.3.1 Der „rote Faden" zur Durchführung der Lerninsel „Apoplex" (Lehrer)

- Lernsituation analysieren, Lerninhalte und Kompetenzen entdecken, Lernsituation ggf. erweitern und den angestrebten Kompetenzen anpassen.
- Sichtung der vom Lehrerteam vorgegebenen Lernjobs, Auswahl der angestrebten Lerninhalte und Kompetenzen.
- Lern- und Arbeitsmethoden sowie die Sozialform planen.
- Lern- und Arbeitsmaterialien entsprechend auswählen bzw. anpassen.
- Unterstützung der Auszubildenden bei der Erstellung eines Advance Organizers.
- Ausgabe der Materialien an die Auszubildenden:
    - Lernjobs
    - Kompetenzraster
    - Tisch mit Informations- und Arbeitsmaterialien vorbereiten und bereitstellen.
- Unterricht = Unterstützung der Auszubildenden während der Erarbeitung:
    - Ziel sollte es sein, dass die Auszubildenden so selbstständig wie möglich nach dem Prozess der vollständigen Handlung arbeiten: Informieren, planen, durchführen, evaluieren und reflektieren.
    - Beobachtung der Lern- und Arbeitsphasen (Bewertung des Lern- und Arbeitsverhaltens → Grundlage einer fundierten Lernberatung oder auch Benotung der Arbeitsphase)
- Auszubildenden bei der Zusammenstellung der Arbeitsergebnisse in Form eines Portfolios unterstützen.

Leistungsnachweise/Benotung:

- Auszubildenden bei der Bewertung ihres eigenen Lernertrags unterstützen, z. B. mithilfe eines Kompetenzrasters.
- Klassenarbeit/Gemeinschaftsklausur erstellen und bewerten.
- Bewertung der Präsentation der Arbeitsaufgaben und eingeforderten Kompetenzen.
- Ausgabe und ggf. Bewertung des Praxisauftrags

- Reflexion der Lerninsel
    - in Kooperation mit den Auszubildenden,
    - im Lehrerteam,
    - zur Optimierung der Lerninsel.

Idealerweise kann die gesamte Lerninsel in Kooperation von Lehrern und Auszubildenden erfolgen – das erfordert von beiden Seiten bereits Erfahrung in der Lerninselarbeit, kann sehr zeitintensiv sein, entspricht aber Lernen auf höchstem Niveau!

3.3.2 Der „rote Faden" zur Durchführung der Lerninsel „Apoplex" (Auszubildende)

- Die Lernsituation „Herr Hees hatte einen Schlaganfall" lesen und analysieren: eine Pflegeanamnese erstellen, den Pflegebedarf ermitteln.
- Erstellung eines Advance Organizers: Welche Lerninhalte und Kompetenzen stecken in der Lernsituation „Herr Hees hatte einen Schlaganfall"?
- Erarbeitungsphase soll nach dem Prozess der vollständigen Handlung erfolgen: Informieren, planen, durchführen, evaluieren.
- Möglichst selbstständige Bearbeitung der abgesprochenen Lernjobs.
- Arbeitsergebnisse in einem Portfolio zusammenfassen.
- Leistungsnachweise/Benotung:
    - Auszubildende bewerten ihr eigenes Portfolio.
    - Klassenarbeit/Gemeinschaftsklausur
    - Präsentation entsprechend der Arbeitsaufgaben und eingeforderten Kompetenzen
    - Durchführung eines Praxisauftrags im Ausbildungsbetrieb.
- Reflexion der Lerninsel:
    - Auszubildende für sich
    - Auszubildende und Lehrer in Form eines Unterrichtsgesprächs

Idealerweise kann die gesamte Lerninsel in Kooperation von Lehrern und Auszubildenden erfolgen – das erfordert von beiden Seiten bereits Erfahrung in der Lerninselarbeit, kann sehr zeitintensiv sein, entspricht aber Lernen auf höchstem Niveau!

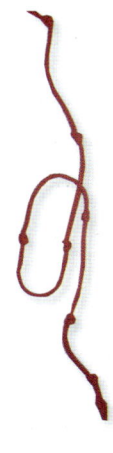

3.3.3 Lernsituation: „Herr Hees hatte einen Schlaganfall"

Der 74-jährige Herr Hees lebt mit seiner deutlich jüngeren Ehefrau in der vertrauten Wohnung. Vor einigen Wochen wurde er durch einen Schlaganfall aus seinem aktiven Rentnerleben gerissen. Nach einem vierwöchigen Reha-Aufenthalt, der sich direkt an den Krankenhausaufenthalt in einer Stroke-Unit anschloss, stellt sich sein Zustand wie folgt dar: schlaffe Hemiplegie rechts, motorische Aphasie, Einschränkung der Selbstständigkeit. Die Einstufung durch den MDK wurde noch von der Reha–Klinik beantragt.

Mittlerweile kommt zweimal täglich ein ambulanter Pflegedienst, dadurch haben Sie Herrn Hees und seine Frau kennengelernt.

Schon vor seinem Schlaganfall erlitt Herr Hees einige Angina pectoris-Anfälle (KHK), hatte häufig Bluthochdruck und erhöhte Blutfettwerte. Herr Hees nimmt zurzeit folgende Medikamente ein: 1-0-0 Pravastatin 40 mg Tbl., 0-1-0 ASS 100 mg Tbl., 1-0-0 Belok zok mite Tbl. und bei Bedarf 2 Hub Nitro (wenn RR 180/90), zur Nacht 1 Tbl. Oxacepam. Er läuft mit einer Vier-Fuß-Gehhilfe, da ihn häufig Gleichgewichtsstörungen verunsichern, für längere Strecken ist er auf einen Rollstuhl angewiesen.

Wenn Herr Hees sich unbeobachtet fühlt, setzt er trotz der Reha-Maßnahme bei seinen Tätigkeiten vorwiegend die gesunde Körperhälfte ein.

Er benötigt Hilfe beim Drehen im Bett, beim Aufstehen aus dem Bett, beim Toilettengang sowie beim Waschen (Rücken, Beine und Gesäß) und An- und Auskleiden. Da Herr Hees ein sehr stolzer Mann ist, möchte er seinen Genitalbereich unbedingt selbst waschen. Ein gepflegtes Äußeres ist ihm wichtig und er zieht aus Gewohnheit eine Nassrasur vor.

Bei der Nahrungsaufnahme benötigt er die Unterstützung seiner Frau, denn er verschluckt sich immer noch häufig und kommt aufgrund der Hemiplegie schlecht zurecht. Aus diesem Grund hält er sich mit dem Essen und Trinken sehr zurück. Herr Hees war zwar immer sehr schlank, hat aber seit dem Schlaganfall deutlich abgenommen, der aktuelle BMI liegt bei 19,3. Die schlechte Versorgung mit Flüssigkeit und seine eingeschränkte Mobilität haben eine Obstipation zur Folge.

Inkontinent ist Herr Hees nicht, allerdings erreicht er wegen der beeinträchtigten Mobilität die Toilette manchmal nicht rechtzeitig. Dies ist ihm dann ausgesprochen peinlich. Unangenehm ist es ihm auch, überhaupt Hilfe beim Toilettengang zu beanspruchen, sodass es schon mehrfach zu Situationen mit Sturzgefährdung kam.

Seine Kleidung wählt Herr Hees selbstständig aus, nur beim An- und Auskleiden benötigt er Hilfe. Wegen des erhöhten Thromboserisikos trägt er angepasste Kompressionsstrümpfe. Am betroffenen Bein muss die Pflegekraft das Anziehen (schlaffe Lähmung) übernehmen. Hierbei zeigt sich Herr Hees meist sehr ungeduldig.

Morgens ist Herr Hees sehr früh wach und möchte, da er extrem verschwitzt ist, zeitig versorgt werden. Tagsüber benötigt er immer wieder Ruhephasen zur Regeneration. Da Herr Hees ungewöhnlich viel sitzt und liegt, zeigen sich am Kreuzbein immer wieder rote Druckstellen.

Herr Hees gestaltet seinen Tagesablauf sehr diszipliniert mit Zeitung lesen, Nachrichten hören, Schreibtraining, Puzzeln und kurzen Gängen durch die Wohnung, die ihm aufgrund der Sturzangst viel Konzentration abverlangen. Kontakte, die es von ihm erfordern, das Haus zu verlassen, lehnt er ab. Deshalb geht er nicht mehr zum wöchentlichen Stammtisch, unternimmt keine Spaziergänge mehr und arbeitet auch nicht mehr im Garten. Auffällig ist darüber hinaus, dass er sich an einzelne Ereignisse aus seinem Leben überhaupt nicht mehr erinnern kann.

Die Ehefrau bemüht sich sehr um ihren Mann und unterstützt ihn, wo sie nur kann. Aber sie selbst fühlt sich trotz der Unterstützung durch den Pflegedienst überfordert, kann und will seine Pflege nicht alleine durchführen. Ihr Mann hat sich seit dem Schlaganfall auch in seinem Wesen sehr verändert: Er stellt große Forderungen an sie, ist mürrisch und ungeduldig, zeitweise sogar aggressiv, häufig depressiv. Ihr selbst fehlt auch seine Zuwendung, die sie vor dem Schlaganfall trotz der vielen Ehejahre von ihrem Mann erhielt.

Wiederholt hat er geäußert, dass sein Leben so keinen Sinn habe und er, falls er nochmals einen Apoplex erleiden sollte, keine Wiederbelebungsversuche haben möchte. Seine Frau ist durch diese Äußerungen sehr verunsichert und sorgt sich sehr um ihren Mann. Oft kann sie nachts schlecht schlafen, deshalb hat sie auch schon ab und zu eine von den Schlaftabletten ihres Mannes genommen. Tagsüber geht sie so wenig wie möglich aus dem Haus, um ihren Mann möglichst selten alleine zu lassen.

3.3.4 Mindmap: „Herr Hees hatte einen Schlaganfall"

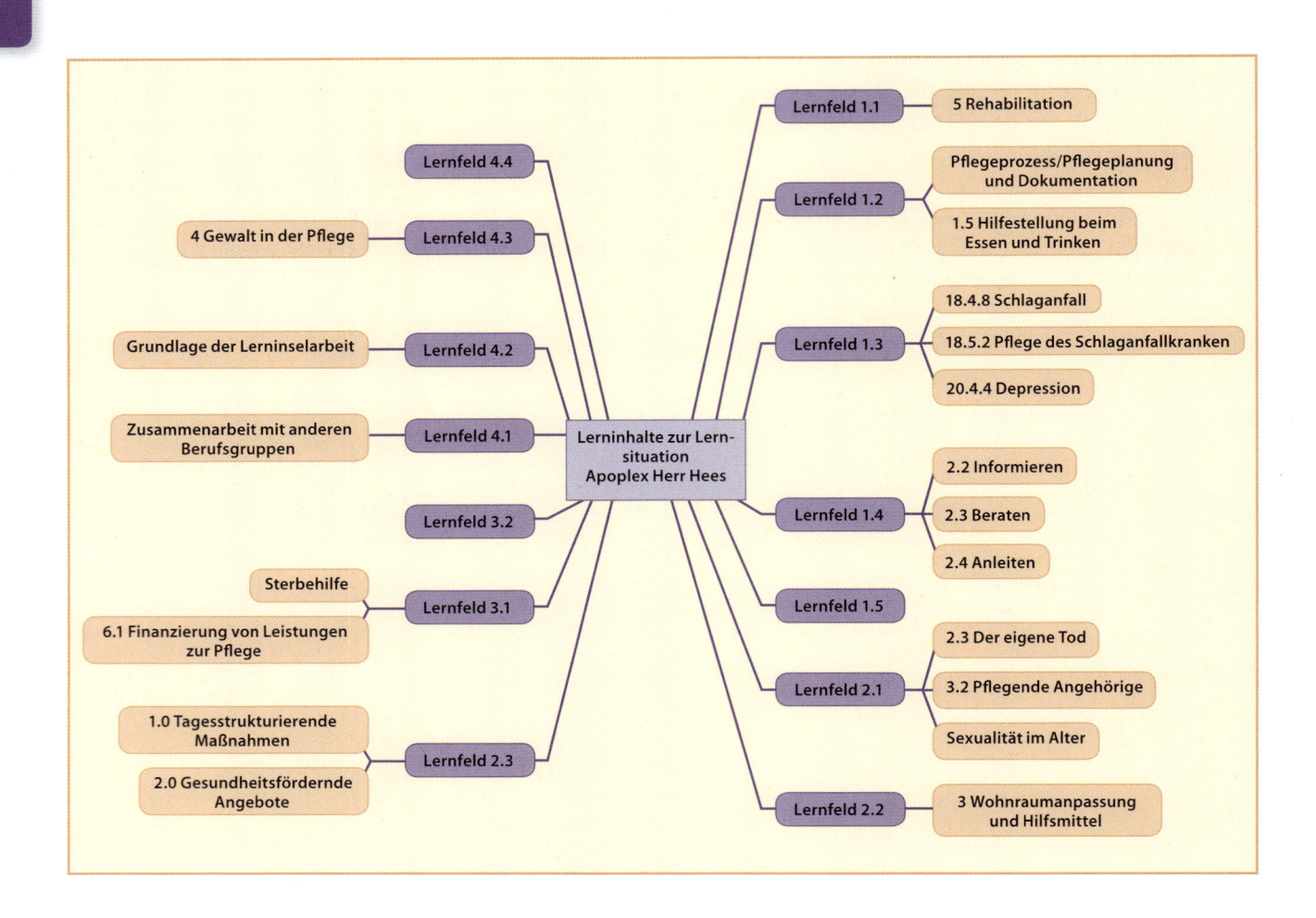

Lerninhalte zur Lernsituation Apoplex Herr Hees

- **Lernfeld 1.1**
  - 5 Rehabilitation
- **Lernfeld 1.2**
  - Pflegeprozess/Pflegeplanung und Dokumentation
  - 1.5 Hilfestellung beim Essen und Trinken
- **Lernfeld 1.3**
  - 18.4.8 Schlaganfall
  - 18.5.2 Pflege des Schlaganfallkranken
  - 20.4.4 Depression
- **Lernfeld 1.4**
  - 2.2 Informieren
  - 2.3 Beraten
  - 2.4 Anleiten
- **Lernfeld 1.5**
- **Lernfeld 2.1**
  - 2.3 Der eigene Tod
  - 3.2 Pflegende Angehörige
  - Sexualität im Alter
- **Lernfeld 2.2**
  - 3 Wohnraumanpassung und Hilfsmittel
- **Lernfeld 2.3**
  - 1.0 Tagesstrukturierende Maßnahmen
  - 2.0 Gesundheitsfördernde Angebote
- **Lernfeld 3.1**
  - Sterbehilfe
  - 6.1 Finanzierung von Leistungen zur Pflege
- **Lernfeld 3.2**
- **Lernfeld 4.1**
  - Zusammenarbeit mit anderen Berufsgruppen
- **Lernfeld 4.2**
  - Grundlage der Lerninselarbeit
- **Lernfeld 4.3**
  - 4 Gewalt in der Pflege
- **Lernfeld 4.4**

3.3.5 Kompetenzraster zu ausgewählten Kompetenzen der Lernsituation „Herr Hees hatte einen Schlaganfall"

KOMPETENZRASTER ZU AUSGEWÄHLTEN KOMPETENZEN						
	Fakten nennen und beschreiben		Zusammenhänge darstellen und analysieren		Handlungen gestalten und bewerten	
	Analysieren	Planen	Entscheiden	Ausführen	Gestalten	Bewerten
A Bearbeitung der Lerninsel	Ich kann die Lernsituation analysieren und meinen Lernbedarf benennen.	Ich kann meinen Lernbedarf planen.	Ich kann mich für konkrete Lernaufgaben entscheiden und meinen Lernweg planen.	Ich kann die ausgewählten Lernaufgaben bearbeiten.	Ich dokumentiere meinen Lernweg und meine Arbeitsergebnisse in Form eines Portfolios	Ich kann meinen Lernweg und Lernertrag reflektieren und bewerten.
B Schlaganfall	Ich kann die möglichen Ursachen, Folgen und die Therapie eines Schlaganfalls benennen und erklären.	Ich kenne pflegerische Maßnahmen und Konzepte, die nach einem Schlaganfall angewendet werden können.	Ich kann pflegerische Maßnahmen entsprechend der Pflegesituation auswählen und die Auswahl begründen	Ich kann pflegerische Maßnahmen entsprechend der Pflegesituation ausführen.	Ich kann eine Pflegeplanung entsprechend der Pflegesituation zu ausgewählten ABEDLs® erstellen.	Ich kann die fachkompetente Pflege entsprechend der Pflegesituation reflektieren, begründen und bewerten.
C Rehabilitation	Ich kann den Begriff der „geriatrischen Rehabilitation" erklären und kenne die rechtlichen Grundlagen.	Ich kann pflegerische Maßnahmen zur Unterstützung der geriatrischen Rehabilitation benennen.	Ich kann Maßnahmen zur Unterstützung der geriatrischen Rehabilitation entsprechend der Situation auswählen und einleiten.	Ich kann geeignete Maßnahmen zur Unterstützung der geriatrischen Rehabilitation anwenden.	Ich kann den Wert der Maßnahmen zur Unterstützung der geriatrischen Rehabilitation für den Pflegebedürftigen einschätzen und diese dementsprechend beantragen.	Ich kann meine berufliche Fach- und Handlungskompetenz reflektieren und bewerten.
D Bobath-Konzept	Ich informiere mich selbstständig über die Thematik im Schulbuch und nutze weitere Informationsquellen.	Ich stelle die Inhalte in einer selbst gewählten Form übersichtlich dar.	Ich kann eine Verbindung zum Krankheitsbild herstellen und die Zusammenhänge erklären.	Ich kann ausgewählte Maßnahmen des Bobath-Konzepts differenziert vorstellen und demonstrieren.	Ich kann ausgewählte Maßnahmen des Bobath-Konzepts entsprechend der pflegerischen Situation/Notwendigkeit in Kooperation mit einer ausgebildeten Fachkraft oder einem Physiotherapeuten auswählen und einleiten.	Ich kann die Bedeutung des Bobath-Konzepts hinsichtlich der Pflege eines Pflegebedürftigen nach einem Schlaganfall vorstellen.
E Hilfsmittel zur Unterstützung der Nahrungsaufnahme	Ich kann mich über Hilfsmittel zur Unterstützung der Nahrungsaufnahme informieren.	Ich kann Hilfsmittel zur Unterstützung der Nahrungsaufnahme hinsichtlich der Indikation und ihrer Wirkung vorstellen.	Ich kann Hilfsmittel zur Unterstützung der Nahrungsaufnahme entsprechend der bestehenden Einschränkung auswählen.	Ich kann den Pflegebedürftigen zum Einsatz und Gebrauch von Hilfsmitteln zur Unterstützung der Nahrungsaufnahme anleiten.	Ich kann jemanden zur Auswahl und zum fachgerechten Einsatz von Hilfsmitteln zur Unterstützung der Nahrungsaufnahme beraten.	Ich kann den Einsatz von Hilfsmitteln zur Unterstützung der Nahrungsaufnahme hinsichtlich der Förderung der Selbstständigkeit des Pflegebedürftigen bewerten.
F Dysphagie	Ich kann die Symptome einer Dysphagie benennen.	Ich kann das Auftreten einer Dysphagie erkennen.	Ich kann die möglichen Ursachen einer Dysphagie benennen.	Ich kann die Zusammenhänge bei der Entstehung einer Dysphagie erklären.	Ich kann eine Therapie zur Behandlung einer Dysphagie einleiten.	Ich kann meine berufliche Kompetenz reflektieren und bewerten.

Die Lernform „Lerninseln"

KOMPETENZRASTER ZU AUSGEWÄHLTEN KOMPETENZEN						
	Fakten nennen und beschreiben		Zusammenhänge darstellen und analysieren		Handlungen gestalten und bewerten	
	Analysieren	Planen	Entscheiden	Ausführen	Gestalten	Bewerten
G Unterstützung der Nahrungsaufnahme bei einer Dysphagie	Ich kann mich über die Maßnahmen zur Unterstützung bei der Nahrungsaufnahme informieren.	Ich kann Maßnahmen zur Unterstützung der Nahrungsaufnahme bei einer Dysphagie benennen.	Ich kann die notwendigen Maßnahmen zur Unterstützung eines Pflegebedürftigen bei Dysphagie auswählen..	Ich kann die notwendigen Maßnahmen zur Unterstützung der Nahrungsaufnahme eines Pflegebedürftigen fachgerecht durchführen und in Krisensituationen fachkompetent handeln.	Ich kann jemanden anleiten, dass er einen Pflegebedürftigen mit Dysphagie zuverlässig bei der Nahrungsaufnahme unterstützen kann.	Ich kann meine berufliche Kompetenz reflektieren und bewerten.
H Depression	Ich kann die Symptome einer Depression benennen das Auftreten einer Depression infolge eines Schlaganfalls erklären..	Ich kann erkennen, dass eine sekundäre Depression umfassende Auswirkungen auf das Leben eines Menschen hat.	Ich kann Maßnahmen zur pflegerischen Intervention bei einer sekundären Depression benennen.	Ich kann einzelne Maßnahmen der pflegerischen Intervention bei einer sekundären Depression anwenden.	Ich kenne meine Grenzen hinsichtlich der pflegerischen Interventionen im Umgang mit Pflegebedürftigen, die an einer sekundären Depression leiden.	Ich kann meine berufliche Fach- und Handlungskompetenz reflektieren und bewerten.
I Wohnraumanpassung	Ich kann Maßnahmen zur Wohnungsanpassung vorstellen.	Ich kann die Finanzierung der Maßnahmen zur Wohnungsanpassung erklären.	Ich kann die Maßnahmen zur Wohnungsanpassung den unterschiedlichen Einschränkungen nach einem Schlaganfall zuordnen.	Ich kann Maßnahmen zur Wohnungsanpassung entsprechend der Wohn- und Pflegesituation vorschlagen.	Ich kann Pflegebedürftige und ihre Angehörigen hinsichtlich der Umsetzung der Maßnahmen zur Wohnungsanpassung umfassend informieren und beraten.	Ich kann meine berufliche Fach- und Beratungskompetenz reflektieren und bewerten.
K Gewalt in der Pflege erkennen und kompetent reagieren	Ich kann mich selbstständig über die Thematik im Schulbuch informieren (Mindestanforderung!) Ich kann weitere Informationsquellen ergänzend nutzen.	Ich kann die Inhalte in einer selbst gewählten Form übersichtlich darstellen.	Ich kann berufliche Situationen beschreiben, in denen ich selbst Gewalt oder Ansätze zur Gewalt in der Pflege erlebt habe. Ich kann diese Situationen analysieren und Formen und Ursachen für die Gewalt benennen. Ich kann die Situationen reflektieren und Auswege zur gewaltfreien Lösung der Situation erkennen.		Ich kann eine Strategie/Vorgehensweise beschreiben, wenn ich Gewalt in der Pflege erlebe. Ich kann Angehörige und Kollegen über die Problematik „Gewalt in der Pflege" umfassend informieren.	Ich kann kompetent reagieren, wenn ich Gewalt in der Pflege oder Ansätze zur Gewalt in der Pflege erlebe oder davon erfahre.

Natürlich werden mit der Lernsituation mehr als die oben genannten Kompetenzen angesprochen. Hier wird eine Auswahl vorgestellt, die wahrscheinlich schon mehr als ausreichend ist, um die Schüler ca. 70 Unterrichtsstunden zu beschäftigen. Die Beschaffung von Informationsmaterialien sollte als Hausaufgabe erfolgen, die Erarbeitung im Unterricht als Einzel-, Partner- oder Gruppenarbeit. Die Bewertung der Ergebnisse kann in Form von Präsentationen, Klassenarbeiten, Praxisaufträgen oder des Portfolios erfolgen.

3.3.6 Lernjobs: „Herr Hees hatte einen Schlaganfall"

Lerninsel „Apoplex"

Lernsituation „Herr Hees hatte einen Schlaganfall"

Bereich A: Bearbeitung der Lehrinsel

Kompetenzniveau 1		Kompetenzniveau 2		Kompetenzniveau 3	
Ich kann die Lernsituation analysieren und meinen Lernbedarf benennen.	Ich kann meinen Lernbedarf planen.	Ich kann mich für konkrete Lernaufgaben entscheiden und meinen Lernweg planen.	Ich kann die ausgewählten Lernaufgaben bearbeiten.	Ich dokumentiere meinen Lernweg und meine Arbeitsergebnisse in Form eines Portfolios.	Ich kann meinen Lernweg und Lernertrag reflektieren und bewerten.

Wir stellen Ihnen heute Herrn Hees vor: Herr Hees hatte einen Schlaganfall und wird von dem Pflegedienst „Aurora" betreut. Als Mitarbeiter dieses Pflegedienstes sind Sie für seine Pflege verantwortlich.

In der nächsten Schulzeit erhalten Sie von allen Lehrkräften die Möglichkeit, sich intensiv mit der notwendigen Unterstützung von Herrn Hees zu beschäftigen.

So können Sie sich sehr intensiv mit dem Krankheitsbild Apoplex und seinen alltags- und pflegerelevanten Folgen auseinandersetzen.

Wir nennen diese ausschließliche und umfassende Beschäftigung in allen Unterrichtsstunden mit einem Krankheitsbild und seinen Folgen eine **Lerninsel**.

Sie haben die Möglichkeit, diese Lerninsel sehr selbstständig zu bearbeiten, indem Sie Ihren eigenen Lernweg gestalten und die geforderten Lernergebnisse möglichst eigenständig erarbeiten. Sie können alleine, in Partnerarbeit und in Gruppen arbeiten. Aber nutzen Sie die Lehrkräfte als Lernberater – dafür werden sie bezahlt, dafür sind sie da!

Von jedem Lehrer erhalten Sie Arbeitsaufgaben = Lernjobs, die Ihnen als Hilfestellung dienen sollen.

Die notwendigen Arbeitsmaterialien erhalten Sie teilweise von den Lehrkräften, teilweise werden Sie aber auch im Rahmen der häuslichen Arbeitszeit selbstständig für die Informationsbeschaffung zuständig sein.

Dokumentieren Sie Ihren Lernweg und den Lernertrag in Form eines Portfolios. Dieses kann zur Benotung herangezogen werden.

Im Anschluss an die Lerninsel werden darüber hinaus unterschiedliche Leistungsnachweise von Ihnen verlangt werden – sprechen Sie die Lehrkräfte darauf an, fragen Sie nach!

Die Lernform „Lerninseln"

3

Lerninsel „Apoplex"

Lernsituation „Herr Hees hatte einen Schlaganfall"

Lernmaterial/Literatur/Links

- Lernsituation
- Fachbuch

Aufgaben/Anwendungshinweise

Kompetenzniveau 1:

- Lesen und analysieren Sie die Lernsituation „Herr Hees hatte einen Schlaganfall" hinsichtlich der Themen und Kompetenzen, die Sie bei der Pflege von Herrn Hees beachten müssen. Erstellen Sie eine Übersicht in Form eines Mindmaps.
- Welchen Lernbedarf erkennen Sie für sich, d. h. welche altenpflegerischen Aufgaben können Sie noch nicht lösen?
- Tauschen Sie sich darüber in der Klasse aus.

Kompetenzniveau 2:

- Fragen Sie die Fachlehrer nach entsprechenden Lernaufgaben.
- Machen Sie sich klar, welche Leistungsnachweise von Ihnen erwartet werden.
- Planen Sie Ihren eigenen Lernweg: Was wollen Sie erarbeiten? Welche Materialien benötigen Sie? Wie beschaffen Sie die notwendigen Informationen? Wollen Sie alleine, zu zweit oder lieber in der Gruppe arbeiten? Wer kann Sie unterstützen? Wie sichern Sie, dass Sie auf dem richtigen Weg sind? Vergessen Sie auch nicht, einen Zeitplan zu erstellen!

Kompetenzniveau 3:

- Dokumentieren Sie Ihren Lernweg und den Lernertrag in Form eines Portfolios.
- Überprüfen und hinterfragen Sie Ihren Lernweg und Lernertrag für sich selbst und fordern Sie ein entsprechendes Feedback von den Mitauszubildenden, Lehrern und im Ausbildungsbetrieb.

Und nun wünschen wir Ihnen viel Freude und Erfolg! ☺ 👍

Unterstützende Lehrkraft:_____

Lerninsel „Apoplex"

Lernsituation „Herr Hees hatte einen Schlaganfall"

Bereich B: Schlaganfall

Kompetenzniveau 1		Kompetenzniveau 2		Kompetenzniveau 3	
Ich kann die möglichen Ursachen, Folgen und die Therapie eines Schlaganfalls benennen und erklären.	Ich kenne pflegerische Maßnahmen und Konzepte, die nach einem Schlaganfall angewendet werden können	Ich kann pflegerische Maßnahmen entsprechend der Pflegesituation auswählen und die Auswahl begründen.	Ich kann pflegerische Maßnahmen entsprechend der Pflegesituation ausführen.	Ich kann eine Pflegeplanung entsprechend der Pflegesituation zu ausgewählten ABEDLs® erstellen.	Ich kann die fachkompetente Pflege entsprechend der Pflegesituation reflektieren, begründen und bewerten.

Lernmaterial/Literatur/Links

- Fallbeispiel
- Fachbuch
- Schulbuch zur Pflegeplanung
- Formulare zur Pflegeplanung (handschriftlich oder als Word-Datei)
- Programm zur Erstellung einer Pflegeplanung

Aufgaben/Anwendungshinweise

Kompetenzniveau 1:

- Informieren Sie sich über die möglichen Ursachen, Folgen und die Therapie eines Schlaganfalls. Sie sollen die Zusammenhänge benennen und erklären können. Lesen und analysieren Sie die Lernsituation „Herr Hees hatte einen Schlaganfall" hinsichtlich des Pflegebedarfs. Nutzen Sie dazu das Formular für eine einfache Pflegeanamnese. Beachten Sie unbedingt die Fachsprache.
- Verschaffen Sie sich einen Überblick über pflegerische Maßnahmen und Konzepte.
- Besuchen Sie eine Stroke-Unit und eine entsprechende Reha-Einrichtung.

Kompetenzniveau 2:

- Informieren Sie sich genau über die speziellen pflegerischen Maßnahmen, die in der Situation sinnvoll angewendet werden.
- Welche pflegerischen Maßnahmen benötigt Herr Hees?
- Führen Sie einzelne pflegerische Maßnahmen praktisch durch, indem Sie in der Klasse in Kleingruppen zusammenarbeiten.

Kompetenzniveau 3:

- Schreiben Sie zu ausgewählten ABEDLs® eine Pflegeplanung für Herrn Hees.
- Die Pflegeplanung sollen Sie in der Klasse vorstellen können.

Unterstützende Lehrkraft:_____

Die Lernform „Lerninseln"

3

Lerninsel „Apoplex"

Lernsituation „Herr Hees hatte einen Schlaganfall"

Bereich D: Bobath-Konzept

Kompetenzniveau 1		Kompetenzniveau 2	Kompetenzniveau 3	
Ich informiere mich selbstständig über die Thematik im Schulbuch und nutze weitere Informationsquellen. Ich stelle die Inhalte in einer selbst gewählten Form übersichtlich dar.	Ich kann eine Verbindung zum Krankheitsbild herstellen und die Zusammenhänge erklären.	Ich kann ausgewählte Maßnahmen des Bobath-Konzepts differenziert vorstellen und demonstrieren.	Ich kann ausgewählte Maßnahmen des Bobath-Konzepts entsprechend der pflegerischen Situation/Notwendigkeit in Kooperation mit einer ausgebildeten Fachkraft oder einem Physiotherapeuten auswählen und einleiten.	Ich kann die Bedeutung des Bobath-Konzepts hinsichtlich der Pflege eines Pflegebedürftigen nach einem Schlaganfall vorstellen.

Lernmaterial/Literatur/Links

- Fachbuch
- Eigene Internetrecherche, z. B. Video bei YouTube (Lagerung von Schlaganfallpatienten in Kooperation mit der Stiftung Deutsche Schlaganfall-Hilfe)
- eigene ergänzende Informationen

Aufgaben/Anwendungshinweise

Kompetenzniveau 1:

- Nutzen Sie das Schulbuch und weitere Informationsmaterialien/-quellen.
- Erstellen Sie den geforderten Überblick und heften Sie diesen in Ihr Portfolio zur Lerninsel ein.

Kompetenzniveau 2:

- Machen Sie sich mit den verschiedenen Techniken so vertraut, z. B. indem Sie diese auf Karteikarten für die Kitteltasche schreiben, dass Sie diese nutzen können, um die Technik im Unterricht zu demonstrieren. Heften Sie ihre Hilfsmittel in Ihr Portfolio zur Lerninsel ein.
- Drehen Sie in einer Kleingruppe selbst ein Video und stellen Sie eine ausgewählte Technik vor.

Kompetenzniveau 3:

- Schreiben Sie eine ausgewählte Pflegeplanungssequenz zur Lernsituation und schlagen Sie die passenden Maßnahmen des Bobath-Konzepts vor. Heften Sie Ihr Ergebnis in Ihr Portfolio zur Lerninsel ein.

    Ergänzende Lernangebote für die praktische Ausbildung:

    o Sie können Maßnahmen des Bobath-Konzepts anwenden. Lassen Sie von Ihrem Praxisanleiter einen entsprechenden Ausbildungsnachweis/ein Durchführungsprotokoll anfertigen.

    o Sie können Kollegen oder pflegende Angehörige über die Maßnahmen und Vorteile des Bobath-Konzepts informieren, passende Maßnahmen vorschlagen und ggf. in die Pflegeplanung mit einfließen lassen.

Unterstützende Lehrkraft:_____

Lerninsel „Apoplex"

Lernsituation „Herr Hees hatte einen Schlaganfall"

Bereich E: Hilfsmittel zur Unterstützung der Nahrungsaufnahme

Kompetenzniveau 1		Kompetenzniveau 2		Kompetenzniveau 3	
Ich kann mich über Hilfsmittel zur Unterstützung der Nahrungsaufnahme informieren.	Ich kann Hilfsmittel zur Unterstützung der Nahrungsaufnahme hinsichtlich der Indikation und ihrer Wirkung vorstellen.	Ich kann Hilfsmittel zur Unterstützung der Nahrungsaufnahme entsprechend der bestehenden Einschränkung auswählen.	Ich kann den Pflegebedürftigen zum Einsatz und Gebrauch von Hilfsmitteln zur Unterstützung der Nahrungsaufnahme anleiten.	Ich kann jemanden zur Auswahl und zum fachgerechten Einsatz von Hilfsmitteln zur Unterstützung der Nahrungsaufnahme beraten.	Ich kann den Einsatz von Hilfsmitteln zur Unterstützung der Nahrungsaufnahme hinsichtlich der Förderung der Selbstständigkeit des Pflegebedürftigen bewerten.

Lernmaterial/Literatur/Links

- Fallbeispiel
- Fachbuch
- Hilfsmittelkataloge verschiedener Hersteller bzw. die entsprechenden Internetseiten
- Besuch in einem Sanitätsfachgeschäft
- Hilfsmittel zur Unterstützung der Nahrungsaufnahme

Aufgaben/Anwendungshinweise

Kompetenzniveau 1:

- Informieren Sie sich mithilfe von Katalogen, den entsprechenden Internetseiten und/oder einem Besuch in einem Sanitätsfachgeschäft über Hilfsmittel zur Unterstützung der Nahrungsaufnahme, sodass Ihnen diese hinsichtlich der Indikation und ihrer Wirkung vertraut sind und Sie sich diese vorstellen können.
- Erstellen Sie eine Collage mit ausgewählten Hilfsmitteln.

Kompetenzniveau 2:

- Sie können Hilfsmittel zur Unterstützung der Nahrungsaufnahme entsprechend unterschiedlicher Einschränkungen auswählen und den Pflegebedürftigen zum Einsatz und Gebrauch dieser Hilfsmittel anleiten.
- Leiten Sie sich in Kleingruppen gegenseitig zum Gebrauch verschiedener Hilfsmittel an.

Kompetenzniveau 3:

- Beraten Sie einen pflegebedürftigen Senior oder einen Angehörigen zur Auswahl und zum Einsatz von Hilfsmitteln zur Unterstützung der Nahrungsaufnahme. Lassen Sie einen Ausbildungsnachweis anfertigen.
- Reflektieren Sie Ihre Vorgehensweise.

Unterstützende Lehrkraft:_____

Die Lernform „Lerninseln"

3

Lerninsel „Apoplex"

Lernsituation „Herr Hees hatte einen Schlaganfall"

Bereich K: Gewalt in der Pflege erkennen und kompetent reagieren

Kompetenzniveau 1		Kompetenzniveau 2	Kompetenzniveau 3	
Ich kann mich selbstständig über die Thematik im Schulbuch informieren (Mindestanforderung!). Ich kann weitere Informationsquellen ergänzend nutzen.	Ich kann die Inhalte in einer selbst gewählten Form übersichtlich darstellen.	Ich kann berufliche Situationen beschreiben, in denen ich selbst Gewalt oder Ansätze zur Gewalt in der Pflege erlebt habe. Ich kann diese Situationen analysieren und Formen und Ursachen für die Gewalt benennen. Ich kann die Situationen reflektieren und Auswege zur gewaltfreien Lösung der Situation erkennen.	Ich kann eine Strategie/Vorgehensweise beschreiben, wenn ich Gewalt in der Pflege erlebe. Ich kann Angehörige und Kollegen über die Problematik „Gewalt in der Pflege" umfassend informieren.	Ich kann kompetent reagieren, wenn ich Gewalt in der Pflege oder Ansätze zur Gewalt in der Pflege erlebe oder davon erfahre.

Lernmaterial/Literatur/Links

- Fachbuch
- eigene Internetrecherche
- eigene ergänzende Informationen

Aufgaben/Anwendungshinweise

Kompetenzniveau 1 (Mindestanforderung):

- Nutzen Sie das Schulbuch und weitere Informationsmaterialien/-quellen.
- Erstellen Sie den geforderten Überblick und heften Sie diesen in Ihr Portfolio zur Lerninsel ein.

Kompetenzniveau 2 (Mindestanforderung):

- Schildern Sie selbst erlebte Situationen und reflektieren Sie diese. Heften Sie mindestens eine Situationsschilderung sowie deren Analyse und Reflexion in Ihr Portfolio ein.

Kompetenzniveau 3:

- Entwickeln Sie einen „roten Faden", wie Sie fachkompetent reagieren können, wenn Sie Gewalt in der Pflege erleben. Heften Sie diesen in Ihr Portfolio ein.

   Ergänzende Lernangebote für die praktische Ausbildung:

   o Sie können pflegende Angehörige oder auch Kollegen umfassend über die Problematik „Gewalt in der Pflege" informieren und für diese Problematik sensibilisieren. Lassen Sie ggf. einen entsprechenden Ausbildungsnachweis im Ausbildungsbetrieb anfertigen und heften Sie diesen in Ihr Portfolio ein. Reflektieren Sie Vorbereitung, Vorgehensweise und Ergebnis.

   o Sie können pflegende Angehörige über Entlastungsangebote informieren, um Gewalt in der Pflege vorzubeugen. Lassen Sie ggf. einen entsprechenden Ausbildungsnachweis im Ausbildungsbetrieb anfertigen und heften Sie diesen in Ihr Portfolio ein. Reflektieren Sie Vorbereitung, Vorgehensweise und Ergebnis.

Unterstützende Lehrkraft:_____

3.3.7 Möglichkeiten zur Überprüfung und Benotung im Rahmen der Lerninselarbeit

- Bewertung des Portfolios (➤ Kap. 1.6.4)
- Bewertung mithilfe des Kompetenzrasters
- Gemeinschaftsklausur
- Praxisaufgaben

Portfolio

Die Auszubildenden dokumentieren ihren Lernprozess und ihre Lernergebnisse, die sie im Rahmen der Lerninsel erlebt haben, in Form eines Portfolios. Dazu stellen sie die relevanten Unterlagen in einem Ordner zusammen und gestalten diesen individuell.

So ist es möglich, ausgewählte Abschnitte des Portfolios zu bewerten. Aussagekräftig sind z. B.:

- Von den Auszubildenden ausgewählte Abschnitte zur Darstellung bestimmter Lerninhalte. Hier können die Auszubildenden besonders gelungene oder eindrucksvolle Ergebnisse einbringen und anhand dieser selbstausgewählten Beispiele reflektieren, was sie gelernt haben, was ihnen besonders gut gelungen ist und z. B. auch welche weiteren Lernlücken sie noch erkennen.
- Von den Lehrern ausgewählte Aufgaben zur Darstellung bestimmter, oft grundlegender Lerninhalte, z. B. mit Fachbegriffen gestaltete Struktursskizzen.
- Mindmaps, die zur Veranschaulichung der fachlichen Zusammenhänge angefertigt wurden.
- Berichte von eigenen Lernerlebnissen, z. B. der Besichtigung einer Stroke-Unit oder einer Reha-Einrichtung.
- Von den Auszubildenden gestaltete Lernlandkarten.
- Selbstbewertung des Lernerfolgs mithilfe des Kompetenzrasters.
- Eine umfassende Reflexion der Lerninselarbeit aus der Sicht des Auszubildenden (Was konnte ich vorher? Wie war mein Lernweg? Welche neuen Erkenntnisse konnte ich gewinnen? Welche Bedeutung haben diese für meine berufliche Praxis? …)

Kompetenzraster

Mithilfe des Kompetenzrasters kann der Auszubildende seinen Lernerfolg einerseits selbst einschätzen und auf der anderen Seite vom Lehrer eingeschätzt werden, wenn der Auszubildende mit dem Kompetenzraster vertraut ist und dieses als Leitfaden zur Bearbeitung der Lernsituation nutzt.

In einem ersten Schritt nutzt der Auszubildende das Kompetenzraster, um seine Vorkenntnisse zur Lernsituation einzuschätzen. In einem zweiten Schritt können die Lehrkräfte gemeinsam mit den Auszubildenden abstimmen, welche Kompetenzen die Auszubildenden mindestens erreichen müssen. Erreichen Auszubildende Kompetenzen, die über diese Mindestanforderungen hinausgehen, können bessere Noten erzielt werden.

Werden Kompetenzraster in diesem Sinne genutzt, wird neben den erreichten Kompetenzen auch der individuelle Lernweg und -prozess des Auszubildenden sichtbar und kann besonders wertgeschätzt werden.

Gemeinschaftsklausur

Alle oder einige an der Lerninsel beteiligte Kollegen schließen sich zusammen und stellen gemeinsam Aufgaben zu einer umfangreicheren Klausur, die allerdings 120 bis max. 150 Minuten Gesamtarbeitszeit nicht überschreiten sollte.

Jeder Fachkollege formuliert wie gewohnt seine Aufgaben auf einem separaten Aufgabenblatt, gibt die vorgesehene Arbeitszeit vor und bewertet anschließend auch die Arbeitsergebnisse der Auszubildenden.

Die Schüler erhalten alle Aufgabenblätter zusammen und bearbeiten diese in einer von ihnen selbstgewählten Reihenfolge.

Eine solche Gemeinschaftsklausur stellt natürlich höhere Anforderungen an die aktuelle Lernleistung der Auszubildenden, entspricht aber eher der Realität, da Fachwissen nicht isoliert voneinander benötigt wird, sondern immer gleichzeitig präsent sein muss, um den Anforderungen der beruflichen Praxis zu genügen.

Darüber hinaus haben sich diese Gemeinschaftsklausuren bewährt, da sie einerseits den schulischen Alltag entstressen, da an weniger Schultagen schriftliche Leistungsnachweise eingefordert werden, und andererseits eine gute Vorübung für die zweistündigen Abschlussklausuren darstellen.

Um den Auszubildenden die Bearbeitung einer Gemeinschaftsklausur zu erleichtern, sollte sie folgende Informationen erhalten:

- Welche Kollegen sind beteiligt?
- Wie lang ist die jeweils vorgesehene Bearbeitungsdauer?
- Wie lang ist die insgesamt vorgesehene Bearbeitungsdauer?

Die Lernform „Lerninseln"

- Beschriften Sie jedes Blatt mit Ihrem Namen.
- Beachten Sie bitte die jeweils vorgeschlagene Arbeitsdauer.
- Bearbeiten Sie die Aufgaben der beteiligten Kollegen jeweils auf separaten Blättern.
- Geben Sie am Schluss alle Arbeitsblätter sowie die Arbeitsergebnisse vollständig und für die jeweiligen Kollegen sortiert ab.

> **Ein Beispiel für eine Gemeinschaftsklausur zur Lerninsel „Apoplex" und der Lernsituation „Herr Hees hatte einen Schlaganfall" finden Sie auf den folgenden Seiten.**

Lerninsel „Apoplex"

Lernsituation „Herr Hees hatte einen Schlaganfall"

Name: _____

Klasse/Kurs: _____ Datum: _____

Informationen zur Bearbeitung der Gemeinschaftsklausur

Beteiligte Kollegen:

Vorgesehene Bearbeitungsdauer: insgesamt 105 min

Allgemeine Hinweise:

- Beschriften Sie jedes Blatt mit Ihrem Namen.
- Beachten Sie bitte die jeweils vorgeschlagene Arbeitsdauer.
- Bearbeiten Sie die Aufgaben der beteiligten Kollegen jeweils auf separaten Blättern.
- Geben Sie am Schluss alle Arbeitsblätter sowie die Arbeitsergebnisse vollständig und für die jeweiligen Kollegen sortiert ab.

Die Aufgaben umfassen die folgenden Themen:

- ➢ Pathologie des Schlaganfalls (Lernfeld 1.3)
- ➢ Pflege alter Menschen planen (Lernfeld 1.2)
- ➢ Schluckstörung infolge eines Schlaganfalls (Lernfeld 1.3)
- ➢ Depression infolge eines Schlaganfalls (Lernfeld 1.3)
- ➢ Wohnraumanpassung (Lernfeld 2.2)

Die Lernform „Lerninseln"

3

Lerninsel „Apoplex"
Lernsituation „Herr Hees hatte einen Schlaganfall"

Name: _____

Klasse/Kurs: _____ Datum: _____

Teil der Gemeinschaftsklausur zur Pathologie eines Schlaganfalls

Lehrkraft:

Vorgesehene Bearbeitungsdauer: 30 min

1. Erklären Sie verschiedene Ursachen, die einen Schlaganfall verursachen können. (6 P)

2. Welche Risikofaktoren begünstigen einen Schlaganfall? (3 P)

3. Welche Anzeichen weisen auf einen Schlaganfall hin? (3 P)

4. Wie reagieren Sie richtig, wenn jemand diese Anzeichen aufweist? (2 P)

5. Erklären Sie die folgenden Begriffe im Zusammenhang mit einem Schlaganfall: (16 P)
- Hemiplegie
- Embolie
- Dysphagie
- Thrombose
- Dysarthrie
- Aphasie
- Spastik
- Neglect

Lerninsel „Apoplex"

Lernsituation „Herr Hees hatte einen Schlaganfall"

Name: _____

Klasse/Kurs: _____ Datum: _____

Teil der Gemeinschaftsklausur zur Pflegeplanung eines Schlaganfalls

Lehrkraft:

Vorgesehene Bearbeitungsdauer: 20 min

1. Formulieren Sie pflegerelevante Probleme zur Aphasie. (6 P)

2. Formulieren Sie die entsprechenden Ziele. (3 P)

3. Entwickeln Sie bzgl. der Aphasie wichtige pflegerelevante Maßnahmen. (6 P)

4. Welche Aufgaben hat in diesem Fall der Logopäde? (5 P)

Die Lernform „Lerninseln"

3

Lerninsel „Apoplex"
Lernsituation „Herr Hees hatte einen Schlaganfall"

Name: _____

Klasse/Kurs: _____   Datum: _____

Teil der Gemeinschaftsklausur zur Schluckstörung infolge eines Schlaganfalls

Lehrkraft:

Vorgesehene Bearbeitungsdauer: 20 min

Sie sollen im Rahmen einer Teambesprechung die Kolleginnen und Kollegen über die physiologischen Zusammenhänge hinsichtlich einer Schluckstörung bei einem Apoplex informieren (Symptome, Folgen/Gefahren, pflegerische Maßnahmen).

1. Erstellen Sie dazu als Merkhilfe eine entsprechende Tabelle. (15 P)

2. Welche Aufgaben hat in diesem Zusammenhang ein Logopäde? (5 P)

Lerninsel „Apoplex"

Lernsituation „Herr Hees hatte einen Schlaganfall"

Name: _____

Klasse/Kurs: _____ Datum: _____

Teil der Gemeinschaftsklausur zur Depression infolge eines Schlaganfalls

Lehrkraft:

Vorgesehene Bearbeitungsdauer: 15 min

Sie erinnern sich?

Herr Hees, 74 Jahre alt, hatte einen Apoplex erlitten. Seine Ehefrau wundert sich, warum im Arztbericht nach dem Krankenhausaufenthalt u. a. auch die Diagnose **Depressionen** auftaucht.

Erläutern Sie ihr ausführlich die Zusammenhänge zwischen einem Schlaganfall und einer Depression. (15 P)

Lerninsel „Apoplex"
Lernsituation „Herr Hees hatte einen Schlaganfall"

Name: _____

Klasse/Kurs: _____ Datum: _____

Teil der Gemeinschaftsklausur zur Wohnraumanpassung

Lehrkraft:

Vorgesehene Bearbeitungsdauer: 20 min

Infolge eines Schlaganfalls besteht häufig die Notwendigkeit, dass die Betroffenen einen Rollstuhl benutzen.

1. Erläutern Sie fünf wichtige Gesichtspunkte, die Sie als Mitarbeiter eines ambulanten Pflegedienstes in der Wohnung hinsichtlich dieser neuen Lebenssituation überprüfen müssen. (10 P)

2. Informieren Sie den Betroffenen über die grundsätzliche Finanzierung eventuell notwendiger Umbaumaßnahmen und nennen Sie die Bedingungen. (10 P)

Praxisaufgaben

Die Auszubildenden erhalten entweder vom Lehrer vorformulierte Arbeitsaufträge oder formulieren sich diese Praxisaufgaben im Rahmen der Lerninselarbeit selbst, um diese in der praktischen Ausbildung umzusetzen. So ergibt sich im Sinne der Lernortkooperation eine gute Verzahnung des Lernens in der Schule und im Ausbildungsbetrieb. Bei der Bearbeitung der Praxisaufgaben erweist sich, inwieweit die Auszubildenden in der Lage sind, die schulischen Lerninhalte in berufliche Praxis umzusetzen.

Um solche Praxisaufgaben zu bewerten, hat es sich als sinnvoll erwiesen, dass die Auszubildenden Mappen anfertigen, die

- einerseits nochmals die theoretischen Grundlagen aufgreifen,
- die Gegebenheiten der Praxissituation (Vorstellung des Pflegebedürftigen, seine Ausgangslage etc.) darstellen,
- die Durchführung der praktischen Arbeit beschreiben,
- sowohl die eigene Vorgehensweise als auch das individuelle Arbeitsergebnis reflektieren,

Ein vom Praxisanleiter ausgefüllter Ausbildungsnachweis und Fotos können die praktische Tätigkeit zusätzlich dokumentieren.

➢ **Ein Beispiel für Praxisaufgaben zur Lerninsel „Apoplex" und der Lernsituation „Herr Hees hatte einen Schlaganfall" finden Sie auf der folgenden Seite.**

Die Lernform „Lerninseln"

3

Lerninsel „Apoplex"

Lernsituation „Herr Hees hatte einen Schlaganfall"

Wählen Sie eines der folgenden Themen aus, wenn Sie eine Praxisaufgabe bearbeiten möchten:

1. Beschreiben Sie die Planung, Durchführung und Auswertung eines Selbstständigkeitstrainings am Beispiel eines ausgewählten Bewohners/Patienten, z. B. mit Hemiplegie nach Apoplex. Dokumentieren Sie diese rehabilitierende Maßnahme durch Fotos. Lassen Sie von Ihrem Praxisanleiter einen Ausbildungsnachweis anfertigen.

2. Langzeitfolgen nach einem Apoplex schränken viele Senioren in ihrem täglichen Leben sehr ein. Erarbeiten Sie an einem konkreten Fallbeispiel im Rahmen einer Pflegeplanung (zwei bis drei ausgewählte ABEDLs®) aktivierende und rehabilitierende Maßnahmen, um die Selbstständigkeit eines Bewohners zu verbessern. Führen Sie ausgewählte Maßnahmen tatsächlich durch, dokumentieren Sie diese und reflektieren Sie Ihre Pflegeplanung. Lassen Sie von Ihrem Praxisanleiter einen Ausbildungsnachweis anfertigen.

3. Zeigen Sie anhand eines Seniors die Notwendigkeit auf, eine Wohnung rollstuhlgerecht/barrierefrei zu gestalten. Zeigen Sie praktische Möglichkeiten auf und dokumentieren Sie die Notwendigkeit bzw. auch die Möglichkeiten durch Fotos. Wer kann im konkreten Fall beraten? Wie erfolgt im konkreten Fall die Finanzierung? Lassen Sie von Ihrem Praxisanleiter einen Ausbildungsnachweis anfertigen.

4. Zeigen Sie Möglichkeiten zur Verbesserung der Selbstständigkeit im Alltag eines Seniors durch den Einsatz von Hilfsmitteln auf. Schildern Sie die Vor- und Nachher-Situation und dokumentieren Sie diese durch Fotos. Wie erfolgen die Beantragung, Finanzierung und Beschaffung der Hilfsmittel? Lassen Sie von Ihrem Praxisanleiter einen Ausbildungsnachweis anfertigen.

Heften Sie den Bericht und den Ausbildungsnachweis zur ausgewählten Praxisaufgabe in Ihr Portfolio ein.

Unterstützende Lehrkraft:_____

3.3.8 Checklisten und Formulare

Inhalt/Themenüberblick zur Lerninsel:

Bearbeitungszeitraum: _____ Ausbildungsstand: _____

Lehrkraft	Inhalt	Lernfeld

Die Lernform „Lerninseln"

3

Planung der Lerninsel _____

für die ___ Arbeitswoche vom _____ bis _____

Lehrkraft oder Wochentag	meine Vorhaben – geplante Lerninhalte – meine Ziele	Lernfeld

Wichtige Fragen und mein Bedarf (Arbeitsmaterialien, Hilfe):

_____
_____
_____
_____

_____   _____
Datum   Unterschrift

3.3 Lerninsel „Apoplex" mit Arbeitsmaterialien

Bericht zur Dokumentation der Erarbeitung einer Lerninsel

Thema: _____

Datum	Ustd./Lehrkraft/ Lernfeld	Bericht zur Arbeitsaufgabe, zur eigenen Vorgehensweise sowie Hinweise auf Arbeitsformen und -materialien	Weiterführende Aufgaben, Termine …

Blatt: _____

Name: _____ Klasse: _____

Die Lernform „Lerninseln"

3

Lernbericht zur Lerninsel _____

am Ende der ___ **Arbeitswoche** (_____)

Lehrkraft oder Wochentag	bearbeitete Themen/Lernjobs/Arbeitsmaterialien das war gut – das war noch nicht so gut	Lernfeld	erledigt

Ausblick: So will ich weiterarbeiten – diese Unterstützung brauche ich noch:

_____
_____
_____
_____

_____   _____
Datum   Unterschrift

3.3 Lerninsel „Apoplex" mit Arbeitsmaterialien

Reflexion zur Lerninsel _____

Name: _____ Datum: _____

Mein eigener Lernzuwachs: Vorher konnte ich nicht, jetzt kann ich ...

| An der Arbeit hat mir gefallen, dass | nicht gefallen, dass |

Folgende Lernmaterialien habe ich eingesetzt:

| sinnvoll | weniger sinnvoll |

Das werde ich beim nächsten Mal besser machen:

Zusammenfassendes Fazit:

Tipps für die Lehrer – und was ich sonst noch sagen möchte: (s. Rückseite)

Literaturverzeichnis

Ausbildungs- und Prüfungsverordnung für den Beruf der Altenpflegerin und des Altenpflegers (AltPFLPrv) vom 26. Nov. 2002

BÜHRER, A., THRANBEREND, T.: Rehablilitative Pflege von Menschen mit Schlaganfall, 2. aktualisierte Auflage, Brake: Prodos Verlag, 2008.

DEHNBOSTEL, P., HOLZ, H., NOVAK, H., SCHEMME, D.: „Mitten im Arbeitsprozess: Lerninseln: Hintergründe, Konzeption, Praxis, Handlungsanleitung". Hg.: Bundesinstitut für Berufsbildung. Bertelsmann Verlag, Bielefeld, 2001.

Demenz-Filmratgeber für Angehörige mit dem Spielfilm „Eines Tages…": DVD-Box mit 3 DVDs und 1 CD-ROM, Düsseldorf: LVR-Zentrum für Medien und Bildung, 2010.

HOLZHÜTER, M.: Kultursensibel pflegen – Materialien für kompetenzorientierten Unterricht, Reihe Deutscher Lehrerpreis, Koblenz: Lehrerselbstverlag, 2011.

Schneider, K., WELLING, K.: Pflege und Krankheitserleben von Menschen mit Bewegungseinschränkung, Brake: Prodos Verlag, 2002.

www.methodenpool.uni-koeln.de

4 Fallbeispiele mit Aufgaben, Erwartungshorizont und Pflegeplanungen

4.1 Lernfeld 1.2:
Wahrnehmen und beobachten, Pflegeprozess, Dokumentation 66

4.2 Lernfeld 1.3:
Pflege von Menschen mit Demenz 68
Pflege bei Beeinträchtigung der Atmungsorgane 72
Pflege bei Beeinträchtigung von Herz, Kreislauf und Blut 76
Pflege bei Gefäßerkrankungen 81
Pflege bei Beeinträchtigung des Bewegungsapparates. 85
Pflege bei Beeinträchtigung des Verdauungsapparates. 88
Pflege bei Beeinträchtigung von Harntrakt und Geschlechtsorganen 91
Pflege bei Beeinträchtigung der hormonellen Steuerung 94
Pflege bei Infektionskrankheiten 97
Pflege der Haut. 100
Pflege bei Beeinträchtigung des Nervensystems 103
Pflege bei Beeinträchtigung der Sinnesorgane 107
Pflege bei Beeinträchtigung der psychischen Handlungsfähigkeit 110
Pflege bei Schmerzen. 114
Pflege Krebskranker. 117
Pflege Sterbender 121

4.3 Lernfeld 1.4:
Gespräche führen, informieren, beraten, anleiten. 124

4.4 Lernfeld 1.5:
Durchführung ärztlicher Verordnungen 126

4.5 Lernfeld 2.2:
Unterstützung bei der Schaffung eines förderlichen Wohnraums,
Wohnraumanpassung und Hilfsmittel. 129

4.6 Lernfeld 2.3:
Individuelle und Gruppenangebote. 132

4.7 Lernfeld 4.1:
Teamarbeit und Zusammenarbeit mit anderen Berufsgruppen 134

➢ **Der Erwartungshorizont und ein blanko Pflegeplanungsformular
(➢ S. 136) befinden sich auf der CD-ROM!**

4 Fallbeispiele mit Aufgaben, Erwartungshorizont und Pflegeplanungen

Klaus Fenzl, Schongau

4.1 Lernfeld 1.2: Pflege alter Menschen planen, durchführen, dokumentieren und evaluieren

Wahrnehmen und beobachten, Pflegeprozess, Dokumentation

Frau Wörner ist 83 Jahre alt. Vor einem Jahr ist ihr Mann verstorben. Bisher wohnt sie noch in der gemütlichen Drei-Zimmer-Wohnung, in der sie mit ihrem Mann fast 45 Jahre lang gelebt hat. Die Wohnung hat eine große Dachterrasse und mit den Nachbarn versteht sich Frau Wörner gut. Jede Woche treffen sie sich zum Bridge-Abend.

Frau Wörner hat einen Diabetes mellitus Typ I und leidet an einer Herzinsuffizienz. Seit einer Knie-Operation vor drei Jahren kann sie nur noch mithilfe eines Stocks gehen und auf den Treppenstufen zu ihrer Wohnung muss sie immer öfter Pausen machen. Ihr Sohn lebt mit seiner Familie weit entfernt und kann seine Mutter nicht sehr oft besuchen. Nach dem Tod ihres Mannes hat Frau Wörner auch geistig abgebaut: Sie ist vergesslicher, findet ihre Schuhe im Ofen oder ihre Brille im Kühlschrank und vergisst immer wieder die Telefonnummer ihre Sohnes.

Nun hat sie eingesehen, dass es so nicht weitergeht, und hat sich entschlossen, ins Pflegeheim umzuziehen. Zwei befreundete Frauen aus dem Ort sind vor ein paar Monaten in das lokale Pflegeheim gezogen, und Frau Wörner hat sie dort auch schon mehrfach besucht. Es gefiel ihr ganz gut.

Es ist Frau Wörners erster Tag im Heim. Für das Aufnahmegespräch ist Herr Auer, der Heimleiter, zu ihr gekommen. Nun sitzen sie bei einer Tasse Kaffee zusammen und besprechen alles Wichtige. Herr Auer erklärt ihr den Tagesablauf auf der Station, erzählt von Veranstaltungen, die regelmäßig stattfinden, und anderen Freizeitangeboten, z.B. Singstunden oder kleine Ausflüge in die Umgebung. Er fragt Frau Wörner, welche Medikamente sie einnimmt, ob sie Rituale oder Vorlieben hat, was Körperpflege und Nachtruhe angeht und andere organisatorische Dinge. Sie vereinbaren, dass sie sich in zwei Wochen nochmals treffen werden, um zu schauen, wie sich Frau Wörner eingelebt hat und ob es Fragen oder Probleme gibt.

Schon nach einer Woche spricht Herr Auer Frau Wörner nach dem Kaffeetrinken am Nachmittag an. Er hat bemerkt, dass sich Frau Wörner sehr zurückzieht, oft alleine in ihrem Zimmer sitzt und wenig mit den anderen Bewohnern unternimmt. Außerdem ist der Altenpflegerin Frau Ficht aufgefallen, dass Frau Wörner seit zwei Tagen humpelt. Frau Wörner erklärt, dass sie nicht mehr wisse, wo sie sich gestoßen habe, sie habe eine Schürfwunde am rechten Schienbein. Aber sie habe das Personal nicht mit ihrem Problem belasten wollen. Und sie sei einfach gerne alleine, sie kenne ja noch fast niemanden. Herr Auer bittet Frau Wörner, sich bei Problemen an ihn oder das Pflegepersonal zu wenden, dafür seien sie ja da. Und er erzählt von einer Kartenspiel-Gruppe, die sich jede Woche trifft, da könne sie doch mitspielen. Frau Wörner wird es sich überlegen. Auch ihre beiden Bekannten, die im Nebengebäude wohnen, können sie gerne besuchen gehen. Nach dem Gespräch dokumentiert Herr Auer alles.

Ein Vierteljahr ist vergangen. Frau Wörner hat sich besser eingelebt. Anfangs fand sie sich schlecht zurecht, fand manchmal ihr Zimmer nicht mehr wieder und blieb deshalb gerne alleine. Nun geht sie ab und zu zum Kartenspielen, auch wenn es ihr immer schwerer fällt, sich zu konzentrieren. Mittlerweile benötigt sie auch Unterstützung bei der Körperpflege und beim Ankleiden. Ab und zu ärgert sie sich, dass sie nun so viel Hilfe braucht, ist andererseits aber auch froh, nicht alleine sein zu müssen. Mit dem Pflegepersonal kommt sie gut zurecht.

Sie freut sich über Besuch von ihrem Sohn und seiner Familie. Manchmal erinnert sie sich noch wehmütig an ihre Wohnung, aber sie ist froh, dass ihre Befürchtung unbegründet war, im Pflegeheim keinen eigenen Willen mehr zu haben und keine eigenen Entscheidungen mehr treffen zu können.

Wissensfragen

1. Was ist der Unterschied zwischen Wahrnehmen und Beobachten?
2. Beschreiben Sie den Wahrnehmungsprozess.
3. Nennen Sie Beispiele für angeborene und erlernte Reaktionen auf Reize.
4. Was kann sich negativ auf die Wahrnehmungsfähigkeit auswirken?
5. Erläutern Sie Ursachen einer verzerrten Wahrnehmung.
6. Welche Bereiche sollte eine Pflegefachkraft besonders beobachten?
7. Die Beobachtung pflegebedürftiger Menschen ist der Ausgangspunkt des Pflegeprozesses. Erläutern Sie diese Aussage.
8. Wie sollte die Beobachtung dokumentiert werden?
9. Welche Aspekte sollten bei der Beobachtung in der Altenpflege berücksichtigt werden?
10. Wie berechnet man den Body-Mass-Index? Welcher BMI gilt als normal?
11. Erklären Sie den Begriff „Pflegeprozess".
12. Nennen Sie die sechs Schritte des Pflegeprozesses nach Fiechter und Meier.
13. Welche Informationsquellen kann die Pflegefachkraft für das Assessment nutzen?
14. Welche Struktur sollte ein Anamnesegespräch haben? Welche Themen sollten besprochen werden?
15. Was versteht man unter einem Assessment-Instrument? Wozu dient es?
16. Welche Punkte sind bei der Problemformulierung zu berücksichtigen?
17. Zählen Sie verschiedene Bereiche auf, aus denen Ressourcen kommen können. Durch welche Fragen lassen sich diese Ressourcen erkennen?
18. Welche Kriterien sind bei der Festlegung von Pflegezielen zu beachten?
19. Was versteht man unter „Pflegestandards"?
20. Welche Fragen sollten bei der Evaluation beantwortet werden?
21. Pflege muss dokumentiert werden. Nennen Sie die fünf wichtigsten Dokumentationsformulare.
22. Wie lange muss die Dokumentation aufbewahrt werden? Auf welcher gesetzlichen Grundlage basiert die Aufbewahrungspflicht?

Arbeitsaufgaben zum Text

23. Warum ist Frau Wörner in einem Heim besser aufgehoben?
24. Welche Befürchtungen hat Frau Wörner bezüglich einer Heimunterbringung?
25. Herr Auer führt das Aufnahmegespräch durch. Was fragt er bzw. welche Informationen bekommt Frau Wörner von ihm?
26. Welche Verhaltensänderungen treten eine Woche später bei Frau Wörner auf und worauf sind sie wahrscheinlich zurückzuführen?
27. Herr Auer dokumentiert alles. Welche rechtlichen Grundlagen zur Dokumentation gibt es?
28. Hat Frau Wörner Einsicht in ihre Unterlagen?
29. Welche Informationen werden von Herrn Auer in das Stammblatt aufgenommen?
30. Was wird im Anamnesebogen von Frau Wörner generell dokumentiert?
31. Frau Wörner lebt nun ein Vierteljahr im Pflegeheim. Welche Informationen haben Auswirkung auf die Pflegeplanung?

Weiterführende Aufgaben

32. Wie kann ein Anamnesegespräch eingeleitet werden?
33. Benennen Sie Grenzen des Pflegeprozesses.
34. Beschreiben Sie eine Pflegevisite.
35. Welche Expertenstandards kennen Sie?
36. Aus welchen drei Bereichen ist ein Standard aufgebaut? Erläutern Sie diese.
37. Welche Fragen helfen, geplante Maßnahmen genau zu beschreiben? Nehmen Sie dazu als Beispiel „Kühlung einer Schwellung".

4.2 Lernfeld 1.3: Alte Menschen personen- und situationsbedingt pflegen

Pflege von Menschen mit Demenz

Frau Dückler ist 84 Jahre alt und lebt seit zwei Jahren in einer Einrichtung für betreutes Wohnen in ihrem Heimatort. Ihre beiden Kinder wohnen zwar weiter entfernt, aber einer ihrer Enkel, Friedrich, wohnt im gleichen Ort wie seine Großmutter. Er kümmert sich regelmäßig um sie. Frau Dückler hat eine Wohnung mit eineinhalb Zimmern und einem kleinen Balkon. Auf diesem hat Friedrich einige Blumenkästen bepflanzt und ein Vogelhäuschen aufgestellt. Mittlerweile kommen die Vögel nicht nur im Winter und Frau Dückler kann sie beim Spielen und Fressen beobachten.

Nach einer Knie-Operation vor gut zwei Jahren konnte Frau Dückler die vielen Treppen zu ihrer Wohnung nicht mehr steigen. Auch fiel es ihr immer schwerer, den Haushalt allein zu versorgen, vor allem die Wäsche zu waschen und einzukaufen war nicht mehr möglich. Daher entschloss sie sich zum Umzug ins betreute Wohnen. Sie hat sich gut eingelebt und trifft sich ab und zu mit anderen Bewohnern zum Kaffee oder um ein Gesellschaftsspiel zu spielen.

In den letzten Monaten hat Frau Dückler bemerkt, dass sie vergesslicher wird. Sie weiß nicht immer, welcher Wochentag ist, vergisst, wo sie ihre Brille hingelegt oder dass sie die Kaffeemaschine angestellt hat. Sie behilft sich mit Merkzetteln und umschreibt beim Sprechen Wörter, die ihr nicht einfallen. Allerdings kann sie auch ungeduldig werden, aggressiv war sie jedoch noch nicht. Leider ist sie mittlerweile harninkontinent und auf Pants angewiesen. Auch das Ankleiden fällt ihr immer schwerer. Neulich kam Friedrich, um sie zu besuchen. Frau Dückler hatte jedoch vergessen, dass er kommen wollte. Er stand vor verschlossener Tür und fand seine Großmutter im Nebengebäude beim Osterkaffee mit anderen Bewohnern. Erst war sie überrascht über seinen Besuch, dann hat sie sich gefreut.

Da sie im Alltag immer mehr Unterstützung benötigt und zweimal gestürzt ist, ist Frau Dückler vor drei Wochen in das angeschlossene Pflegeheim umgezogen. Ihre Vergesslichkeit hat weiter zugenommen. Fotos ihrer Familie, ein großer Kalender und ein »sprechender« Wecker helfen ihr zwar, sie vergisst aber oft, das Kalenderblatt zu wechseln oder den Wecker zu bedienen. Vor einigen Tagen suchte sie verzweifelt ihre Lieblingsschuhe, Friedrich fand sie dann im Badezimmerschränkchen. Über aktuelle Themen kann man sich nur noch wenig mit Frau Dückler unterhalten. Dafür erzählt sie gern aus ihrer Kindheit und Jugend. Insgesamt ist sie lustiger geworden und kann über sich selbst und Missverständnisse, die durch ihre Vergesslichkeit entstehen, lachen. Das Telefonieren mit ihr bekannten Menschen funktioniert noch recht gut.

Im Gespräch mit der Pflegefachkraft erfährt Friedrich, dass die Demenz, von der er schon durch den Hausarzt seiner Großmutter erfahren hat, noch fortschreiten wird. Mittlerweile ist es notwendig, Frau Dückler zu den Mahlzeiten abzuholen, auch benötigt sie Unterstützung bei sämtlichen Alltagsaktivitäten. Die Medikamentengabe übernehmen die Pflegefachkräfte. Seit einigen Tagen ist der Tag-Nacht-Rhythmus von Frau Dückler verändert. Manchmal ist sie die halbe Nacht wach und läuft im Wohnbereich herum, tagsüber schläft sie dann viel. Neulich besuchte Friedrichs Schwester Sabine ihre Großmutter. Es dauerte einige Minuten, bis Frau Dückler ihre Enkelin, die sie nicht oft sieht, erkannte.

Für Friedrich und den Rest der Familie, vor allem für Frau Dücklers Kinder, ist es schwer, ihre Mutter so unselbstständig zu sehen. Aber sie wissen ihre Mutter bzw. Großmutter gut aufgehoben und freuen sich, dass sie sich im Pflegeheim wohlfühlt und dort professionell betreut wird.

Wissensfragen

1. Beschreiben Sie den groben Aufbau des Gehirns.
2. Welcher Bereich des Gehirns ist bei Demenz vorwiegend betroffen?
3. Beschreiben Sie den anatomischen Aufbau des Großhirns.
4. In welchem Hirnlappen befindet sich das Zentrum für Denkvorgänge?
5. Benennen Sie die unterschiedlichen Formen von Demenz und ordnen Sie Ursachen zu. Erstellen Sie hierfür eine übersichtliche Tabelle.
6. Welche Symptome weisen auf eine beginnende Demenzerkrankung hin?
7. Definieren Sie den Begriff „Orientierung".
8. Definieren Sie den Begriff „Persönlichkeitsstörung".
9. Beschreiben Sie die Auswirkungen der Demenz auf die Kognition (Erkennen und Wahrnehmen), unterscheiden Sie dabei die Schweregrade.
10. Beschreiben Sie den Weg zur Diagnose bei einem Verdacht auf Demenz.
11. Welche Fähigkeiten werden im Mini-Mental-Status-Test (MMST) abgefragt bzw. geprüft?
12. Welche Therapiemöglichkeit gibt es bei Demenz?
13. Welche Ursache hat die Multiinfarktdemenz?
14. Erläutern Sie die Bedeutung der Computertomografie in der Diagnostik von Demenzerkrankungen.
15. Welche Risikofaktoren der Demenz werden diskutiert?

Arbeitsaufgaben zum Text

16. Bei Frau Dücklers Einzug ins Pflegeheim sind Sie für die Pflegeanamnese zuständig. Beschreiben Sie hierfür die Entwicklung der Lebens- und Pflegesituation **vor** dem Einzug ins Pflegeheim.
17. Welche Bedeutung könnte der Umzug ins Pflegeheim für Frau Dückler haben?
18. Welche Bedeutung könnte der Umzug ins Pflegeheim für den Enkel Friedrich und die anderen Angehörigen haben?
19. Welche aktuellen Pflegeprobleme stehen bei Frau Dückler seit dem Einzug in die vollstationäre Pflegeeinrichtung im Vordergrund?
20. Formulieren Sie pflegerische Grundsätze/die pflegerischen Ziele in der Versorgung von Frau Dückler im Pflegeheim und nennen Sie Beispiele, wie diese erreicht werden können.
21. Welche potenziellen Pflegeprobleme können sich im weiteren Verlauf der Demenz bei Frau Dückler ergeben?
22. Sie haben eine Fortbildung zur Validation® besucht. Nicht alle Kolleginnen und Kollegen konnten daran teilnehmen. Berichten Sie Ihrem Team von der Fortbildung und stellen Sie die Grundsätze einer validierenden Haltung vor. Welche Voraussetzungen sollte eine Pflegefachkraft mitbringen, um validierend arbeiten zu können?
23. Der Enkel erkundigt sich bei Ihnen, ob er mit seiner Großmutter Gedächtnistraining durchführen sollte. Was antworten Sie?

Weiterführende Fragestellungen

24. Erörtern Sie die Veränderung von Intelligenz und Lernfähigkeit im Alter. Gehen Sie dabei auch auf das Intelligenzmodell von Cattell ein.
25. Viele Menschen mit Demenz verhalten sich mit fortschreitendem Krankheitsverlauf herausfordernd. Welches Verhalten zählt als „herausforderndes Verhalten"?
26. Recherchieren Sie im Internet Empfehlungen zum Umgang mit „herausforderndem Verhalten" bei Demenz.
27. Recherchieren Sie die Entwicklung der Zahl von Demenzkranken in Deutschland. Gehen Sie dabei auf die Begriffe „Prävalenz" und „Inzidenz" ein.
28. Der Pflegebedürftigkeitsbegriff in seiner geltenden Formulierung ist nicht unumstritten und wird seit Längerem kontrovers diskutiert. Wie ist Pflegebedürftigkeit derzeit im elften Sozialgesetzbuch (SGB XI) geregelt? Nennen Sie die Hauptkritikpunkte der aktuellen Fassung.
29. Am 30. Oktober 2012 trat das Pflege-Neuausrichtungs-Gesetz (PNG) in Kraft. Welche Maßnahmen zur Verbesserung der Lage Pflegebedürftiger sind dort vorgesehen?
30. Die Wohnform im Alter muss so weit wie möglich mit den Bedürfnissen des jeweiligen Menschen übereinstimmen. Eine mögliche Wohnform ist das gemeinschaftliche Wohnen mit Gleichaltrigen. Nennen Sie Vorteile dieser Wohnform.

Pflegeplanung zum Fall „Pflege von Menschen mit Demenz" – Frau Dückler

Allgemeine Hinweise zum Erwartungshorizont

Die Bedürfnisse, Probleme sowie Fähigkeiten und Ressourcen sind erfasst und stehen miteinander in Zusammenhang.

Die Ziele sind eindeutig und erreichbar formuliert, sie sind realistisch und überprüfbar.

Die Pflegemaßnahmen geben konkrete Handlungsanweisung und benennen

- was zu tun ist,
- wie es zu tun ist,
- wann die Maßnahme durchgeführt werden soll und wie oft,
- wer die Maßnahme durchführt.

ABEDL®	Bedürfnisse, Probleme und deren Ursachen und Einflussfaktoren	Fähigkeiten und Ressourcen	Ziele (zu erreichen bis …)	Maßnahmen
• Kommunizieren • Ruhen, schlafen, sich entspannen	Frau D. ist zeitlich nicht orientiert; ihr Tag-Nacht-Rhythmus ist gestört; sie schläft oft tagsüber und ist nachts wach und läuft umher.	Frau D. ist in vertrauter Umgebung örtlich und situativ orientiert; ebenso zur eigenen Person und zu anderen Personen.	Frau D. schläft nachts mehrere Std. durch; langfristiges Ziel sind 6 Std. Schlaf in der Nacht; tagsüber hält sie einen Mittagsschlaf von max. 1 Std.	• Wertschätzende Kommunikation ohne Vorwürfe oder Warum-Fragen • Informationen zum Wochentag, zur Tageszeit usw. mehrmals am Tag geben • Informationen eindeutig formulieren • Frau D. nach einer Std. Mittagsschlaf wecken und zeitl. Orientierung geben • Schlafenszeit-Ritual anbieten und einführen
• Sich pflegen	Frau D. benötigt Hilfestellung und Anleitung bei der Körperpflege, v.a. zur Reihenfolge der Tätigkeiten.	Frau D. führt unter Anleitung die Körperpflege weitgehend selbstständig durch.	Die Fähigkeit zur eigenständigen Ausführung unter Anleitung bleibt erhalten; Frau D. fühlt sich gepflegt und sauber.	• Anleitung zum strukturierten Vorgehen bei der Körperpflege • Wertschätzende Kommunikation ohne Hinweise auf Defizite • Wünsche nach individuellem Vorgehen soweit möglich berücksichtigen
• Sich pflegen • Ausscheiden	Unkontrollierte Harnausscheidung durch Harninkontinenz	Frau D. kennt und akzeptiert das Tragen von Pants schon seit Jahren; die Haut im Intimbereich ist intakt; sie akzeptiert die Intimtoilette durch eine Pflegefachkraft.	Akzeptanz der Intimtoilette durch Pflegefachkraft, Hautbeobachtung und Versorgung mit Pants bleibt erhalten	• Zweimal täglich Intimtoilette mit Wasser und Intimwaschlotion, anschließend Hautpflege mit Pflegecreme • Mehrmals täglich Kontrolle und ggf. Wechsel der Pants (ggf. genauen Rhythmus festlegen)
• Sich kleiden	Frau D. benötigt Hilfestellung und Anleitung beim An- und Auskleiden.	Frau D. kleidet sich unter Anleitung selbstständig an und aus; wählt angemessene Kleidung eigenständig aus.	Die Fähigkeit zur eigenständigen Ausführung unter Anleitung bleibt erhalten; Frau D. fühlt sich gepflegt und trägt Kleidung in der sie sich wohlfühlt	• Anleitung zum strukturierten Vorgehen beim An- und Auskleiden • Wertschätzende Kommunikation ohne Hinweise auf Defizite • Wünsche nach individuellem Vorgehen und Kleiderwahl weitestmöglich berücksichtigen
• Ruhen, schlafen, sich entspannen • Sich beschäftigen	Frau D. schläft oft tagsüber bzw. ist sehr müde und kann sich schlecht konzentrieren; sie ist wenig aktiv; nachts ist sie wach und läuft umher; Tag-Nacht-Rhythmus ist gestört.	Frau D. nimmt gerne an Gemeinschaftsaktivitäten teil, z. B. gemeinsame Mahlzeiten, und bekommt gerne Besuch von Angehörigen.	Frau D. ist tagsüber zu den Mahlzeiten wach; sie nimmt diese mit anderen Bewohnern ein und empfängt Besuche; Frau D. erhält tagsüber Beschäftigungsangebote, die an ihre Erfahrungen anknüpfen; Frau D. kann nachts das Nacht-Café besuchen.	• Frau D. zu den Mahlzeiten in den Speiseraum begleiten • Besuche ermöglichen • Biografieorientierte Beschäftigungsangebote machen und Frau D. in den Tagesablauf miteinbeziehen: leichte Hausarbeit; Blumen pflanzen usw. • Begleitung ins Nacht-Café, wenn Frau D. nicht schlafen kann

Pflegeplanung zum Fall „Pflege von Menschen mit Demenz" – Frau Dückler

ABEDL®	Bedürfnisse, Probleme und deren Ursachen und Einflussfaktoren	Fähigkeiten und Ressourcen	Ziele (zu erreichen bis ...)	Maßnahmen
• Für sichere und fördernde Umgebung sorgen	Frau D. ist schon zweimal gestürzt (Ursache unklar).	Frau D. kann sich selbstständig bewegen und ohne Hilfsmittel laufen.	Fähigkeit zur selbstständigen Bewegung bleibt erhalten; mögliche Sturzursachen sind identifiziert und wenn möglich beseitigt.	• Sturzgefahr einschätzen und dokumentieren • Expertenstandard „Sturzprophylaxe in der Pflege" bzw. dessen Umsetzung in hauseigene Vorgaben/Standards berücksichtigen • Gefahrenquellen identifizieren und beseitigen, z. B. ungeeignetes Schuhwerk austauschen • Frau D. anleiten, sich an den Haltegriffen festzuhalten
	Frau D. benötigt Unterstützung bei der Medikamentengabe.	Frau D. akzeptiert die medikamentöse Therapie und nimmt die Tabletten unter Anleitung/Aufsicht ein.	Frau D. nimmt ihre Medikamente zum angeordneten Zeitpunkt ein.	• Frau D. zur Einnahme auffordern und Einnahme beaufsichtigen und dokumentieren
• Soziale Beziehungen sichern	Die Kinder von Frau D. leben weiter entfernt; den Angehörigen fällt es schwer, die Unselbstständigkeit von Frau D. zu erleben; Verwandte, die Frau D. selten sieht, erkennt sie nicht sofort.	Frau D. bekommt gerne Besuch von Angehörigen; sie ist meist gut gelaunt; ein Enkel (Friedrich) kommt regelmäßig zu Besuch; Angehörige wissen, dass Frau D. sich im Pflegeheim wohlfühlt, sie haben Vertrauen in die professionelle Versorgung.	Regelmäßige Besuche von Angehörigen und Bekannten ermöglichen und unterstützen; Angehörige wissen über die Krankheit Demenz und die Auswirkungen Bescheid; Angehörige erhalten Unterstützung und Beratung zur Kommunikation mit Frau D.	• Pflegehandlungen und Besuchszeiten aufeinander abstimmen • Gesprächsbereitschaft gegenüber den Angehörigen signalisieren • Schriftliches Informationsmaterial aushändigen • Hinweise auf Informationen im Internet geben, z. B. Portal der Alzheimer Gesellschaft • Allg. Kommunikationsregeln für den Umgang mit demenzkranken Menschen erarbeiten und den Angehörigen zur Verfügung stellen

4 Pflege bei Beeinträchtigung der Atmungsorgane

Frau Zimmermann ist eine 82-jährige Dame, die seit drei Jahren im Pflegeheim lebt. Ihr Mann lebt ebenfalls dort. Nachdem sich seine Demenz verschlechtert hatte, musste er allerdings in den Demenzwohnbereich umziehen. Täglich besucht Frau Zimmermann ihren Mann und nimmt mit ihm die Mahlzeiten ein oder geht mit ihm spazieren. Gerne sitzen die beiden auch im Gemeinschaftsraum bei einer Tasse Kaffee. An guten Tagen kann Herr Zimmermann eine Partie »Mensch ärgere dich nicht« mitspielen.

Frau Zimmermann war noch recht rüstig und selbstständig. Trotz der Krankheit ihres Mannes hat sie den Lebensmut nicht verloren und macht das Beste aus der Situation. Unterstützung bekommt sie von ihren drei Kindern und den Enkeln, die sie regelmäßig besuchen oder auf Ausflüge mitnehmen.

Frau Zimmermann ist seit Jahrzehnten starke Raucherin, leidet an einer COPD und hat eine leichte Herzinsuffizienz.

Vor ungefähr sechs Wochen rutschte sie bei einem Winterspaziergang mit ihrem ältesten Enkel Michael auf Eis aus und zog sich eine Schenkelhalsfraktur zu. Sie musste operiert werden, bekam einen Gamma-Nagel. Postoperativ kam es zu einer Blutung und Infektion, was den Krankenhausaufenthalt verlängerte. Da sie zusätzlich das operierte Bein nicht voll belasten durfte, war die Mobilisation nach der Operation erschwert. Frau Zimmermann schloss anschließend einen Rehabilitationsaufenthalt an, ihre Kräfte haben aber merklich nachgelassen. Auch hat sie fünf Kilogramm abgenommen.

Nun ist sie seit zwei Tagen wieder aus der Rehabilitation zurück im Heim.

Es ist Donnerstag, Spieletag im Pflegeheim. Allerdings fehlt Frau Zimmermann in der Runde. Sie hatte – wie schon in den letzten Tagen – beim Mittagessen wenig Appetit und hat sich danach gleich zu einem Mittagschlaf hingelegt.

Frau Zimmermann liegt immer noch im Bett. Sie hat ganz warme Hände und rote Wangen und ist nur mit einer leichten Decke zugedeckt. Sie sagt, sie fühle sich schwach, bekäme schlecht Luft und es schmerze beim Atmen. Auch huste sie seit gestern gelblich grünes Sputum.

Die Vitalwerte sind leicht erhöht: der Blutdruck liegt bei 139/72 mmHg, der Puls ist tachykard bei 95, aber regelmäßig. Allerdings hat Frau Zimmermann Fieber: 38,8 °C.

Wissensfragen

1. Beschreiben Sie den Weg eines Sauerstoffmoleküls von der Nase bis zu den Alveolen.

2. Wie wird die Atmung gesteuert?

3. Erläutern Sie den Begriff „innere Atmung".

4. Unterscheiden Sie Atemmuskulatur und Atemhilfsmuskulatur.

5. Beschreiben Sie die Aufgaben der Schleimhaut der Atemwege.

6. Beschreiben Sie die Funktion des Kehlkopfs.

7. Wie definiert die WHO „chronische Bronchitis"?

8. Erklären Sie die Atemnot beim Asthmaanfall.

9. Was versteht man unter „COPD" und was ist deren Hauptursache?

10. Welche lebensbedrohliche Folge kann das Lungenemphysem haben? Erklären Sie diese.

11. Beschreiben Sie die Krankheitszeichen einer Pneumonie.

12. Welche Bevölkerungsgruppen erkranken hauptsächlich an einer Tuberkulose?

13. Begründen Sie die Besonderheiten der Sauerstoffgabe beim alten Menschen.

14. Erläutern Sie die Veränderungen des Atmungssystems im Alter.

Arbeitsaufgaben zum Text

15. Lesen Sie den Text aufmerksam durch und erstellen Sie eine Liste mit den wichtigsten Informationen zur Soziodemografie und zu krankheits- bzw. pflegerelevanten Angaben von Frau Zimmermann.

16. Frau Zimmermann sagt zu Ihnen, dass sie momentan nicht gut Luft bekommt. Wie können Sie darauf reagieren?

17. Frau Zimmermann hat eine Körpertemperatur von 38,8 °C. Benennen Sie die unterschiedlichen Temperaturstadien. Beschreiben Sie subjektive und objektive Fieberzeichen. Wann dürfen Sie keine Wadenwickel zur Fiebersenkung anwenden?

18. Wo kann sich Frau Zimmermann eine Pneumonie zugezogen haben? Wie wird diese Pneumonie bezeichnet? Welche Pneumonieauslöser kennen Sie?

19. Warum ist das Sputum bei Frau Zimmermann gelblich-grün verfärbt? Was müssen Sie bezüglich der Sputumbeobachtung allgemein dokumentieren?

20. Frau Zimmermann hatte sich eine Schenkelhalsfraktur zugezogen. Nennen Sie zwei benachbarte anatomische Strukturen, die den Schenkelhals begrenzen. Welche Operation wird häufig bei Schenkelhalsfrakturen durchgeführt?

21. Frau Zimmermann war nach der Operation in einer Rehabilitationseinrichtung. Benennen Sie die Ziele einer geriatrischen Rehabilitationsmaßnahme. Welche Kriterien musste Frau Zimmermann erfüllen, um zu dieser geriatrischen Rehabilitation zugelassen zu werden?

22. Frau Zimmermann leidet unter Atemnot. Welche Kennzeichen sind Ihnen bekannt?

23. Wie können Sie die Schleimlösung bei Frau Zimmermann unterstützen?

24. Sie wollen bei Frau Zimmerman eine atemstimulierende Einreibung vornehmen. Welche Ziele verfolgen Sie damit? Beschreiben Sie Ihre Vorgehensweise.

25. Erkennen Sie Zusammenhänge zwischen der COPD, der Pneumonie und der Rechtsherzinsuffizienz bei Frau Zimmermann?

26. Wie können Pneumonien medikamentös hauptsächlich behandelt werden?

Weiterführende Aufgaben

27. Nennen Sie verschiedene Geräte, mit denen Sauerstoff verabreicht werden kann, und beschreiben Sie deren Besonderheiten sowie Vor- und Nachteile.

28. Die Deutsche Atemwegsliga e. V. unterstützt Patienten und Angehörige mit Informationen und Materialien. Besuchen Sie ihre Website und beschreiben Sie anhand der COPD-Leitlinien die Schweregradeinteilung der COPD.

29. Welche Informationen enthält die Leitlinie zum Rauchen?

30. Welche Bedeutung hat die Ernährung bei COPD?

Pflegeplanung zum Fall „Pflege bei Beeinträchtigung der Atmungsorgane" – Frau Zimmermann

Allgemeine Hinweise zum Erwartungshorizont

Die Bedürfnisse, Probleme sowie Fähigkeiten und Ressourcen sind erfasst und stehen miteinander in Zusammenhang.

Die Ziele sind eindeutig und erreichbar formuliert, sie sind realistisch und überprüfbar.

Die Pflegemaßnahmen geben konkrete Handlungsanweisung und benennen

- was zu tun ist,
- wie es zu tun ist,
- wann die Maßnahme durchgeführt werden soll und wie oft,
- wer die Maßnahme durchführt.

ABEDL®	Bedürfnisse, Probleme und deren Ursachen und Einflussfaktoren	Ressourcen	Ziele (zu erreichen bis …)	Maßnahmen
• Sich bewegen	Frau Z. kann aufgrund einer akuten Pneumonie derzeit das Bett nicht verlassen. Sie kann an den Bettrand mobilisiert werden.	Frau Z. war bis vor kurzem noch mobil, konnte Spaziergänge unternehmen. Allerdings war sie durch ihr operiertes Bein etwas eingeschränkt. Sie bewegt sich im Bett ausreichend selbstständig.	Frau Z. kann nach abgeheilter Pneumonie wieder selbstständig das Bett verlassen und spazieren gehen. Ihre Beweglichkeit wird während der Bettruhephase erhalten.	• Einreibungen, die das Abhusten von Sekret erleichtern, vornehmen • Oberkörper hoch lagern • Hilfestellung bei der Mobilisation an den Bettrand, wenn es der Zustand von Frau Z. erlaubt • tägliches Durchbewegen der großen Gelenke • zur Eigenbewegung im Bett anhalten und Frau Z. den Sinn und Zweck vermitteln
• Sich pflegen	Frau Z. will derzeit das Bett nicht für die Körperpflege verlassen. Sie benötigt Hilfestellung. Aufgrund der Bettruhe erhöht sich ihre Dekubitusgefährdung.	Frau Z. kann Teile der Körperpflege selbstständig durchführen. Frau Z. bewegt sich im Bett eigenständig und führt Mikropositionswechsel durch.	Die Fähigkeit, sich selbst zu pflegen, bleibt erhalten. Frau Z. fühlt sich gepflegt und sauber. Die Haut von Frau Z. ist intakt.	• Hilfestellung bei der Körperpflege • Übernahme der Körperpflege bei Rücken, Beinen und Intimbereich • den Wunsch nach Teilwäsche respektieren • Dekubitusgefährdung einschätzen und dokumentieren • Expertenstandard „Dekubitusprophylaxe in der Pflege" bzw. dessen Umsetzung nach hauseigenen Vorgaben/Standards berücksichtigen und Maßnahmen ableiten, z. B. • Transfer haut- und gewebeschonend durchführen • Bewegungsförderung individuell an Tagesform anpassen • Hautbeobachtung • auf ausreichende Flüssigkeitszufuhr achten • Assessmentintervalle festlegen

• Vitale Funktionen des Lebens aufrechterhalten	Frau Z. hat eine Pneumonie mit Atemeinschränkungen und erhöhter Körpertemperatur.	Frau Z. kennt die Gefährdung, toleriert die Bettruhe und die Maßnahmen der Pneumoniebehandlung.	Frau Z. hält atemerleichternde Lage ein, versteht den Sinn der atemtherapeutischen Maßnahmen und die Maßnahmen zur Fiebersenkung. Meldet sich bei Schmerzen. Kann Schleim besser abhusten.	• Kontrolle von Blutdruck und Puls nach Arztanordnung
				• Kontrolle der Atemfrequenz
				• Temperaturkontrolle
				• angepasster Bett- und Körperwäschewechsel
				• Rückflussfördernde Maßnahmen:
				  • Anlage MTPS nach Arztanordnung
				  • Beine hochlagern (20°)
				  • fußgymnastische Übungen zur Aktivierung der Wadenmuskulatur
				• fiebersenkende Maßnahmen nach AO
				• Sekret lösende Maßnahmen nach AO
				• Gewährleistung der Einnahme der vom Arzt verordneten Medikamente
				• bekommt Zellstoff und Nierenschale in Reichweite ans Bett

Pflegeplanung zum Fall „Pflege bei Beeinträchtigung der Atmungsorgane" – Frau Zimmermann

ABEDL®	Bedürfnisse, Probleme und deren Ursachen und Einflussfaktoren	Ressourcen	Ziele (zu erreichen bis …)	Maßnahmen
• Ausscheiden	Frau Z. muss zu Ausscheidungsvorgängen den Toilettenstuhl benutzen. Bei Zustandsverschlechterung evtl. das Steckbecken. Aufgrund der Bettruhe und durch das Fieber verstärkt sich die Obstipationsgefahr.	Frau Z. war bis vor kurzem in der Lage, die Toilette selbstständig aufzusuchen.	Frau Z. kann nach Abheilung der Pneumonie wieder auf die Toilette gehen. Sie akzeptiert den Gebrauch des Toilettenstuhls bzw. des Steckbeckens.	• Frau Z. bekommt nach Meldung Hilfe beim Aufstehen und bei der Benutzung des Toilettenstuhls. • die Intimsphäre von Frau Z. beachten • Frau Z. bekommt nach den erledigten Ausscheidungen Unterstützung bei der Intimpflege und die Gelegenheit, sich die Hände zu waschen. • die besondere Situation von Frau Z. respektieren und einfühlsam damit umgehen • Obstipationsprophylaxe mittels ballaststoffreicher Ernährung • ausreichende Flüssigkeitszufuhr • Frau Z. zum Bewegen im Bett anhalten
• Essen und trinken	Frau Z. hat aufgrund ihres Zustandes wenig Appetit, wegen des Fiebers erhöhten Flüssigkeitsbedarf. Sie hat in der Rehabilitationseinrichtung 5 kg abgenommen	Frau Z. hatte bisher keine Einschränkungen in der Nahrungsaufnahme.	Frau Z. soll am Tag 1,5 l Flüssigkeit zu sich nehmen. Sie erhält ihrem derzeitigen Zustand angepasste Ernährung. Wünsche werden berücksichtigt.	• Ein- und Ausfuhrkontrolle • Getränke griffbereit bereitstellen • zum Trinken anregen • Essen auf Wunsch über den Tag verteilen • nach Essenswünschen fragen • Kontrolle der gegessenen Menge • Dokumentation • Frau Z. über den Sinn der Flüssigkeitsaufnahme informieren
• Soziale Beziehungen sichern	Frau Z. kann ihren Mann nicht mehr besuchen. Macht sich Sorgen um ihn. Befürchtet, dass ihre Kinder sie nicht besuchen kommen werden.	Besuchte bis vor kurzem täglich ihren Mann. Bekam häufig Besuch von ihren Kindern und Enkeln.	Besuche werden ermöglicht. Frau Z. wird informiert, dass ihre Bekannten und Angehörigen wissen, warum sie derzeit Bettruhe einhalten muss und nicht mehr am Spieleabend teilnehmen kann. Sie bekommt Informationen, wie lange die Bettruhe einzuhalten ist. Sie weiß, dass ihr Mann gut betreut wird.	• befreundete Bewohner informieren, warum Frau Z. momentan im Bett liegen muss • Hinweise geben, dass sie besucht werden darf • Bewohner animieren, Frau Z. zu besuchen • Frau Z. wird vom Hausarzt über die Dauer der Bettruhe und die Behandlung informiert. • Die Sorgen, die sich Frau Z. um ihren Mann macht, werden ernst genommen und respektiert.

4 Pflege bei Beeinträchtigung von Herz, Kreislauf und Blut

Als vor zwei Jahren seine Frau starb, zog Herr Müller ins Pflegeheim. Es liegt in seinem früheren Wohnviertel und er kann sich daher mit Freunden und Nachbarn auf ein Schwätzchen treffen.

Er ist 80 Jahre alt, seit Jahren herzkrank und hat einen Diabetes mellitus. Herr Müller hat zwei Kinder und fünf Enkel, zu denen er ein enges Verhältnis hat und die ihn oft besuchen. Er ist noch recht selbstständig, benötigt etwas Hilfe bei der Körperpflege, kleidet sich aber selbstständig an und nimmt die für ihn gerichteten Medikamente selbst ein. Er nimmt regelmäßig an den Angeboten des Pflegeheims teil, liest gerne und geht oft mit den Kindern im nahe gelegenen Park spazieren.

In letzter Zeit fiel ihm das Gehen schwerer, seine Schuhe wurden ihm zu eng, er kam schnell außer Atem und das Treppensteigen ging nur mit Mühe. Er machte seine Spaziergänge nur noch selten und nur noch in Begleitung. Lieber saß er in seinem Lieblingssessel und las. Außerdem erwähnte er in den letzten Tagen vermehrt Herzstolpern. Er erklärt die Symptome damit, dass er sich Sorgen um seine Tochter macht, die zurzeit im Ausland im Urlaub ist. Er möchte vorerst keinen Termin bei seinem Hausarzt machen, es werde sicher bald wieder besser.

Eines Morgens erscheint Herr Müller nicht zum Frühstück. Das ist ungewöhnlich, denn meist ist er einer der Ersten. Er liegt noch im Bett und sagt die ganze Zeit: »Meine Tochter hatte einen Unfall!«. Herr Müller gibt eine Enge in der Brust an, die sich in den letzten Minuten allerdings schon etwas gebessert hat. Er atmet schwer, greift sich an den Hals. Seine Lippen sind zyanotisch, er ist kaltschweißig und hat zittrige Hände.

Seine Vitalwerte sind erhöht: Der Blutdruck liegt bei 160/95 mmHg, der Puls ist unregelmäßig und leicht tachykard bei 100 Schlägen/Minute. Der Blutzucker liegt bei 50 mg/dl.

Wissensfragen

1. Welches Problem ergibt sich bei einer Zunahme der Herzmuskulatur?
2. Erklären Sie die Entstehung einer Linksherzinsuffizienz.
3. Nennen Sie die Hauptsymptome einer Linksherzinsuffizienz.
4. Erläutern Sie die lebensbedrohliche Folge einer Linksherzinsuffizienz.
5. Nennen Sie die Hauptsymptome der Rechtsherzinsuffizienz.
6. Nennen Sie fünf wesentliche Maßnahmen, die zur Pflege bei der Herzinsuffizienz gehören.
7. Welche neuen Erkenntnisse gibt es hinsichtlich der Belastungsminderung bei Herzinsuffizienz?
8. Welche Beobachtungen gehören zur Vitalzeichenkontrolle?
9. Nennen Sie Faktoren, die den Blutdruck beeinflussen.
10. Wie verändert sich der Blutdruck im Alter und warum?
11. Bei welchen Werten spricht man von einer Bluthochdruckkrankheit?
12. Erklären Sie, wie die Herzschlagfolge reguliert wird.
13. Zählen Sie Gründe für Herzrhythmusstörungen auf. Wann ist ein Herzschrittmacher erforderlich?
14. Welche Einschränkungen bestehen für Patienten mit einem Herzschrittmacher im normalen Alltag?
15. Was sind die Symptome eines Herzinfarkts?
16. Woran erkennt man einen Schock?
17. Beschreiben Sie den Körperkreislauf.
18. Erläutern Sie die Zusammensetzung des Blutes.
19. Worauf ist zu achten, wenn Pflegebedürftige Antikoagulanzien wie Marcumar einnehmen?

Arbeitsaufgaben zum Text

20. Lisa Schulz ist im ersten Ausbildungsjahr und bittet Sie, ihr Ursachen, Risikofaktoren, Symptome und Therapiemöglichkeiten der koronaren Herzkrankheit (KHK) zu erklären.
21. Erörtern Sie den Zusammenhang zwischen koronarer Herzkrankheit und Diabetes mellitus.
22. Zählen Sie die Begleit- und Folgeerkrankungen von Altersdiabetes auf.
23. Lesen Sie den Text aufmerksam durch und erstellen Sie eine Liste mit den wichtigsten Informationen zur Soziodemografie und zu krankheits- bzw. pflegerelevanten Angaben von Herrn Müller.
24. Welche Form der „Herzkrankheit" liegt bei Herrn Müller vor? Begründen Sie Ihre Entscheidung.
25. Herr Müller erscheint nicht zum Frühstück: Die Pflegefachkraft bittet Sie nachzusehen, was mit Herrn Müller los ist. Sie finden Herrn Müller im Bett liegend vor. Was ist zu tun?

    Orientieren Sie sich an den Fragen: Welche Beobachtungen machen Sie? Wie interpretieren Sie die Vitalwerte? Wie reagieren Sie und welche Maßnahmen leiten Sie ein?

26. Stichwort *Ortsfixierung*: Die Verschlechterung der Herzerkrankung hat sich bei Herrn Müller auch auf die Mobilität ausgewirkt. Er sitzt jetzt viel in seinem Sessel und bewegt sich weniger als früher. Benennen Sie potenzielle Probleme des Bewegungsmangels und pflegerische Gegenmaßnahmen. Erstellen Sie eine Tabelle.

27. Stichwort *Atemunterstützung*: Herr Müller macht sich große Sorgen wegen seiner Tochter, die ihren Urlaub im Ausland verbringt. Erläutern Sie den Zusammenhang von Atemnot und Angst und mit welchen Maßnahmen Sie diese „Spirale" unterbrechen können.

28. Herrn Müllers gesundheitliche Situation hat sich nach einigen Tagen stabilisiert, er ist allerdings noch wenig belastbar und kann sein Zimmer nicht verlassen. Er benötigt Hilfestellung bei allen Alltagsaktivitäten, v.a. beim Aufstehen aus dem Bett bzw. dem Sessel, beim Laufen und bei der Körperpflege sowie dem An- und Auskleiden.

    Formulieren Sie allgemeine Grundsätze und Ziele für die Pflege von Herrn Müller.

Weiterführende Fragen

29. Der Expertenstandard Sturz benennt als ein Strukturkriterium „Die Pflegefachkraft verfügt über aktuelles Wissen zur Identifikation von Sturzrisikofaktoren." Nennen Sie Sturzrisikofaktoren. Welche Faktoren treffen auf Herrn Müller zu?

30. Koronare Herzkrankheit:
    - Recherchieren Sie im Internet aktuelle Zahlen zur Häufigkeit der koronaren Herzkrankheit.
    - Die weite Verbreitung der KHK in der Bevölkerung wirkt sich auch auf die Kosten im Gesundheitswesen aus. Prävention hat deshalb einen hohen Stellenwert. Welche Möglichkeiten der Primär-, Sekundär- und Tertiärprävention kennen Sie?

31. Recherchieren Sie Informationen zum Disease-Management-Programm KHK verschiedener Krankenkassen:
    - Welche Inhalte hat das Programm?
    - Wer kann teilnehmen?
    - Gibt es Unterschiede zwischen den Angeboten der einzelnen Krankenkassen?
    - Welche Ziele werden mit DMP verfolgt?
    - Welche Vorteile und welche Pflichten ergeben sich für den Teilnehmer am Programm?

    Erstellen Sie eine Präsentation zu Ihren Ergebnissen.

Pflegeplanung zum Fall „Pflege bei Beeinträchtigung von Herz, Kreislauf und Blut" – Herr Müller

Allgemeine Hinweise zum Erwartungshorizont

Die Bedürfnisse, Probleme sowie Fähigkeiten und Ressourcen sind erfasst und stehen miteinander in Zusammenhang.

Die Ziele sind eindeutig und erreichbar formuliert, sie sind realistisch und überprüfbar.

Die Pflegemaßnahmen geben konkrete Handlungsanweisung und benennen

- was zu tun ist,
- wie es zu tun ist,
- wann die Maßnahme durchgeführt werden soll und wie oft,
- wer die Maßnahme durchführt.

ABEDL®	Bedürfnisse, Probleme und deren Ursachen und Einflussfaktoren	Fähigkeiten und Ressourcen	Ziele (zu erreichen bis …)	Maßnahmen
• Sich bewegen	Herr M. kann das Bett nur mit Hilfe verlassen, er sitzt tagsüber viel im Sessel und bewegt sich deutlich weniger als vor dem Angina-pectoris-Anfall. Körperliche Belastung führt zu Atemnot und schneller Erschöpfung.	Herr M. war bis vor Kurzem noch sehr mobil, konnte Spaziergänge im Freien unternehmen. Er ist sehr motiviert, diesen Zustand wieder zu erreichen. Im Bett bewegt sich Herr M. ausreichend/selbstständig.	Herr M. kann ohne Hilfe das Bett/den Sessel verlassen und läuft mit Unterstützung im Zimmer. Gehstrecke wird langsam erweitert (konkrete Streckenangabe sinnvoll). Er ist motiviert, wieder ohne Hilfe spazieren zu gehen.	• Hilfestellung beim Aufstehen an Tagesform anpassen • Herrn M. anleiten, möglichst schonend und ohne Kraftanstrengung aufzustehen (z. B. Kinaesthetics berücksichtigen)
• Sich bewegen • Für sichere und fördernde Umgebung sorgen	Herr M. ist sturzgefährdet, wegen der geringen Belastbarkeit fühlt er sich unsicher; auch Herzrhythmusstörungen erhöhen sein Sturzrisiko.	Herr M. ist motiviert, er möchte wieder unabhängiger werden und sich ohne Hilfe bewegen können; Herr M. erkennt die Sturzgefahr und versteht die Erklärungen und Anweisungen der Pflegefachkraft.	Herr M. fühlt sich sicher beim Gehen im Zimmer und er erleidet kein Sturzereignis; Gefahrenquellen sind identifiziert und so weit wie möglich beseitigt.	• Sturzgefahr einschätzen und dokumentieren • Expertenstandard „Sturzprophylaxe in der Pflege" bzw. dessen Umsetzung in hauseigene Vorgaben/Standards berücksichtigen • Extrinsische Gefahrenquellen identifizieren und beseitigen, z. B. ungeeignetes Schuhwerk austauschen • Herrn M. anleiten, sich an den Haltegriffen festzuhalten • für sicheren Halt sorgen und beim Gehen unterstützen, anleiten • Auf geeignetes Schuhwerk achten. Hilfsmittel, z. B. Rollator, anbieten und ggf. ausprobieren lassen
• Vitale Funktionen des Lebens aufrechterhalten	Verminderte Herzleistung, dadurch verminderte Belastbarkeit und Gefahr einer Dekompensation.	Herr M. kennt die eigene Belastbarkeit; er achtet auf seine Ernährung und Trinkmenge. Herr M. nimmt die verordneten Herz-Kreislauf-Medikamente eigenständig und zuverlässig ein.	Herr M. passt seine körperliche Aktivität an verminderte Herzleistung und Tagesform an. Er kann mit den Einschränkungen umgehen. Ein Angina-pectoris-Anfall wird frühzeitig erkannt.	• Kontrolle von Blutdruck und Puls nach Arztanordnung • Kontrolle des Körpergewichts nach Arztanordnung
• Sich pflegen	Herr M. kann das Bett nur mit Hilfe verlassen und benötigt deshalb auch Hilfestellung bei der Körperpflege.	Herr M. führt die Körperpflege selbstständig durch.	Die Fähigkeit, sich selbst zu pflegen, bleibt erhalten. Herr M. fühlt sich gepflegt und sauber.	• Hilfestellung bei der Körperpflege an Tagesform anpassen • Wünsche nach Teilwäsche berücksichtigen • unnötige Anstrengung vermeiden und alle Utensilien in Reichweite legen • Hilfestellung bzw. Übernahme (je nach Tagesform) beim Waschen von Rücken und Beinen • auf Wunsch Hilfestellung beim Duschen

Fallbeispiele mit Aufgaben, Erwartungshorizont und Pflegeplanung

ABEDL®	Bedürfnisse, Probleme und deren Ursachen und Einflussfaktoren	Fähigkeiten und Ressourcen	Ziele (zu erreichen bis …)	Maßnahmen
• Sich pflegen	Herr M. ist aufgrund der Bewegungseinschränkung (vermutlich) dekubitusgefährdet.	Herr M. bewegt sich im Bett eigenständig und führt auch im Sitzen Mikropositionswechsel selbst durch.	Die Haut von Herrn M. ist intakt.	• Dekubitusgefährdung einschätzen und dokumentieren • Expertenstandard „Dekubitusprophylaxe in der Pflege" bzw. dessen Umsetzung in hauseigene Vorgaben/Standards berücksichtigen und Maßnahmen ableiten, z. B.: • Transfer haut- und gewebeschonend durchführen • Bewegungsförderung individuell an Tagesform anpassen • für ausreichende Flüssigkeits- und Eiweißzufuhr sorgen (in Absprache mit dem Hausarzt) • Assessmentintervalle festlegen

Pflege bei Gefäßerkrankungen

Frau Baum wohnt seit fünf Jahren im Pflegeheim. Nach einem Sturz konnte sie damals nicht mehr alleine zu Hause leben und entschloss sich für den schon länger geplanten Umzug. Sie kennt das Pflegeheim schon, da zwei Freundinnen von ihr dort auch gewohnt haben. Eine ist mittlerweile verstorben.

Frau Baum ist 87 Jahre alt, adipös, hat einen insulinpflichtigen Diabetes mellitus Typ II und eine seltene Gerinnungsstörung, ihr fehlt der Gerinnungsfaktor V. Außerdem bestehen bei ihr eine Herzinsuffizienz und Varizen.

Frau Baum hat keine Kinder. Die beiden Enkel ihrer Schwägerin, Daniel und Claudia, kommen sie allerdings oft besuchen, zu ihnen hat sie ein gutes Verhältnis. Auch im Pflegeheim hat sie noch ein paar Bekanntschaften geschlossen und ist froh, nicht alleine zu sein.

Früher war Frau Baum trotz ihres Übergewichts noch recht mobil, ging mit den Stief-Enkeln gerne spazieren oder in den Zoo. Dabei erzählte sie ihnen oft Geschichten aus ihrer Jugend. Mit ihrem Diabetes kam sie gut zurecht und sie spritzte sich bis vor einigen Wochen das Insulin selbstständig.

Nach einer Knie-Operation vor einigen Monaten ist die Mobilität von Frau Baum allerdings sehr eingeschränkt. Sie hat oft Schmerzen und kann am Stock nur noch wenige Schritte alleine gehen. Da dies sehr mühsam ist, ist sie in den letzten Tagen oft auch tagsüber im Bett gelegen. Auch fühlt sich ihr operiertes rechtes Bein so schwer an und tut ihr weh. Sie kann nicht mehr mit ihrem Besuch spazieren gehen und freut sich daher, wenn jemand zu ihr zum Kaffeetrinken kommt.

Es ist Dienstag, Dusch-Tag von Frau Baum. Heute lehnt sie das Duschen allerdings ab, sie möchte im Bett nur eine »Katzenwäsche« machen. Frau Baum möchte nicht aufstehen und gibt Schmerzen im rechten Bein an, vor allem im Unterschenkel. Er ist geschwollen und schmerzhaft, die Haut ist bläulich rot, aber warm. Auffallend ist, dass die Haut am Unterschenkel glänzt. Die Vitalwerte von Frau Baum sind leicht erhöht: Der Blutdruck ist 145/85 mmHg, der Puls ist unregelmäßig und liegt bei 84. Außerdem hat Frau Baum leichtes Fieber, 38,1 °C. Auf Nachfrage gibt sie keine Atemprobleme an.

Wissensfragen

1. Beschreiben Sie den Wandaufbau der Blutgefäße.
2. Beschreiben Sie die Besonderheit der Lymphgefäße und erklären Sie die Aufgabe der Lymphe.
3. Benennen Sie Risikofaktoren der Arteriosklerose.
4. Welche Folgekrankheiten verursacht die Arteriosklerose?
5. Beschreiben Sie die vier Stadien der arteriellen Verschlusskrankheit.
6. Nennen Sie Risikofaktoren, die zu einer Thrombose führen können.
7. Erklären Sie, was beim Anlegen von Kompressionsstrümpfen zu beachten ist.
8. Was ist beim Anlegen eines Kompressionsverbands zu beachten?
9. Was versteht man unter einer Embolie?
10. Nennen Sie Anzeichen einer Lungenembolie.
11. Woran erkennen Sie einen akuten arteriellen Verschluss am Bein? Welche Maßnahmen müssen ergriffen werden?
12. Was versteht man unter einem Lymphödem?
13. Was muss nach dem Anlegen von Kompressionsstrümpfen kontrolliert werden?
14. Was verstehen Sie unter der L-S-Regel?
15. Was bewirken Lymphdrainagen? Wann sind sie kontraindiziert?

Arbeitsaufgaben zum Text

16. Frau Baum hat eine Varikosis. Welche Risikofaktoren hat sie? Welche gibt es noch?
17. Erstellen Sie aus dem Fallbeispiel eine Liste mit den wichtigsten Informationen zur Soziodemografie und zu krankheits- bzw. pflegerelevanten Angaben von Frau Baum.
18. Anna Mair ist im ersten Ausbildungsjahr. Sie war gerade bei Frau Baum und schildert Ihnen ihre Beobachtungen. Anna Mair ist der Meinung, Frau Baum habe wohl einen akuten arteriellen Gefäßverschluss erlitten. Sie teilen ihre Meinung nicht und erklären ihr, warum.
19. Frau Baums Hausarzt verordnet u. a. einen Kompressionsverband am rechten Bein bis zur Leiste. Sie machen sich Gedanken über die richtige Bindenauswahl und überlegen, ob sie Kurzzug- oder Langzugbinden nehmen sollen. Vergleichen Sie beide Bindenformen. Welche wählen Sie aus?
20. Sie legen bei Frau Baum den verordneten Kompressionsverband an. Wie gehen Sie vor? Beschreiben Sie die Anlage eines Pütterverbands bis zur Leiste.
21. Durch die Bettruhe hat sich die Dekubitusgefahr von Frau Baum verstärkt. Formulieren Sie Pflegeziele und Maßnahmen.
22. Frau Baum hat eine Varikosis. Was verstehen Sie darunter? Beschreiben Sie die Wirkung eines Kompressionsverbands auf die Varizen.
23. Welche Maßnahmen zur venösen Rückflussförderung können Sie bei Frau Baum anwenden? Was ist dabei zu beachten?
24. Frau Baum hat einen insulinpflichtigen Diabetes mellitus Typ II. Skizzieren Sie kurz dessen Ursachen.
25. Frau Baum leidet unter einer Adipositas. Ab welchem BMI spricht man von einer Adipositas? Wie wird er ermittelt? Welche Begleit- oder Folgeerkrankungen sind bei Frau Baum festzustellen?
26. Durch die Bettruhe hat sich nicht nur die Dekubitusgefahr und Thrombosegefährdung verstärkt. Welche Probleme können bei Frau Baum noch auftreten? Welche Maßnahmen ergreifen Sie?
27. Frau Baum kann momentan nicht mehr auf die Toilette gehen. Mit welchen Problemen müssen Sie rechnen? Wie können Sie sie bei den Ausscheidungen unterstützen?

Weiterführende Aufgaben

28. Eine gefürchtete Komplikation einer Thrombose ist die Lungenembolie. Beschreiben Sie das Krankheitsbild. Wie viele Menschen sterben in Deutschland an einer Lungenentzündung? Wo entstehen die Embolien hauptsächlich? Benutzen Sie dazu Ihnen bekannte Quellen.
29. Beschreiben Sie das Vorgehen bei einer Lymphdrainage.
30. Was eruieren Sie im Rahmen eines Assessments bezüglich einer Thrombosegefährdung? Welche Maßnahmen der Thromboseprophylaxe kennen Sie? Welche Ziele verfolgen Sie damit?

Pflegeplanung zum Fall „Pflege bei Gefäßerkrankungen" – Frau Baum

Allgemeine Hinweise zum Erwartungshorizont

Die Bedürfnisse, Probleme sowie Fähigkeiten und Ressourcen sind erfasst und stehen miteinander in Zusammenhang.

Die Ziele sind eindeutig und erreichbar formuliert, sie sind realistisch und überprüfbar.

Die Pflegemaßnahmen geben konkrete Handlungsanweisung und benennen

- was zu tun ist,
- wie es zu tun ist,
- wann die Maßnahme durchgeführt werden soll und wie oft,
- wer die Maßnahme durchführt.

ABEDL®	Bedürfnisse, Probleme und deren Ursachen und Einflussfaktoren	Ressourcen	Ziele (zu erreichen bis …)	Maßnahmen
• Sich bewegen	Frau B. kann momentan das Bett nicht verlassen. Sie kann an den Bettrand mobilisiert werden.	Frau B. war bis vor Kurzem noch weitgehend mobil, konnte Spaziergänge unternehmen. Allerdings war sie durch ihr operiertes Bein etwas eingeschränkt. Sie bewegt sich im Bett ausreichend selbstständig.	Frau B. kann nach abgeheilter Thrombose wieder selbstständig das Bett verlassen und spazieren gehen. Ihre Beweglichkeit bleibt während der Bettruhephase erhalten.	• Hilfestellung bei der Mobilisation an den Bettrand geben • tägliches Durchbewegen der großen Gelenke unter Beachtung der bestehenden Thrombose • zur Eigenbewegung im Bett anhalten und Frau B. den Sinn und Zweck vermitteln
• Sich pflegen	Frau B. kann zur Körperpflege das Bett nicht verlassen. Sie benötigt Hilfestellung. Aufgrund der derzeitigen Bettruhe erhöht sich ihre Dekubitusgefährdung.	Frau B. kann Teile der Körperpflege selbstständig durchführen. Frau B. bewegt sich im Bett eigenständig und führt Mikropositionswechsel durch.	Die Fähigkeit, sich selbst zu pflegen, bleibt erhalten. Frau B. fühlt sich gepflegt und sauber. Die Haut von Frau B. ist intakt.	• Hilfestellung bei der Körperpflege geben • Übernahme der Körperpflege an Rücken, Beinen und im Intimbereich • Wunsch nach Teilwäsche respektieren • Dekubitusgefährdung einschätzen und dokumentieren • Expertenstandard „Dekubitusprophylaxe in der Pflege" bzw. dessen Umsetzung nach hauseigenen Vorgaben/Standards berücksichtigen und Maßnahmen ableiten, z.B. • Transfer haut- und gewebeschonend durchführen • Bewegungsförderung individuell an Tagesform anpassen • Hautbeobachtung • auf ausreichende Flüssigkeitszufuhr achten • Assessmentintervalle

• Vitale Funktionen des Lebens aufrechterhalten	Frau B. hat eine Unterschenkelthrombose mit der Gefahr einer Lungenembolie.	Frau B. kennt die Gefährdung, toleriert die Bettruhe und die Maßnahmen der Thrombosebehandlung.	Frau B. bewegt ihr betroffenes Bein dosiert und akzeptiert die Kompressionsbehandlung.	• Kontrolle von Blutdruck und Puls nach Arztanordnung
				• Kontrolle der Atemfrequenz
				• Temperaturkontrolle
				• DMS-Kontrolle am betroffenen Bein
				• rückflussfördernde Maßnahmen am nicht betroffenen Bein:
				  • Anlage MTPS nach Arztanordnung
				  • Bein hochlagern (20°)
				  • fußgymnastische Übungen zur Aktivierung der Wadenmuskulatur

Fallbeispiele mit Aufgaben, Erwartungshorizont und Pflegeplanung

ABEDL®	Bedürfnisse, Probleme und deren Ursachen und Einflussfaktoren	Ressourcen	Ziele (zu erreichen bis …)	Maßnahmen
• Ausscheiden	Frau B. kann das Bett zu Ausscheidungsvorgängen nicht verlassen. Sie muss das Steckbecken benutzen. Durch die Bettruhe verstärkt sich die Obstipationsgefahr.	Frau B. war bis vor Kurzem in der Lage, die Toilette selbstständig aufzusuchen.	Frau B. kann nach Abheilung der Thrombose wieder das Bett verlassen und auf die Toilette gehen. Sie akzeptiert den Gebrauch des Steckbeckens.	• Frau B. bekommt zeitnah nach Meldung das Steckbecken • das Steckbecken zeitnah entfernen • Intimsphäre von Frau B. beachten • Frau B. erhält nach der Ausscheidung die Gelegenheit, sich die Hände zu waschen • die besondere Situation von Frau B. respektieren und damit einfühlsam umgehen • Obstipationsprophylaxe mittels ballaststoffreicher Ernährung • ausreichende Flüssigkeitszufuhr beachten • Frau B. zum Bewegen im Bett anhalten
• Essen und trinken	Durch die Bettruhe ändern sich für Frau B. der Kalorienbedarf und die Insulinmenge.	Frau B. injizierte sich bis vor ein paar Wochen selbstständig Insulin und kam mit ihrem Diabetes mellitus gut zurecht.	Frau B. versteht die Zusammenhänge zwischen ihrem Diabetes mellitus und der derzeit mangelnden Bewegung. Sie versteht, dass häufiger der Blutzucker kontrolliert werden muss und sie u. U. weniger zu essen bekommt.	• häufigere Blutzuckermessungen • ändern der Kalorienzufuhr und Insulinmenge nach Arztanordnung • Frau B. über Änderungen im Speiseplan informieren
• Soziale Beziehungen sichern	Frau B. befürchtet, dass sie keinen Besuch mehr bekommen wird und hat Angst vor dem Alleinsein.	Frau B. ging bis vor Kurzem mit ihrem Besuch spazieren und ist froh, wenn sie nicht alleine ist.	Besuche werden ermöglicht – Frau B. wird informiert, dass ihre Bekannten wissen, warum sie derzeit Bettruhe einhalten muss und nicht mehr an Spaziergängen teilnehmen kann. Sie bekommt Informationen, wie lange die Bettruhe einzuhalten ist.	• Familie und befreundete Bewohner informieren, warum Frau B. momentan im Bett liegen muss • Hinweise geben, dass Frau B. besucht werden darf • Bewohner animieren, Frau B. zu besuchen • Frau B. wird vom Hausarzt über die Dauer der Bettruhe informiert.

Pflege bei Beeinträchtigung des Bewegungsapparats

Frau Huser ist eine jung gebliebene, 78-jährige Dame. Sie lebt mit ihrem Mann in einer 4-Zimmer-Wohnung im Erdgeschoss eines Mehrfamilienhauses. Zur Wohnung gehört auch ein kleiner Garten, in dem Frau Huser liebevoll Blumen und Gemüse gepflanzt hat. Auch ein kleiner Apfelbaum steht dort. Darunter haben Herr und Frau Huser eine Holzbank gestellt, auf der sie vor allem im Sommer abends gerne sitzen.

Frau Huser ist krankheitsbedingt im Alltag eingeschränkt. Sie leidet seit Jahren an Arthritis und Osteoporose.

Ihr Mann ist zwar noch recht rüstig, aber auch schon über 80 und kann seine Frau nicht mehr bei der Körperpflege und beim Ankleiden unterstützen. Daher kommt einmal am Tag die Pflegefachkraft zum Helfen vorbei.

Begonnen hatte bei Frau Huser alles mit den Fingergelenken. Sie waren überwärmt, geschwollen und schmerzhaft bei Bewegung. Frau Huser konnte immer schlechter greifen, es sind ihr schon mehrere Gläser aus der Hand gefallen. Zum Glück hat sie sich nie ernsthaft verletzt. Auch das Zuknöpfen einer Bluse bereitet ihr große Mühe.

Mittlerweile sind auch Handgelenke und die Wirbelsäule betroffen. Durch die Arthritis hat sich Frau Husers Körperhaltung verändert: Sie läuft gebeugt, hat O-Beine bekommen, ihre Finger und Zehen sind mittlerweile krallenförmig deformiert. Passende Schuhe zu finden, ist inzwischen sehr schwierig.

Frau Huser hat sich daher entschlossen, sich orthopädische Schuhe anfertigen zu lassen.

Durch die Arthritis kann Frau Huser nur noch wenig im Haushalt tun. Sie hat sich mit ihrer Krankheit inzwischen zwar gut arrangiert und versucht jeden Tag, das Beste daraus zu machen. Aber die schlechten Tage möchte sie am liebsten vergessen. Schon morgens bemerkt sie eine Steifigkeit ihrer Gelenke. Manchmal benötigt sie über eine halbe Stunde, um aus dem Bett aufzustehen. Das Ankleiden geht nur noch mit Hilfe, Kochen ist nur noch in Maßen möglich.

Seit Frau Huser allerdings einen Rollator hat, kann sie wieder häufiger kurze Spaziergänge mit ihrem Mann machen und ihre Enkel besuchen, die gleich um die Ecke wohnen.

Auch die Medikamente und die wöchentliche Physiotherapie helfen ihr, im Alltag besser zurechtzukommen. Und wenn die beiden abends vor dem Fernseher sitzen, dann macht Frau Huser auch selbstständig Übungen, vor allem, um die Fingerbeweglichkeit zu erhalten. Wenn möglich, geht das Ehepaar einmal in der Woche ins Thermalbad. Die warmen Bäder tun Frau Huser gut.

Frau Huser würde gerne mehr im Garten arbeiten. Sie findet es schade, dass er mittlerweile etwas verwuchert ist. Aber zum Glück wohnt ihre Tochter nicht weit entfernt und kann sich um den Garten und den Apfelbaum kümmern.

Wissensfragen

1. Beschreiben Sie die Aufgaben des aktiven und passiven Bewegungsapparats.

2. Welche Gelenkformen gibt es? Nennen Sie jeweils ein Beispiel.

3. Wie ist ein Gelenk aufgebaut?

4. Beschreiben Sie Maßnahmen zum Erhalt der Selbstständigkeit bei Arthrose.

5. Erläutern Sie die Funktionsweise der Skelettmuskulatur.

6. Erläutern Sie Symptome einer Osteoporose.

7. Welche Ursachen hat die Osteoporose? Warum sind vor allem Frauen davon betroffen?

8. Nennen Sie die Ursachen für eine Kontraktur und zeigen Sie Folgen für den Alltag auf.

9. Erklären Sie, wie es zu Arthrose kommt.

10. Was kann getan werden, um Gichtanfälle zu vermeiden?

11. Beschreiben Sie, wie die Pflegefachkraft das Gehen unterstützen kann.

12. Erklären Sie das Prinzip der kinästhetischen Mobilisation.

13. Was ist beim An- und Ablegen von Prothesen zu beachten?

Arbeitsaufgaben zum Text

14. Mit welchen Altersveränderungen außer der Osteoporose muss Frau Huser bezüglich ihres Bewegungsapparats noch rechnen?

15. Was muss Frau Huser bei ihrer Ernährung besonders beachten?

16. Erstellen Sie aus dem Fallbeispiel eine Liste mit den wichtigsten Informationen zur Soziodemografie und zu krankheits- bzw. pflegerelevanten Angaben von Frau Huser.

17. Beschreiben Sie in Stichpunkten das Krankheitsbild „rheumatoide Arthritis".

18. Frau Huser erzählt ihren Bekannten, sie sei an Rheuma erkrankt. Wie beurteilen Sie diese Aussage?

19. Was bewirkt die Wärmeanwendung (hier: Thermalbad) bei Frau Huser? Welche Möglichkeiten der Wärmeanwendung wären bei ihr noch möglich?

20. Frau Huser hat Angst vor Stürzen. Wie kann Sie die Sturzgefahr in ihrem häuslichen Bereich minimieren?

21. Wenn sich Frau Huser in einer stationären Pflegeeinrichtung befände, welche Informationen müssten Sie nach einem Sturz auf einem Sturzprotokoll vermerken?

22. Welche Ereignisse könnten bei Frau Huser aufgrund ihrer Osteoporose schon zu Frakturen führen?

23. Welche Medikamente wird Frau Huser wohl aufgrund ihrer Arthritis einnehmen müssen?

24. Was ist eine Autoimmunerkrankung?

25. Wie kann Frau Huser ihre Morgensteifigkeit angehen?

26. Sie sollen als ambulante Pflegefachkraft bei Frau Huser ein Bewegungsassessment durchführen. Sie entscheiden sich für ein initales Assessment. Was ist der Unterschied zu einem differenzierten Assessment?

Weiterführende Aufgaben

27. Besuchen Sie die Website der Deutschen Rheumaliga. Welche vier großen Hauptgruppen der rheumatischen Erkrankungen werden dort nach Maßgaben der WHO unterschieden?

28. Sie finden dort auch einen kurzen Test, der eine Rheumagefährdung eruiert. Sie können dort eine mögliche Rheumagefährdung feststellen. Machen Sie den Test.

29. Pflegepersonen leiden häufig an Lumbago und Bandscheibenvorfällen. Beschreiben Sie die Ursachen und Symptome dieser Krankheitsbilder.

30. Beschreiben Sie rückenschonendes Heben und Tragen.

Pflegeplanung zum Fall „Pflege bei Beeinträchtigung des Bewegungsapparats" – Frau Huser

Allgemeine Hinweise zum Erwartungshorizont

Die Bedürfnisse, Probleme sowie Fähigkeiten und Ressourcen sind erfasst und stehen miteinander in Zusammenhang.

Die Ziele sind eindeutig und erreichbar formuliert, sie sind realistisch und überprüfbar.

Die Pflegemaßnahmen geben konkrete Handlungsanweisung und benennen

- was zu tun ist,
- wie es zu tun ist,
- wann die Maßnahme durchgeführt werden soll und wie oft,
- wer die Maßnahme durchführt.

ABEDL®	Bedürfnisse, Probleme und deren Ursachen und Einflussfaktoren	Ressourcen	Ziele (zu erreichen bis …)	Maßnahmen
• Sich bewegen	Frau H. ist aufgrund ihrer Arthritis und Osteoporose immer stärker in ihrer Bewegung eingeschränkt.	Die Bewegungseinschränkungen bestehen schon länger. Frau H. versucht, das Beste aus ihren Einschränkungen zu machen.	Frau H. erhält trotz ihrer Einschränkungen ihre Bewegung so weit wie möglich. Sie kennt entsprechende Übungen dazu. Sie weiß, wie wichtig tägliche Bewegung für sie ist. Sie kennt die Wirkung ihrer Medikamente.	• Frau H. ermuntern, sich trotz auftretender Einschränkung so viel wie möglich zu bewegen und weiterhin Spaziergänge mittels Rollator zu unternehmen. • Frau H. anleiten ihre Gelenke regelmäßig zu bewegen und ihre Fingerübungen beizubehalten • Medikamente morgens im Bett anreichen, um die Morgensteifigkeit positiv zu beeinflussen • ein Bewegungsprotokoll anlegen und die Zeiten der besten Beweglichkeit ermitteln • regelmäßige Besuche der Physiotherapie • Frau H. erhält neben den Thermalbadbesuchen auch zu Hause Wärmeanwendungen und die nötige Hilfestellung dazu
• Essen und trinken	Frau H. muss im Rahmen ihrer Osteoporose vermehrt auf ihre Ernährung achten.	Frau H. hatte bisher keine Einschränkungen in der Nahrungsaufnahme.	Frau H. weiß, mit welchen Nahrungsmitteln sie ihre Osteoporose positiv beeinflussen kann.	• auf vermehrte Zufuhr von Vitamin D achten • Frau H. über Vitamin-D-reiche Nahrungsmittel informieren • Einnahme der vom Arzt verordneten Medikamente • Frau H. Ess- und Trinkhilfen geben: Besteck mit verdickten Griffen, spezielle Trinkbecher, rutschfeste Unterlagen
• Sich pflegen	Frau H. kann ihre tägliche Körperpflege nicht mehr ohne Hilfe durchführen.	Frau H. legt Wert auf ein gepflegtes Äußeres.	Frau H. fühlt sich sauber und gepflegt.	• Frau H. abhängig von ihrem Zustand (Beweglichkeit – Schmerzen), eine bedarfsgerechte Unterstützung bei der Körperpflege geben
• Sich kleiden	Frau H. kann sich ohne Hilfe nicht mehr ankleiden.	Frau H. versucht, sich mit den Umständen zu arrangieren.	Frau H. kann trotz Einschränkungen die Kleidung ihrer Wahl anziehen.	• Frau H. Anziehhilfen wie Greifhilfen und Schuhanzieher sowie Hilfsmittel zum Öffnen und Schließen von Knöpfen geben

Pflege bei Beeinträchtigung des Verdauungsapparats

Herr Frank ist 70 Jahre alt und wohnt mit seiner gleichaltrigen Frau Eva und ihrem Dackel Waldi in einem kleinen Häuschen mit Garten am Stadtrand. Im Haus nebenan wohnt ihr Sohn mit den drei En-
5 kelkindern. Häufig sind diese am Nachmittag bei Oma und Opa, sie spielen im Garten oder ein Brettspiel, wenn schlechtes Wetter ist. Da ihre Mutter berufstätig ist, kocht Frau Frank zweimal in der Woche auch für die Enkel mit. Diese essen gerne
10 bei den Großeltern, da es immer einen leckeren Nachtisch gibt.

Herr und Frau Frank sind rüstige Rentner. Sie sind oft auf Reisen, gehen gerne ins Theater oder zu einer Lesung. Mit ihrem Hund gehen sie gerne spa-
15 zieren oder arbeiten im Garten. Herr Frank ist Raucher, beide genießen gerne mal ein Glas Wein, Herr Frank auch ab und zu einen Cognac. Frau Frank wurde vor einem Monat am grauen Star operiert, hat sich mittlerweile aber erholt.

20 Herr Frank hat eine KHK und nimmt deshalb täglich Aspirin ein. Außerdem nahm er wegen Zahnschmerzen ein paar Tage lang Ibuprofen, bis seine Frau ihn zum Zahnarzt schickte.

In den letzten Wochen aß Herr Frank nur wenig. Auf
25 Nachfrage seiner Frau, ob ihm ihr Essen nicht schmecke, gab er an, wenig Appetit zu haben. Auch müsse er ab und zu erbrechen und habe »so ein Druckgefühl im Magen«. Dies beunruhigt Frau Frank, sie schickt ihren Mann zu ihrem langjährigen
30 Hausarzt, Dr. Gruber.

Dort erzählt Herr Frank von seinen Beschwerden. In den letzten Tagen habe er auch manchmal Blut im Stuhl gehabt und die Magenschmerzen hätten sich verschlimmert. Das Ibuprofen habe nicht mehr ge-
35 holfen.

Bei der Untersuchung bemerkt Dr. Gruber eine Schwellung in der Leiste von Herrn Frank. Auf Nachfrage, seit wann er diese habe, sagt Herr Frank aus, dass die Schwellung schon länger bestehe.
40 Er habe sich allerdings keine Gedanken gemacht, da sie nicht schmerzhaft sei. Nur manchmal, wenn er etwas Schweres hebe, spürt er einen Druckschmerz.

Dr. Gruber kann die Schwellung wieder reponieren.
45 Er erklärt Herrn Frank, dass die Schwellung eine Leistenhernie sei und dass man sie beobachten müsse, da es durch die Einklemmung zu Komplikationen kommen könne. Er empfiehlt Herrn Frank wegen der akuten Gastritis einen Termin für eine
50 Gastroskopie im nahe gelegenen Krankenhaus, um mittels Magenbiopsie einen Tumor auszuschließen.

Wissensfragen

1. Erklären Sie die Funktion des Verdauungssystems.
2. Erläutern Sie den Wandaufbau der Organe des Magen-Darm-Trakts.
3. Nennen Sie im Alter häufig vorkommende Beeinträchtigungen bei der Nahrungsaufnahme und der Verdauung.
4. Beschreiben Sie Störungen des Schluckmechanismus und nennen Sie pflegerische Maßnahmen.
5. Wie äußert sich ein Magen- oder Zwölffingerdarmgeschwür? Welche Komplikationen sind möglich?
6. Erläutern Sie die Übertragungswege der Hepatitis Typ A und B. Wie lässt sich eine Infektion vermeiden?
7. Welche Maßnahmen werden bei einer Durchfallerkrankung ergriffen?
8. Welche Möglichkeiten gibt es zur Beseitigung einer Obstipation?
9. Beschreiben Sie die Durchführung der Stomaversorgung.
10. Was ist bei der Pflege nach dem Legen einer perkutanen Sonde zu beachten?
11. Nennen Sie Symptome einer akuten Pankreatitis.
12. Bei Leberschädigungen ist oft die Blutungsneigung erhöht. Nennen Sie einen wichtigen Grund dafür und schildern Sie Beobachtungen, die Sie bei einem betroffenen Pflegebedürftigen durchführen müssen.
13. Welche Ursachen eines Ikterus kennen Sie? Wie wird der Ikterus unterschieden?

Arbeitsaufgaben zum Text

14. Lesen Sie das Fallbeispiel aufmerksam durch und erstellen Sie eine Liste der wichtigsten Informationen zur Soziodemografie und zu krankheits- bzw. pflegerelevanten Angaben von Herrn Frank.
15. Bei Herrn Frank wurde eine Leistenhernie diagnostiziert. Eine Komplikation dieser Hernie ist der mechanische Ileus. Welche Ursachen kann dieser noch haben? Welche Symptome sind zu beobachten?
16. Wann kann der paralytische Ileus auftreten und welche Symptome können Sie beobachten?
17. Herr Frank hat eine akute Gastritis. Welche Krankheitszeichen können auftreten? Beschreiben Sie die Besonderheiten der Gastritiden A, B und C.
18. Welchen Typ könnte Herr Frank laut Fallbeispiel haben? Erklären Sie, warum.
19. Welche Folgen kann eine Gastritis nach sich ziehen?
20. Herr Frank gibt an, in den letzten Tagen Blut im Stuhl gehabt zu haben. Welche Beschaffenheit müsste das Blut aufgrund seiner Diagnose gehabt haben? Warum ist dies so?
21. Bei Herrn Frank soll eine Gastroskopie durchgeführt werden. Beschreiben Sie kurz den Ablauf.
22. Bei dieser Gastroskopie soll auch eine Biopsie vorgenommen werden, um einen Tumor auszuschließen. Erläutern Sie die Systematik bösartiger Tumoren.
23. Welche Medikamente wird Herr Frank wohl zur Behandlung seiner Gastritis bekommen?
24. Herr Frank möchte gerne wissen, ob er mit seinem Essensverhalten positiv auf seine Gastritis Einfluss nehmen kann. Was raten Sie ihm?
25. Frau Frank ist vor einem Monat am grauen Star operiert worden. Beschreiben Sie kurz dessen Symptome.
26. Herr Frank hat eine KHK und nimmt deswegen Aspirin. Erklären Sie den Zusammenhang.

Weiterführende Aufgaben

27. Wann treten Gallenkoliken auf? Welche Symptome können Sie beobachten? Welche Maßnahmen können Sie ergreifen?
28. Was sind Ursachen einer akuten Pankreatitis?
29. Was verstehen Sie unter einer „Koloskopie"? Wie wird der Patient darauf vorbereitet? Welche Symptome deuten nach einer Koloskopie auf Komplikationen hin? Wer hat Anspruch auf eine Untersuchung?
30. Welche Zielsetzung verfolgt der Expertenstandard „Ernährungsmanagement zur Sicherstellung und Förderung der oralen Ernährung"?
31. Im Rahmen der Prozessqualität informiert und berät die Pflegefachkraft den Bewohner und seine Angehörigen über Gefahren einer Mangelernährung und Möglichkeiten einer angemessenen Ernährung, z. B. Art der Unterstützung, und leitet ggf. zur Umsetzung von Maßnahmen an, z. B. im Umgang mit Hilfsmitteln. Beschreiben Sie Maßnahmen, wie Sie in Ihrer Einrichtung darauf reagieren könnten.

4 Pflegeplanung zum Fall „Pflege bei Beeinträchtigung des Verdauungsapparats" – Herr Frank

Allgemeine Hinweise zum Erwartungshorizont

Die Bedürfnisse, Probleme sowie Fähigkeiten und Ressourcen sind erfasst und stehen miteinander in Zusammenhang.

Die Ziele sind eindeutig und erreichbar formuliert, sie sind realistisch und überprüfbar.

Die Pflegemaßnahmen geben konkrete Handlungsanweisung und benennen

- was zu tun ist,
- wie es zu tun ist,
- wann die Maßnahme durchgeführt werden soll und wie oft,
- wer die Maßnahme durchführt.

ABEDL®	Bedürfnisse, Probleme und deren Ursachen und Einflussfaktoren	Ressourcen	Ziele (zu erreichen bis ...)	Maßnahmen
• Sich bewegen	Herr F. hat eine Leistenhernie.	Herr F. hatte bisher keine Bewegungseinschränkungen.	Herr F. weiß, welche Bewegungen er vermeiden soll und kennt Zeichen einer Einklemmung.	• Herrn F. über richtige Hebe- und Tragetechniken informieren • Herrn F. informieren, wie er eine Einklemmung seiner Hernie erkennen kann
• Vitale Funktionen des Lebens aufrechterhalten	Herr F. hat eine akute Gastritis mit Erbrechen und Blut im Stuhl.	Herr F. kennt die Gefährdung. Er weiß um die Problematik einer Blutung.	Herr F. beobachtet seine Ausscheidungen und interpretiert sie richtig. Er kann Veränderungen seiner Vitalzeichen einschätzen.	• Kontrolle von Blutdruck und Puls nach Arztanordnung • Kontrolle der Atemfrequenz • Beobachtung der Stuhlausscheidung • Herrn F. informieren, dass er keine Schmerzmittel mehr zu sich nehmen darf
• Essen und trinken	Herr F. erbricht häufig, hat wenig Appetit und verträgt das Essen nicht mehr so gut.	Herr F. hatte bisher keine Einschränkungen bei der Nahrungsaufnahme.	Herr F. weiß, warum er häufig erbrechen muss. Er weiß, wie er sein Essverhalten aufgrund der Gastritis ändern muss.	• Erbrochenes beobachten, Aussehen (kaffeesatzartig) und Menge dokumentieren • entstandenen Flüssigkeitsverlust ersetzen • Kamillentee (krampflösend), Pfefferminztee (schmerzlindernd), entfettete Brühe reichen • zum Trinken anregen • Essen auf Wunsch über den Tag verteilen • Herrn F. Essen reichen, das ihm keine Beschwerden bereitet • Herrn F. informieren, dass er keine Schmerzmittel mehr einnehmen darf • Verabreichung der vom Arzt verordneten Medikamente

Pflege bei Beeinträchtigung von Harntrakt und Geschlechtsorganen

Frau Jakob ist 73 Jahre alt, verheiratet und lebt mit ihrem Mann seit einem halben Jahr im betreuten Wohnen an ihrem Heimatort.

Herr Jakob hat eine beginnende Demenz. Und da es Frau Jakob gesundheitlich auch nicht gut ging, entschlossen sich beide, frühzeitig gemeinsam in eine betreute Einrichtung zu ziehen. Sie haben eine gemütliche 3-Zimmer-Wohnung mit einem schönen Balkon, auf dem Frau Jakob ihre Lieblingsblumen in Kästen angepflanzt hat. Ihre beiden Kinder, die im Nachbarort wohnen, haben je drei Kinder, das jüngste Enkelkind ist vor vier Monaten zur Welt gekommen.

Frau Jakob hat schon immer gerne gestrickt, besonders ihre Enkel kommen in den Genuss von bunten Socken. Auch war sie eine passionierte Bäckerin und nutzt nun die Gemeinschaftsküche, um mehrmals im Monat für alle Bewohner Nussschnecken zum gemeinsamen Kaffeetrinken zu backen.

Frau Jakob hat schon seit mehreren Jahren Probleme mit der Niere. Eine Ursache ist ihr Diabetes mellitus Typ 2. Sie muss mittlerweile Insulin spritzen, macht dies aber noch selbstständig. Auch wurde vor ein paar Jahren bei ihr eine arterielle Hypertonie festgestellt, diese ist aber mit Medikamenten recht gut eingestellt.

In den letzten Monaten hat Frau Jakob allerdings einen Anstieg der Blutdruck- und auch der Blutzuckerwerte festgestellt. Ihre Beine sind geschwollener, ab und zu bemerkt sie Herzstolpern. Auch ist sie kurzatmiger geworden, die fünf Treppenstufen zum Wohnhaus kann sie nur langsam gehen. Sie kann sich nicht mehr so gut konzentrieren und trainiert daher mit ihrem Mann, indem sie gemeinsam Kreuzworträtsel lösen oder Scrabble spielen. Beide gehen mittlerweile auch ein- bis zweimal pro Woche im nahe gelegenen Thermalbad schwimmen. Ab und zu kommen die Kinder und Enkel auch mit. Auch achtet Frau Jakob vermehrt auf ihre Ernährung, in den letzten drei Monaten hat sie vier Kilo zugenommen. Leider ist ihr Geschmackssinn beeinträchtigt, ihre geliebten Schneckennudeln wollen ihr nicht mehr so recht schmecken. Zusätzlich zu den Antihypertensiva nimmt sie Vitamin-D3-Präparate ein, um der Osteoporose entgegenzuwirken.

Seit einigen Wochen plagt Frau Jakob auch starker Juckreiz an der Scheide und ein Brennen beim Wasserlassen. Zuerst erklärt sie ihn sich damit, dass sie vor zwei Wochen einen Harnwegsinfekt hatte. Er war eigentlich ausgeheilt. Da aber der Juckreiz auch nach einer Woche nicht nachlässt, entschließt sich Frau Jakob, ihren langjährigen Gynäkologen Dr. Frei zu konsultieren.

Bei der Untersuchung ertastet Dr. Frei eine kleine knotige Verhärtung an der Innenwand der Scheide. Auf Nachfrage verneint Frau Jakob, Blutungen zu haben. Allerdings sei der Ausfluss seit ein paar Tagen leicht rosa. Beim Abtasten der regionalen Lymphknoten in beiden Leisten und Oberschenkelinnenseiten kann Dr. Frei keine Auffälligkeiten feststellen. Trotzdem rät er Frau Jakob zu einer Biopsie, um bei einem Vulvakarzinom schnell handeln zu können.

Fallbeispiele mit Aufgaben, Erwartungshorizont und Pflegeplanung

Wissensfragen

1. Benennen Sie die wichtigsten Aufgaben der Nieren.

2. Beschreiben Sie Aufbau und Funktion der Schließmuskeln der Harnröhre.

3. Erläutern Sie den Ablauf der Miktion.

4. Zählen Sie Ursachen und Symptome der Blasenentzündung auf.

5. Nennen und erläutern Sie vier Formen der Harninkontinenz.

6. Nennen Sie pathologische Veränderungen des Harns, die Sie beim Entleeren des Urinbeutels wahrnehmen können.

7. Welche Ursachen kann eine vermehrte Harnproduktion haben?

8. Was ist bei der pflegerischen Unterstützung des Wasserlassens im Allgemeinen zu beachten? Denken Sie dabei auch an das Schamgefühl des Bewohners.

9. Zählen Sie auf, welche Qualitätsmerkmale absorbierende Einmalprodukte besitzen sollten, damit dem Betroffenen eine Teilnahme am öffentlichen Leben ermöglicht wird.

10. Vergleichen Sie die Symptome von akutem und chronischem Nierenversagen.

11. Was versteht man unter „Hämodialyse"?

12. Was versteht man unter „Kontinenzförderung"? Nennen Sie verschiedene Möglichkeiten der Kontinenzförderung.

13. Was muss bei der Pflege von Patienten mit liegendem Dauerkatheter beachtet werden?

14. Erläutern Sie den Umgang mit einem Urinauffangbeutel.

Arbeitsaufgaben zum Text

15. Frau Jakob hat seit mehreren Jahren Probleme mit der Niere. Welche Symptome deuten im Fallbeispiel darauf hin? Erläutern Sie, warum.

16. Warum muss sich Frau Jakob als Typ-II-Diabetikerin trotzdem Insulin spritzen?

17. Können Sie einen Zusammenhang zwischen den Nierenproblemen von Frau Jakob und ihrem Diabetes mellitus erkennen? Erläutern Sie diesen.

18. Erstellen Sie eine Auflistung der Antihypertensiva, die bei Frau Jakob zum Einsatz kommen können.

19. Sie müssen täglich den Blutdruck von Frau Jakob messen. Was müssen Sie generell dabei beachten?

20. Der Geschmackssinn von Frau Jakob ist beeinträchtigt. Beschreiben Sie die verschiedenen Geschmacksqualitäten und geben Sie jeweils ein Beispiel dafür.

21. Welche Aufgaben erfüllen die Lymphknoten?

22. Welcher Zusammenhang besteht zwischen der Osteoporose von Frau Jakob und der Einnahme von Vitamin-D3-Präparaten?

23. Frau Jakob möchte gerne von Ihnen wissen, woher ihr vaginaler Juckreiz kommen könnte. Außerdem möchte sie etwas gegen das Brennen beim Wasserlassen haben.

24. Zu welcher Komplikation kann ein Harnwegsinfekt führen? Welche Symptome können Sie dabei beobachten? Wie wird diese Erkrankung therapiert?

25. Der Gynäkologe von Frau Jakob muss sie vaginal untersuchen. Ihr ist dieser intime Eingriff sehr unangenehm und sie schämt sich. Erläutern Sie die verschiedenen Tabuzonen.

26. Warum wurde Frau Jakob von ihrem Gynäkologen nach vaginalen Blutungen gefragt? Sie erfahren von Frau Jakob, dass sie bei sich einen rosafarbenen Ausfluss festgestellt hat. Wie würden Sie dies beurteilen?

Weiterführende Aufgaben

27. Welche Zielsetzung hat der Expertenstandard „Förderung der Harnkontinenz in der Pflege"?

28. Welche Kontinenzprofile beschreibt der Expertenstandard „Förderung der Harnkontinenz"?

29. Auch ein Harnverhalt wird häufig mit Nierenversagen verwechselt. Worin besteht der Unterschied? Welche Ursachen können Auslöser sein? Was ist bei der Therapie das Mittel der Wahl? Wie reagieren Menschen mit Kommunikationsproblemen bei einem Harnverhalt?

30. Welche Probleme kann eine vergrößerte Prostata verursachen? Beschreiben Sie die vier Befundstadien.

31. Für Menschen in Altenpflegeeinrichtungen findet ein großer Teil ihres Lebens unter Beobachtung statt. Welche Möglichkeiten haben Sie, die Intimsphäre der Bewohner zu wahren und sie somit ihre Sexualität ausleben zu lassen?

Pflegeplanung zum Fall „Pflege bei Beeinträchtigung von Harntrakt und Geschlechtsorganen" – Frau Jakob

Allgemeine Hinweise zum Erwartungshorizont

Die Bedürfnisse, Probleme sowie Fähigkeiten und Ressourcen sind erfasst und stehen miteinander in Zusammenhang.

Die Ziele sind eindeutig und erreichbar formuliert, sie sind realistisch und überprüfbar.

Die Pflegemaßnahmen geben konkrete Handlungsanweisung und benennen

- was zu tun ist,
- wie es zu tun ist,
- wann die Maßnahme durchgeführt werden soll und wie oft,
- wer die Maßnahme durchführt.

ABEDL®	Bedürfnisse, Probleme und deren Ursachen und Einflussfaktoren	Ressourcen	Ziele (zu erreichen bis …)	Maßnahmen
• Sich bewegen	Frau J. kann nicht ohne Atemprobleme gehen. Frau J. leidet unter ihrer Osteoporose und nimmt Vitamin-D3-Präparate. Bei Frau J. haben sich Beinödeme entwickelt.	Frau J. war bis vor Kurzem noch weitgehend mobil und konnte Spaziergänge unternehmen.	Frau J. bleibt weitgehend mobil. Frau J. kennt ihre Belastungsgrenzen und hält Pausen ein. Sie erkennt Anzeichen einer Überbelastung	• Haus oder Facharzt über Beinödeme von Frau J. informieren • Anpassung von Antithrombosestrümpfen, Pütterverband etc. • für Frau J. einen Bewegungsplan abhängig von ihrer Belastungsfähigkeit erstellen • Kontrolle der Medikamenteneinnahme • regelmäßige Kontrolle von Atemfrequenz und Puls • Frau J. dazu anleiten, im Sitzen die Beine hochzulegen, mehr zu gehen und weniger zu stehen
• Für eine sichere/fördernde Umgebung sorgen	Frau J. hat Hypertonie und in den vergangenen Monaten einen Anstieg der Blutdruckwerte festgestellt.	Frau J. nimmt schon länger Medikamente ein und ist damit gut eingestellt.	Der Blutdruck von Frau J. bleibt im Normbereich. Die Medikamenteneinnahme ist gewährleistet.	• tägliche Blutdruckkontrollen • regelmäßige Überwachung der Medikamenteneinnahme • Frau J. über ihre Medikamente informieren
• Ausscheiden	Frau J. spürt ein Brennen beim Wasserlassen und einen Juckreiz im Vaginalbereich. Zudem ist ihr Ausfluss seit ein paar Tagen leicht rosa.	Frau J. hatte bisher nur geringe Probleme beim Wasserlassen.	Frau J. achtet auf eine angemessene Intimhygiene und trinkt zur Diureseförderung ca. 1,5 l am Tag.	• tägliche Beobachtung des Ausflusses von Frau J. • ein Trinkprotokoll anlegen (CAVE: auf Überwässerung achten!) • auf Wunsch Unterstützung bei der Intimhygiene geben • rechtzeitiger Wechsel von Einlagen und Unterwäsche
• Essen und trinken	Frau J. klagt über Geschmacksbeeinträchtigungen. Sie hat in den letzten drei Monaten vier Kilo zugenommen.	Frau J. achtet auf ihre Ernährung und will wieder abnehmen.	Frau J. kennt Vitamin-D-reiche Nahrungsmittel. Sie kennt ihren täglichen Kalorienbedarf und passt die Insulindosis entsprechend an.	• Frau J. häufiger zum Blutzuckermessen anhalten und Werte kontrollieren • einen Ernährungsplan für Frau J. zur Gewichtsreduktion und zur Vitamin-D-Substitution erstellen • Frau J. täglich wiegen und Gewicht dokumentieren

4 Pflege bei Beeinträchtigung der hormonellen Steuerung

Frau Hüter wohnt mit ihrem Mann Klaus in den Allgäuer Alpen. Beide sind 70 Jahre alt und noch recht rüstig. Sie leben in einem kleinen Haus am Dorfrand, haben einen Garten und sechs Hasen. Ihre
5 Kinder wohnen etwas weiter entfernt in München. Einmal pro Monat besuchen die Kinder abwechselnd die Eltern. Seit vier Monaten sind die Enkel zu dritt, Herr und Frau Hüter freuen sich immer über die Kinder, die im Garten mit den Hasen spielen
10 oder mit dem Dackel Fipps Gassi gehen.

Vor fünf Jahren ist bei Frau Hüter Diabetes mellitus Typ II diagnostiziert worden. Bei einer Routineuntersuchung wurde der erhöhte Blutzucker festgestellt. Zuerst war sie sehr erschrocken darüber.
15 Nach einer guten Aufklärung durch ihre langjährige Hausärztin Frau Dr. Weichsel und dem Besuch bei der Diabetesberatung weiß Frau Hüter mittlerweile gut über die Krankheit und die nötige Therapie Bescheid. Sie nimmt ihre Antidiabetika regel-
20 mäßig ein und kontrolliert selbstständig ihren Blutzucker. Sie hat ihre Ernährung umgestellt und isst viel frisches Gemüse und weniger Fleisch, sehr zum Leidwesen ihres Mannes. Sie hat damit sechs Kilo abgenommen. Bei Kuchen und Torten hält sie
25 sich meist zurück. Nur bei großen Festen, wie Geburtstagen oder der Taufe des Enkels, hat sie „gesündigt". Da Dackel Fipps sowieso zu dick wurde, haben sich Herr und Frau Hüter angewöhnt, jeden Tag einen langen Spaziergang mit ihm zu machen.
30 Beide sind der Nordic-Walking-Gruppe des Ortes beigetreten. Sogar ein befreundetes Ehepaar macht nun mit.

In letzter Zeit fühlt sich Frau Hüter nicht gut. Sie ist schwach und hat in der vergangenen Woche zwei
35 Kilo abgenommen, obwohl sie normal gegessen hat. Manchmal schlägt ihr Herz schneller als normal, ab und zu stolpert es. Außerdem schläft Frau Hüter in den letzten Wochen schlecht, sie ist nervös, manchmal zittern ihre Hände leicht. Besonders
40 die Herzrhythmusstörungen beunruhigen Frau Hüter. Sie entschließt sich daher zu einem Besuch bei Frau Dr. Weichsel.

Nachdem Frau Hüter ihr die Beschwerden geschildert hat, untersucht die Ärztin manuell den Hals-
45 bereich von Frau Hüter, macht einen Ultraschall von der Schilddrüse und nimmt Frau Hüter Blut ab, um die Schilddrüsenhormone und mögliche Entzündungsparameter zu bestimmen. Sie vermutet eine Hyperthyreose. Frau Hüter wird wahrschein-
50 lich eine Schilddrüsenoperation benötigen.

Wissensfragen

1. Wie hält der Körper die Konzentration des Hormons Thyroxin stabil?

2. Nennen Sie die Symptome einer Hyper- und Hypothyreose.

3. Erklären Sie den Begriff „Struma".

4. Wie wird eine Hyperthyreose in der Regel behandelt?

5. Welche endokrinen Hormone werden in der Pankreas wo gebildet?

6. Wie verändert sich die Blutzuckerkonzentration nach einer Mahlzeit? Nennen Sie Werte und die Aufgaben des Insulins.

7. Wie verändert sich der Stoffwechsel bei Insulinmangel und welche Symptome treten dabei auf?

8. Nennen Sie die Symptome einer Hypoglykämie.

9. Welche Maßnahmen ergreifen Sie bei Hypoglykämie bei einem wachen Diabetiker?

10. Erläutern Sie Ihre Maßnahmen beim hypoglykämischen Koma.

11. Beschreiben Sie Ursachen, die bei einem Diabetiker zu einer Hypoglykämie führen können.

12. Beschreiben Sie Spätschäden am Nervensystem bei einem schlecht eingestellten Diabetiker und erörtern Sie pflegerische Konsequenzen.

13. Beschreiben Sie Ihr Vorgehen bei der Injektion von Insulin.

14. Nennen Sie die Hauptnebenwirkungen einer hohen Blutzuckerkonzentration und eines erhöhten Insulinspiegels. Wie vermeiden Sie diese?

15. Erklären Sie die Begriffe „Ketoazidotisches Koma" und „Hyperosmolares Koma".

16. Welches sind die fünf Säulen der Therapie von Diabetes Typ I?

17. Welche Probleme können beim Typ-II-Diabetiker auftreten, wenn er Fieber bekommt oder an einer Infektion leidet?

18. Beschreiben Sie die Fußpflege bei Diabetes mellitus.

19. Als Hauptursache wird beim Diabetes mellitus Typ II die Insulinresistenz genannt. Was ist darunter zu verstehen und wodurch wird sie begünstigt?

20. Worauf ist bei der Ernährung bei Diabetes mellitus Typ II zu achten?

21. Der Diabetes mellitus Typ II wird vorwiegend mit oralen Antidiabetika behandelt. Benennen Sie diese und erklären Sie ihre Wirkungsweise.

Arbeitsaufgaben zum Text

22. Frau Hüter misst ihren Blutzucker selbst. Worauf muss sie bei der Messung im häuslichen Bereich achten?

23. Warum hat Frau Hüter trotz guter Diabeteseinstellung in letzter Zeit sechs Kilo abgenommen?

24. Wie beeinflusst die Ernährungsumstellung von Frau Hüter ihren Diabetes mellitus?

25. Frau Hüter macht täglich einen langen Spaziergang. Warum hat dies einen positiven Einfluss auf den Verlauf ihres Diabetes mellitus?

26. Frau Hüter nimmt ein orales Antidiabetikum aus der Stoffgruppe der Sulfonylharnstoffe. Worauf muss sie bei der Einnahme achten?

27. Warum tastet die Hausärztin bei Frau Hüter den Halsbereich ab?

28. Frau Hüter versteht nicht, warum es ihr trotz gut eingestellten Blutzuckers nicht mehr gut geht. Was wird ihr Frau Dr. Weichsel erklären?

Weiterführende Aufgaben

29. Die Deutsche Gesellschaft für Ernährung hat zehn Grundregeln zur gesunden Ernährung postuliert. Skizzieren Sie diese kurz. Welche davon beachten Sie?

30. Diabetiker gelten als chronisch erkrankte Menschen. Recherchieren Sie den Begriff „Chronische Erkrankung" im Internet.

Fallbeispiele mit Aufgaben, Erwartungshorizont und Pflegeplanung

4 Pflegeplanung zum Fall „Pflege bei Beeinträchtigung der hormonellen Steuerung" – Frau Hüter

Allgemeine Hinweise zum Erwartungshorizont

Die Bedürfnisse, Probleme sowie Fähigkeiten und Ressourcen sind erfasst und stehen miteinander in Zusammenhang.

Die Ziele sind eindeutig und erreichbar formuliert, sie sind realistisch und überprüfbar.

Die Pflegemaßnahmen geben konkrete Handlungsanweisung und benennen

- was zu tun ist,
- wie es zu tun ist,
- wann die Maßnahme durchgeführt werden soll und wie oft,
- wer die Maßnahme durchführt.

ABEDL®	Bedürfnisse, Probleme und deren Ursachen und Einflussfaktoren	Ressourcen	Ziele (zu erreichen bis …)	Maßnahmen
• Essen und trinken	Frau H. hat in der letzten Woche zwei Kilo abgenommen. BMI aktuell: 22. Frau H. ist beunruhigt wegen der plötzlichen Gewichtsabnahme.	Frau H. sucht die Ursachen nicht bei ihrem Diabetes mellitus.	Das Gewicht von Frau H. bleibt stabil. Frau H. hält ihre Ernährungsgewohnheiten bei.	• Frau H. weiterhin „diabetesgerechtes Essen" geben und sie selbstständig ihre Kohlenhydrate berechnen lassen • Frau H. zusätzliche Kalorien geben, um den Gewichtsverlust auszugleichen • nach Absprache mit dem Haus- oder Facharzt häufigere Kontrollen ihres Blutzuckers
• Ruhen, schlafen und entspannen	Frau H. schläft schlecht und ist nervös.	Frau H. lebt in einem intakten Umfeld.	Frau H. kennt Gründe der veränderten Schlafgewohnheiten und kann ihre momentane Nervosität akzeptieren. Der Ehepartner ist informiert.	• Frau H. Möglichkeiten aufzeigen, sich zu entspannen, z. B. Schlaftrunk, Musik, etc. • Frau H. bekommt Rückhalt von Ehemann und Freunden und kann sich ihnen anvertrauen
• Für eine sichere und fördernde Umgebung sorgen	Frau H. ist beunruhigt wegen der auftretenden Herzrhythmusstörungen. Frau H. fühlt sich aufgrund schwankender Blutdruckwerte schwach und kraftlos.	Frau H. hat keine ursächlichen Herzprobleme. Frau H. kann mit Unterzuckerungen umgehen.	Frau H. kennt Gründe für die auftretenden Herzrhythmusstörungen und kann über ihre Ängste sprechen. Frau H. weiß, dass sie derzeit vermehrt zu Hypoglykämien neigt, kennt die Anzeichen und kann aktiv Maßnahmen ergreifen.	• Frau H. über die Symptome der Schilddrüsenüberfunktion aufklären und mit ihr über ihre Ängste sprechen • Frau H. die Symptome einer Hypoglykämie erklären und die zu ergreifenden Maßnahmen erläutern

Pflege bei Infektionskrankheiten

Frau Droemer lebt seit zwei Jahren – seit ihr Mann verstorben ist – alleine in ihrer 3-Zimmer-Wohnung. Sie ist 80 Jahre alt, noch recht rüstig und leidenschaftliche Gärtnerin. Sie liebt Rosen über alles und hat eine richtige kleine Rosenplantage im Garten. An ihr Grundstück grenzt auch ein kleiner Wald, in dem Rehe und viele Vögel leben. Gerne sitzt Frau Droemer im Sommer abends auf ihrer kleinen Holzbank und beobachtet die grasenden Rehe und die zankenden Eichelhäher.

Frau Droemer ist zwar nicht mehr allzu gut zu Fuß, versucht aber, sich täglich zu bewegen: Entweder macht sie einen Spaziergang mit ihrer Tochter Henriette, die im selben Haus wohnt und seit drei Monaten Rentnerin ist, oder sie arbeitet ein wenig im Garten. Frau Droemer ernährt sich gesund und achtet auf ihr Gewicht. Dreimal in der Woche isst sie mit ihrer Tochter zu Mittag, beim Kochen wechseln sie sich ab.

Ihre Tochter war Pflegefachkraft und richtet ihrer Mutter auch die täglichen Medikamente, unterstützt sie im Haushalt und geht für sie einkaufen.

An einem sonnigen Tag haben sich die beiden zum Frühjahrsputz für den Garten verabredet. Henriette will den Rasen mähen, Frau Droemer die Rosen schneiden. Das Wetter ist perfekt, es ist warm und es geht ein leichter Wind. Henriette hat eine Kanne Früchtetee gekocht und ihn kalt gestellt.

Am Vormittag hat Frau Droemer ihrer Tochter mit dem Rasen und dem Heckenschnitt am Waldrand geholfen. Nachmittags sind die Rosen dran. Frau Droemer hat ihre Handschuhe angezogen und beginnt mit dem Schnitt. Da es heute aber so warm ist, sie zieht die Handschuhe aus, nachdem sie über die Hälfte der Rosen beschnitten hat. Prompt sticht sie sich an einem Rosendorn, der sich tief in ihren linken Daumen bohrt, es blutet und brennt. Frau Droemer saugt am Daumen und ruft Henriette zu, sie bräuchte ein Pflaster. Henriette spült die Wunde aus, desinfiziert sie und verbindet sie mit Kompressen und einem Verband. Die Gartenarbeit ist für Frau Droemer heute beendet.

Am Abend suchen sich beide nach Zecken ab. Henriette findet zwei bei ihrer Mutter: eine in den Haaren, eine am Unterschenkel. Sie entfernt beide vorsichtig mit einer Zeckenzange, desinfiziert die Stellen und malt mit einem wasserfesten Stift einen Kreis darum. Sie bittet ihre Mutter, vor allem die Stelle am Unterschenkel zu beobachten, denn die dortige Zecke war sehr vollgesogen.

Zwei Tage später hat Frau Droemer immer noch Schmerzen am Daumen. Es zeigt sich eine scharf begrenzte Rötung, er ist geschwollen und überwärmt.

Frau Droemer hat Fieber, 39 °C, und liegt mit Kopf- und Gliederschmerzen im Bett. Auch die Zeckenbissstelle ist kreisförmig umrundet von einer Rötung. Henriette ist alarmiert. Sie vermutet eine Infektion am Daumen und eine Borreliose. Sie ruft sofort die Ambulanz, die Frau Droemer ins nahe gelegene Krankenhaus fährt. Dort wird sie stationär aufgenommen, bekommt intravenös hoch dosiert Antibiotika, der Unterschenkel wird hoch gelagert, ruhig gestellt und mehrfach täglich desinfiziert und gekühlt.

Frau Droemer hat Glück: Nach ein paar Tagen ist das Erysipel rückläufig, auch die Rötung um die Zeckenbissstelle hat nachgelassen. Zwei Wochen später kann Frau Droemer wieder nach Hause entlassen werden.

Wissensfragen

1. Beschreiben Sie die krank machende Wirkung von Bakterien.

2. Nennen Sie die besonderen Fähigkeiten von Bakterien.

3. Zeigen Sie die Voraussetzungen auf, die für das Zustandekommen einer Infektion gegeben sein müssen.

4. Beschreiben Sie, wie die Erreger von Infektionen übertragen werden können.

5. Erklären Sie, wie der äußere Schutzwall der Haut bei der Abwehr von Erregern wirkt.

6. Erläutern Sie die Unterschiede zwischen der unspezifischen und der spezifischen Abwehr.

7. Beschreiben Sie die humorale und die zelluläre Abwehr des Körpers gegen Erreger.

8. Was sind Allergene und was versteht man unter einer Allergie?

9. Was versteht man unter passiver Immunisierung? Auf welche Art und Weise kann man eine passive Immunisierung erhalten?

10. Erklären Sie den Unterschied zwischen Desinfektion und Sterilisation.

11. Welche Informationen benötigen die Mitarbeiter über den MRSA-Träger?

12. Nennen und beschreiben Sie verschiedene Arten von Krankheitserregern.

13. Benennen Sie die Stufen der körpereignen Abwehr.

14. Was ist bei einer MRSA-Infektion für die Pflege zu beachten?

15. Nennen Sie Maßnahmen, um die Verbreitung von Erregern durch Erkrankte zu vermeiden.

16. Was muss bei einer Infektion mit Noroviren berücksichtigt werden?

Arbeitsaufgaben zum Text

17. Wo im menschlichen Körper kommen Bakterien vor und welche Erkrankungen können sie verursachen?

18. Welche krankheitserregenden Viren kennen Sie? Wie ist deren Übertragungsweg und welche Erkrankungen können sie auslösen?

19. Welche Bakterien haben vermutlich bei Frau Droemer die Infektion am Daumen ausgelöst?

20. Welche gefährliche Folgeerkrankung könnte bei Frau Droemer aufgrund des Verletzungsvorgangs auftreten? Wodurch wird sie ausgelöst? Wo kommt der Erreger hauptsächlich vor?

21. Was muss bei Frau Droemer erfragt werden und wie muss sie vorbeugend behandelt werden?

22. Erläutern Sie die Begriffe „direkte Ansteckung" und „indirekte Ansteckung". Was trifft bei Frau Droemer zu?

23. Bei Frau Droemer hat sich Fieber entwickelt. Hat Fieber in ihrem Fall auch Vorteile?

24. Welche Anzeichen sind bei Menschen mit Fieber allgemein zu beobachten?

25. Sie sollen bei Frau Droemer zur Temperatursenkung Wadenwickel anwenden. Beschreiben Sie die korrekte Durchführung dieser Maßnahme.

26. Beschreiben Sie die vier Fiebertypen.

Weiterführende Aufgaben

27. Was kennzeichnet eine Autoimmunerkrankung? Nennen Sie zwei Beispiele für eine Autoimmunerkrankung.

28. Welche Schutzimpfungen werden für über 60-jährige empfohlen?

29. Nennen Sie sieben meldepflichtige Infektionskrankheiten nach § 6 Infektionsschutzgesetz.

30. Erklären Sie, wie man bei der Händedesinfektion vorgeht. Welche Bereiche der Hände dürfen nicht vergessen werden? Informieren Sie sich über neue Erkenntnisse im Bereich der Händedesinfektion.

31. Wann müssen Sie eine Händedesinfektion durchführen?

Pflegeplanung zum Fall „Pflege bei Infektionskrankheiten" – Frau Droemer

Allgemeine Hinweise zum Erwartungshorizont

Die Bedürfnisse, Probleme sowie Fähigkeiten und Ressourcen sind erfasst und stehen miteinander in Zusammenhang.

Die Ziele sind eindeutig und erreichbar formuliert, sie sind realistisch und überprüfbar.

Die Pflegemaßnahmen geben konkrete Handlungsanweisung und benennen

- was zu tun ist,
- wie es zu tun ist,
- wann die Maßnahme durchgeführt werden soll und wie oft,
- wer die Maßnahme durchführt.

ABEDL®	Bedürfnisse, Probleme und deren Ursachen und Einflussfaktoren	Ressourcen	Ziele (zu erreichen bis …)	Maßnahmen
Sich bewegen	Frau D. kann derzeit aufgrund des Erysipels das Bett nicht verlassen. Sie kann an den Bettrand mobilisiert werden.	Frau D. war bis vor kurzem noch weitgehend mobil, konnte Spaziergänge unternehmen.	Frau D. kann nach abgeheiltem Erysipel wieder selbstständig das Bett verlassen und wieder spazieren gehen. Ihre Beweglichkeit bleibt während der Bettruhephase erhalten.	• Hilfestellung bei der Mobilisation an den Bettrand • tägliches Durchbewegen der großen Gelenke • Frau D. zur Eigenbewegung im Bett anhalten und ihr den Sinn und Zweck vermitteln • Förderung des venösen Rückflusses am gesunden Bein durch entsprechende Maßnahmen
Sich pflegen	Frau D. kann zur Körperpflege das Bett nicht verlassen. Sie benötigt Hilfestellung. Aufgrund der derzeitigen Bettruhe erhöht sich ihre Dekubitusgefährdung.	Frau D. kann Teile der Körperpflege selbstständig durchführen. Frau D. bewegt sich im Bett eigenständig und führt Mikropositionswechsel durch.	Die Fähigkeit, sich selbst zu pflegen, bleibt erhalten. Frau D. fühlt sich gepflegt und sauber. Die Haut von Frau D. ist intakt.	• Hilfestellung bei der Körperpflege • Übernahme der Körperpflege von Rücken, Beinen und Intimbereich • Dekubitusgefährdung einschätzen und dokumentieren • Expertenstandard „Dekubitusprophylaxe in der Pflege" bzw. dessen Umsetzung nach hauseigenen Vorgaben/Standards berücksichtigen und Maßnahmen ableiten • Transfer haut- und gewebeschonend durchführen • Bewegungsförderung individuell an Tagesform anpassen • Hautbeobachtung • auf ausreichende Flüssigkeitszufuhr achten • Assessmentintervalle festlegen
Für eine sichere/ fördernde Umgebung sorgen	Frau D. hat aufgrund ihrer ärztlich diagnostizierten Borreliose Schmerzen im rechten Unterschenkel und im linken Daumen.		Sie versteht die therapeutischen Maßnahmen bezüglich der Borreliose und des Erysipels. Das Erysipel bildet sich zurück.	• Beobachtung der Einstichstelle der Verweilkanüle auf Entzündungszeichen und Paravasat • Bobachtung der Antibiotikagabe: allergische Reaktionen, Nebenwirkungen, Funktion • Anbringen der kühlenden Umschläge nach AO • Wundbeobachtung • Hochlagerung des Beins auf Schiene oder Kissen • Schmerzmittelgabe nach AO • Beobachtung und Dokumentation der Wunde am Daumen
Ausscheiden	Frau D. hat aufgrund der Antibiotikatherapie eine veränderte Stuhlausscheidung.	Frau D. hatte bisher keine Ausscheidungsprobleme.	Frau D. weiß, dass sich bei Antibiotikagabe Durchfall einstellen kann.	• wenn gewünscht, Frau D. Hilfe bei der Intimtoilette geben • auf ausreichende Flüssigkeitszufuhr achten (Durchfall = Exsikkose)

4 Pflege der Haut

Herr Kunkel wohnt seit zwei Jahren im Pflegeheim. Er ist verwitwet, 70 Jahre alt und hat einen Diabetes mellitus. Er leidet seit seiner Jugend außerdem an Psoriasis (Schuppenflechte), seit ein paar Jahren dadurch auch an einer Psoriasis-Arthritis.

Bevor Herr Kunkel ins Pflegeheim zog, wohnte er mit seiner Frau in einer 4-Zimmer-Wohnung im Erdgeschoss. Er ging gerne spazieren oder traf sich mit seinen ehemaligen Kollegen im Gasthaus auf ein Bier.

Wegen seiner Psoriasis wurde er schon oft auf der Straße »komisch angesehen«. Vor allem im Sommer sieht man die geröteten und schuppigen Psoriasis-Herde an Knien und Ellenbogen deutlich. Auch am Kopf kann man schuppige Stellen erkennen. Die Nägel sind gelblich verfärbt und haben grübchenförmige Einsenkungen. Aber in den Jahren hat Herr Kunkel gelernt, damit umzugehen bzw. die anderen über seine Krankheit aufzuklären, denn sie ist nicht ansteckend.

Herr Kunkel geht zwar noch gerne ab und zu schwimmen. Das Chlor trocknet seine Haut allerdings vor allem im Winter stark aus, sodass er sich dann mehrmals am Tag eincremen muss. Zusätzlich nimmt Herr Kunkel Vitamin-D3-Präparate ein. An besonders entzündeten Stellen, z. B. den Schienbeinen, bekommt er von der Pflegefachkraft im Heim bei Bedarf einen Glukokortikoid-Verband. 3–4-mal pro Woche geht Herr Kunkel auch zur Lichttherapie, die ihm sehr gut tut.

Mit seinem Diabetes kommt Herr Kunkel gut zurecht. Er misst selber den Blutzucker und spritzt sich selbst Insulin. Seit einiger Zeit kann er die Mani- und Pediküre nicht mehr selbstständig ausführen und geht daher regelmäßig zur Fußpflege. Dabei kann die Fußpflegerin Frau Sommer auch gleich seine Füße auf Druckstellen oder Verletzungen untersuchen. Beim heutigen Termin erzählt ihr Herr Kunkel, dass es ihn seit ein paar Tagen in den Zehenzwischenräumen jucken würde, vor allem am rechten Fuß zwischen kleinem Zeh, viertem und drittem Zeh. Frau Sommer schaut sich die Zehenzwischenräume an und entdeckt eine Mykose. Die Haut ist gerötet, sie hat kleine Einrisse und schuppt sich. Auch sieht sie am kleinen Zeh eine Rötung, wahrscheinlich eine beginnende Infektion. Die Nägel des kleinen und vierten Zehs sind gelblich verfärbt und verdickt: Herr Kunkel hat sich wahrscheinlich im Schwimmbad mit Fußpilz angesteckt. Frau Sommer wäscht ihm die Füße, trocknet sie gründlich, vor allem die Zwischenräume, und führt eine sorgfältige Nagelpflege durch. Dann legt sie in alle Zehenzwischenräume kleine Mullkompressen ein, um die Haut trocken zu halten. Sie empfiehlt Herrn Kunkel, Baumwollstrümpfe zu tragen.

Außerdem rät sie ihm, wegen der Rötung einen Termin beim Hausarzt zu machen. Denn durch den Diabetes kann sich die Entzündung schnell im ganzen Fuß ausbreiten.

Wissensfragen

1. Beschreiben Sie den Aufbau der Haut und erläutern Sie die Funktion der verschiedenen Hautdrüsen.

2. Welche Ursachen können Nagelveränderungen haben?

3. Erläutern Sie, wie sich die Haut im Alter verändert.

4. Erläutern Sie die Entstehung eines Dekubitus. Welche Körperstellen sind besonders gefährdet?

5. Beschreiben Sie die vier Stadien des Dekubitus und erläutern Sie die Behandlung.

6. Was verstehen Sie unter einer Stauungsdermatitis?

7. Erläutern Sie den Unterschied zwischen aseptischen Wunden und sog. septischen Wunden.

8. Wie wird die Schwere einer Verbrennung angegeben?

9. Erläutern Sie, wie bei medizinischen Einreibungen vorgegangen wird.

10. Erläutern Sie die Intertrigo. Welche Maßnahmen mit welchen Zielen verfolgen Sie im Rahmen der Intertrigoprophylaxe?

Arbeitsaufgaben zum Text

11. Erläutern Sie das Krankheitsbild „Psoriasis". Nutzen Sie zur Vertiefung auch den Link www.psoriasis-netz.de.

12. Herr Kunkel hat sich einen Fußpilz zugezogen. Erläutern Sie dieses Krankheitsbild. Welche Ursachen begünstigen die Entstehung?

13. Mit welchen Maßnahmen wird Herrn Kunkels Fußpilz von seiner Fußpflegerin behandelt?

14. Wie hätte Herr Kunkel eine Ansteckung im Schwimmbad vermeiden können?

15. Was ist eine Onychomykose?

16. Welche Antimykotika kennen Sie? Erstellen Sie eine Liste mit Stoffgruppen, Wirkung und Nebenwirkungen.

17. Warum ist die Entscheidung von Herrn Kunkel, eine Fußpflegerin aufzusuchen, begrüßenswert?

18. Was kann aus der Rötung an dem Kleinzeh von Herrn Kunkel im ungünstigsten Fall werden?

19. Welche Kriterien soll Herr Kunkel als Diabetiker prinzipiell bei der Fußpflege beachten?

20. Herr Kunkel erhält einen Glukokortikoidverband. Welche Medikamente aus dieser Stoffgruppe kennen Sie? Erstellen Sie eine Liste mit Stoffgruppen, Wirkung und unerwünschten Wirkungen.

21. Herr Kunkel leidet häufig unter Juckreiz. Wie entsteht dieser? Welche Faktoren können ihn verstärken?

22. Welche Maßnahmen können Sie bei einem Bewohner mit Pruritus ergreifen?

23. Als Pflegefachkraft obliegt Ihnen häufig die Übernahme der Hautpflege Ihrer Klienten. Welche Indikationen machen eine Hautpflege nötig? Welche Ziele verfolgen Sie? Welche Pflegemittel können Sie verwenden? Erläutern Sie deren Wirkungsweise.

24. Herr Kunkel geht ein paar Mal pro Woche zu einer Lichttherapie. Bitte erläutern Sie diese Maßnahme.

Weiterführende Aufgaben

25. Was beobachten Sie im Rahmen eines Assessments bei einem dekubitusgefährdeten Menschen?

26. Benennen Sie Maßnahmen zur Dekubitusprophylaxe und deren Ziele.

27. Erläutern Sie den Begriff „Debridement".

28. Welche Ziele verfolgt ein angemessenes Wundmanagement?

29. Was empfiehlt das Robert Koch-Institut zur Prävention von Wundinfektionen im Rahmen des Verbandswechsels? Nutzen Sie dazu die entsprechenden Informationen des RKI.

30. Was sind die Vorteile von hydroaktiven Wundauflagen? Welche hydroaktiven Wundauflagen kennen Sie?

4 Pflegeplanung zum Fall „Pflege der Haut" – Herr Kunkel

Allgemeine Hinweise zum Erwartungshorizont

Die Bedürfnisse, Probleme sowie Fähigkeiten und Ressourcen sind erfasst und stehen miteinander in Zusammenhang.

Die Ziele sind eindeutig und erreichbar formuliert, sie sind realistisch und überprüfbar.

Die Pflegemaßnahmen geben konkrete Handlungsanweisung und benennen

- was zu tun ist,
- wie es zu tun ist,
- wann die Maßnahme durchgeführt werden soll und wie oft,
- wer die Maßnahme durchführt.

ABEDL®	Bedürfnisse, Probleme und deren Ursachen und Einflussfaktoren	Ressourcen	Ziele (zu erreichen bis …)	Maßnahmen
• Sich pflegen	Herr K. leidet unter trockener Haut.	Herr K. kann sich selbst eincremen.	Die Haut von Herrn K. ist intakt.	• mehrmals täglich Hautpflege mit geeigneten Präparaten • für ausreichende Flüssigkeitszufuhr sorgen • Hautkontrolle • durchgeführte Maßnahmen kontrollieren
	Herr K. hat besonders entzündete Hautstellen, z. B. an den Schienbeinen.	Herr K. weiß, dass dies krankheitsbedingt ist.	Die Entzündungen bessern sich. Der Juckreiz wird gemildert.	• Kortisonverbände nach Arztanordnung • Hautkontrolle • durchgeführte Maßnahmen kontrollieren
	Herr K. kann Maniküre und Pediküre nicht mehr selbstständig ausführen.	Herr K. kann selbstständig einen Fußpfleger aufsuchen.	Herr K. erhält regelmäßig eine Maniküre und Pediküre.	• Einhaltung der Termine zur regelmäßigen Fußpflege überprüfen
	Herr K. leidet unter seinem Fußpilz.		Der Fußpilz wird zum Abheilen gebracht. Juckreiz wird gestillt. Herr K. verhindert weitere Verbreitung.	• über Ansteckungsmöglichkeiten informieren • Füße täglich waschen, gründlich trocknen, vor allem zwischen den Zehen • Nagelpflege durchführen • Mullkompressen zwischen den Zehen anbringen • Herrn H. zum Tragen von Baumwollsocken anregen • Maßnahmen dokumentieren
• Für eine sichere/ fördernde Umgebung sorgen	Herr K. hat eine Rötung an der Kleinzehe.	Herr K. versteht die Ursache dieser Entzündung.	Die Infektion breitet sich nicht aus. Herr H. versteht, dass er seinen Hausarzt aufsuchen soll.	• Herrn K. über die Entzündungsursachen informieren • Information an Hausarzt ist erfolgt
	Herr K. ist insulinpflichtiger Diabetiker.	Er misst selbstständig Blutzucker und spritzt sich Insulin.	Der Blutzucker bleibt im Normbereich.	• häufige Blutzuckerkontrolle, ermittelte Werte dokumentieren • Insulinanpassung bei Wertänderungen in Absprache mit dem Hausarzt

Pflege bei Beeinträchtigung des Nervensystems

Herr Luchs wohnt mit seiner Frau seit zwei Jahren im Pflegeheim in ihrem Heimatort. Er ist 85 Jahre alt, hat eine Arteriosklerose, eine Karotisstenose und schon seit Jahren eine bekannte arterielle Hypertonie. Auch Frau Luchs ist nicht mehr die gesündeste. Sie ist Diabetikerin und hat seit Jahren ein bekanntes Aortenaneurysma.

Bis vor drei Jahren war Herr Luchs noch recht aktiv, arbeitete gerne im Garten, machte mit seiner Frau manchmal kleinere Radtouren und ging gerne ins Theater. Nach einer transitorischen ischämischen Attacke (TIA) vor zwei Jahren, von der sich Herr Luchs gut erholt hat, beschlossen er und seine Frau, ins Pflegeheim zu ziehen. Der Sohn wohnt mit seiner Familie im selben Ort und die drei Enkel machen den Großeltern viel Freude. Regelmäßig besuchen sie sie am Wochenende, manchmal auch unter der Woche am Nachmittag. Dann gibt es Kaffee und Kuchen, für die Kinder heißen Kakao.

In den letzten Monaten hatte Herr Luchs öfter einen hohen Blutdruck, er lag mitunter bei 190/100 mmHg. Der Hausarzt Dr. Flumm hat bereits die Medikamente umgestellt, rät Herrn Luchs zu salzarmer Ernährung und weiterhin viel Bewegung. Zweimal am Tag wird sein Blutdruck gemessen.

An einem Tag fühlt sich Herr Luchs gar nicht gut. Schon morgens hat er Mühe, aus dem Bett aufzustehen. Der Wecker ist ihm aus der Hand gefallen, und er erzählt seiner Frau, dass es in seinem linken Arm kribbelt. Er fühlt sich schwach, hat keinen Appetit und möchte am liebsten liegen bleiben. Seine Frau sagt, er habe sicher nur falsch auf dem Arm gelegen und ermuntert ihn, doch mit ihr frühstücken zu gehen. Nachdem Herr Luchs aufgestanden und angezogen ist, misst die Pflegefachkraft den Blutdruck: Er ist hyperton bei 182/97 mmHg. Sie erklärt es sich damit, dass Herr Luchs sich gerade ja viel bewegt hat und beschließt später nachzumessen. Am Arm seiner Frau geht Herr Luchs zum Frühstück, trinkt aber nur einen Kaffee und isst eine Kiwi. Nach dem Frühstück möchte sich Herr Luchs wieder hinlegen, seine Frau bringt ihn ins Bett und legt ihm die Glocke in die Hand. Herr Luchs schläft gleich ein.

Als Frau Luchs eine Stunde später nach ihrem Mann schaut, findet sie ihn schräg im Bett liegend. Er kann nur undeutlich sprechen, sein linker Mundwinkel hängt herunter, Speichel tropft ihm aus dem Mund. Er macht einen desorientierten und verwirrten Eindruck, er hat eingenässt. Frau Luchs ruft sofort die Pflegefachkraft, die Herrn Luchs im Bett aufrichtet und die Vitalwerte misst: Der Blutdruck ist hyperton bei 200/104 mmHg, der Puls liegt bei 97, der Blutzucker ist leicht hypoglykämisch bei 60 mg/dl. Sie vermutet einen Apoplex und ruft den Notarzt, der zum Glück innerhalb von 5 Minuten im Heim eintrifft. Auch das nächste Krankenhaus liegt nicht weit entfernt und hat auch eine Stroke-Unit, sodass Herr Luchs gleich behandelt werden kann. EKG, CT und Laboruntersuchungen sowie die Pflege nach Bobath gehören zur Routine.

Herr Luchs hat Glück gehabt: Er kann nach zweieinhalb Wochen in die Rehabilitation und erholt sich wieder gut von seinem Schlaganfall. Er muss nun täglich Marcumar einnehmen, seine Blutdruckmedikamente wurden nochmals angepasst. Vom Schlaganfall ist ein leichtes Hinken zurückgeblieben. Frau Luchs hat ihrem Mann aber einen schönen Spazierstock geschenkt, den er gerne benutzt. Nun steht den Spaziergängen nichts mehr im Weg.

Fallbeispiele mit Aufgaben, Erwartungshorizont und Pflegeplanung

Wissensfragen

1. Welche Aufgaben hat das Nervensystem?

2. Wie verläuft die Informationsübertragung vom Sinneseindruck bis zur Wahrnehmung?

3. Welche Strukturen bilden das ZNS?

4. Erläutern Sie den Begriff „Reflex".

5. Beschreiben Sie den Verlauf der Pyramidenbahn. Was sind typische Folgen eines rechtshirnigen Schlaganfalls?

6. Nennen Sie Symptome des Schlaganfalls. Bei welchen Symptomen sollte der Patient ins Krankenhaus eingewiesen werden?

7. Beschreiben Sie die neuro-psychologischen Veränderungen, auf die Sie bei der Krankenbeobachtung achten sollten.

8. Erläutern Sie die Prinzipien der Pflege des halbseitig Gelähmten nach dem Bobath-Konzept.

9. Welche Symptome treten bei der Parkinsonkrankheit auf?

10. Beschreiben Sie die Grundsätze der Pflege des Parkinsonkranken.

11. Was zeigen der systolische und der diastolische Wert an? Welche Bedeutung hat die Blutdruckamplitude?

Arbeitsaufgaben zum Text

12. Lesen Sie den Text aufmerksam durch und erstellen Sie eine Liste mit den wichtigsten Informationen zur Soziodemografie und zu krankheits- bzw. pflegerelevanten Angaben von Herrn Luchs.

13. Herr Luchs hatte vor zwei Jahren eine sog. TIA. Beschreiben Sie diesen Zustand.

14. Der Hausarzt hat Herrn Luchs zu mehr Bewegung und salzarmer Kost angeraten. Kann Herr Luchs damit seinen hohen Blutdruck beeinflussen?

15. Welche Medikamente können bei dem Bluthochdruck von Herrn Luchs zum Einsatz kommen? Mit welchen Nebenwirkungen müssen Sie rechnen?

16. Sie kennen Herrn Luchs schon länger. Warum überrascht es Sie nicht, dass er einen Schlaganfall bekommen hat?

17. Die Pflegefachkraft hat sich die Hypertonie von Herrn Luchs damit erklärt, dass er sich gerade viel bewegt habe. Welche Informationen von Frau Luchs hätte sie misstrauisch machen müssen?

18. Herr Luchs hat vorübergehend eine Aphasie. Bei ihm ist die Sprachproduktion gestört. Wie ist diese gekennzeichnet und wie können Sie mit ihm in Kontakt treten? Erklären Sie den Unterschied zwischen Dysarthrie und Aphasie.

19. Sie finden Herrn Luchs im Bett liegend vor. Welche Notfallmaßnahmen müssen Sie unter diesen Umständen ergreifen?

20. Bei Herrn Luchs wurden im Krankenhaus zur Diagnose ein EKG und eine CT durchgeführt. Erklären Sie beide Verfahren.

21. Welche ärztlichen Therapiemöglichkeiten gibt es bei einem Schlaganfall? Welche Maßnahmen zur Vermeidung eines Schlaganfalls kennen Sie?

22. Welche Möglichkeiten haben Sie, um die Wahrnehmung der stärker betroffenen Seite von Herrn Luchs zu verbessern? Welches Ziel verfolgen Sie damit?

23. Beschreiben Sie kurz das sogenannte „Bridging".

24. Beschreiben Sie die therapeutische Lage auf der stärker betroffenen Seite. Was möchten Sie damit erreichen?

25. Beschreiben Sie die Rückenlage. Warum soll sie nur in Ausnahmefällen eingenommen werden?

26. Herr Luchs hat sich einigermaßen stabilisiert. Sie möchten ihn aus dem Bett mobilisieren. Was beachten Sie dabei?

27. Beim Sitzen am Tisch sind auch wichtige Merkpunkte zu beachten. Wie gehen Sie vor?

28. Sie betreuen Herrn Luchs in seiner Akutphase. Welche Maßnahmen ergreifen Sie, um sein Schultergelenk vor einer Subluxation zu schützen und zudem ein Schulter-Arm-Syndrom zu verhindern?

29. Herr Luchs wird mittlerweile mit Marcumar therapiert. Mit welchen unerwünschten Wirkungen müssen Sie rechnen? Welche Kontraindikationen sind Ihnen bekannt?

Weiterführende Aufgaben

30. Besuchen Sie die Website der Deutschen Schlaganfall-Gesellschaft. Dort können Sie die für Sie nächstgelegene Stroke-Unit herausfinden. Des Weiteren können Sie dort einen Schlaganfall-Risikotest machen.

31. Wie sollte ein Badezimmer eingerichtet sein, damit es von Betroffenen mit Schlaganfall trotz ihrer Einschränkungen sicher benutzt werden kann?

32. Wodurch kann eine Epilepsie ausgelöst werden?

33. Beschreiben Sie einen Grand-Mal-Anfall.

34. Welche Sofortmaßnahmen ergreifen Sie bei einem Betroffenen mit Grand-Mal-Anfall?

Fallbeispiele mit Aufgaben, Erwartungshorizont und Pflegeplanung

4 Pflegeplanung zum Fall „Pflege bei Beeinträchtigung des Nervensystems" – Herr Luchs

Allgemeine Hinweise zum Erwartungshorizont

Die Bedürfnisse, Probleme sowie Fähigkeiten und Ressourcen sind erfasst und stehen miteinander in Zusammenhang.

Die Ziele sind eindeutig und erreichbar formuliert, sie sind realistisch und überprüfbar.

Die Pflegemaßnahmen geben konkrete Handlungsanweisung und benennen

- was zu tun ist,
- wie es zu tun ist,
- wann die Maßnahme durchgeführt werden soll und wie oft,
- wer die Maßnahme durchführt.

ABEDL®	Bedürfnisse, Probleme und deren Ursachen und Einflussfaktoren	Ressourcen	Ziele (zu erreichen bis …)	Maßnahmen
• Sich bewegen	Herr L. hat aufgrund eines Schlaganfalls noch Einschränkungen beim Gehen. Er hinkt leicht mit dem linken Bein.	Herr L. war bis vor drei Jahren noch weitgehend mobil, konnte Spaziergänge unternehmen. Nach der TIA sind seine Bewegungsmöglichkeiten eingeschränkt.	Die Beweglichkeit von Herrn L. bleibt erhalten. Er bekommt keine Kontrakturen.	• auf Wunsch Hilfestellung beim Aufstehen und Hinlegen geben • Herrn L. zum täglichen Durchbewegen der großen Gelenke motivieren und ggfls. anleiten • auch nach der Rehabilitationsphase auf stärker betroffenen Arm und Schulter achten • zur Eigenbewegung im Bett anhalten und Herrn L. den Sinn und Zweck vermitteln • wenn von Herrn L. akzeptiert, therapeutische Lagerung nach Bobath einnehmen lassen, dabei die stärker betroffene Seite bevorzugen • geringer betroffene Seite bei den Bewegungen von Herrn L. mit einbeziehen • Herrn L. zu Spaziergängen motivieren • Herrn L. anleiten, seine Belastungsgrenzen zu kennen und einzuhalten
• Sich pflegen	Herr L. benötigt Hilfestellung bei der Körperpflege und beim Kleiden.	Herr L. kann Teile der Körperpflege selbstständig durchführen. Er kann sich weitgehend selbstständig ankleiden.	Die Fähigkeit, sich selbst zu pflegen, bleibt erhalten. Herr L. fühlt sich gepflegt und sauber. Herr L. bekommt situative Hilfestellung beim Ankleiden.	• Hilfestellung bei der Körperpflege • Übernahme der Körperpflege von Rücken, Beinen und ggfls. Intimbereich • Hautkontrolle und Hautpflege • Hilfestellung beim Ankleiden, so weit von Herrn L. gewünscht
• Für eine sichere/ fördernde Umgebung sorgen	Herr L. hat Bluthochdruck und nimmt Medikamente ein. Herr L. muss täglich Marcumar einnehmen.	Herr L. nimmt schon seit langem Antihypertensiva ein.	Komplikationen werden frühzeitig erkannt. Herr L. nimmt Marcumar täglich ein. Komplikationen werden frühzeitig erkannt. Herr L. weiß, dass er eine erhöhte Blutungsneigung hat.	• Kontrolle von RR und Puls, bei abweichenden Werten und/oder Verschlechterung informieren • Überwachung der Medikamenteneinnahme • Überwachung der regelmäßigen Medikamenteneinnahme • keine Schmerzmittel wie Ibuprofen oder ASS ohne ärztliche Anordnung verabreichen • jede beobachtete Blutung oder Hämatome dem Arzt mitteilen • Maßnahmen zur Sturzprophylaxe einleiten • beim Auftreten von Teerstuhl Arzt informieren
• Ausscheiden	Herr L. ist beim Toilettengang eingeschränkt.	Herr L. konnte bisher die Toilette selbstständig aufsuchen und hatte keine Probleme mit der Ausscheidung.	Herr L. bekommt Unterstützung bei der Ausscheidung.	Herrn L. bei Bedarf angemessene Unterstützung anbieten

Pflege bei Beeinträchtigungen der Sinnesorgane

Herr Fischer ist 77 Jahre alt und lebt mit seiner Schwester und ihrem Mann in seinem Elternhaus, einem alten Bauernhaus auf dem Land. Früher war Herr Fischer Landwirt, hatte Kühe, Schweine und ein paar Hühner und baute Kartoffeln und Getreide an. Mit seinem großen Traktor fuhr er besonders gerne aufs Feld, stets begleitet von seinem Hirtenhund Paul. Seine Nichte wohnt mit ihrem Mann und den zwei Söhnen im Nachbarort. Oft kommt sie zum Helfen auf den Hof, die Kinder spielen gerne mit Paul oder suchen Eier bei den Hühnern. Mittlerweile gibt es auf dem Hof nur noch die Hühner und zwei Schweine, die restlichen Tiere musste Herr Fischer aus Altersgründen verkaufen, denn auch seine Schwester und sein Schwager sind nicht mehr die Jüngsten. Herr Fischer ist nicht mehr allzu gut zu Fuß, geht aber fast jeden Tag mit seinem Hund über die Wiesen und im nahe gelegenen Wald spazieren. Auch füttert er selber die Schweine und Hühner.

Seit einiger Zeit bemerkt Herr Fischer, dass er nicht mehr scharf sieht. Das Zeitunglesen fällt ihm schwer, bei den Spaziergängen erscheinen ihm die Bäume verschwommen, auch die Farben der Blumenwiese vor dem Haus verblassen.

Zuerst dachte er, seine Brille sei veraltet und ließ sie beim Optiker anpassen. Die Beschwerden verschwanden allerdings nicht. Zunehmend bemerkte Herr Fischer am rechten Auge am Rand seines Blickfeldes einen Fleck. Seine Schwester hatte ihn neulich gefragt, ob er Nackenschmerzen habe, da er seinen Kopf schräg hielt.

Am nächsten Tag ist Herr Fischer gerade dabei die Hühner zu füttern, als ihm ganz plötzlich furchtbar schwindelig wird. Alles dreht sich um ihn, und er schafft es gerade noch, sich auf die Holzbank neben dem Gehege zu setzen. Auch hört er kurze Zeit nichts. Der Schwindel kommt in Wellen, Herrn Fischer wird übel, er muss erbrechen. Seine Schwester, die gerade Kräuter aus dem Garten holt, bemerkt ihren schwankenden Bruder und eilt ihm zu Hilfe.

Nach einigen Minuten lässt der Schwindel nach, Herr Fischer fühlt sich etwas besser. Seine Schwester ruft ihre Tochter an und bittet sie, Herrn Fischer zum Hausarzt Dr. Rohner zu fahren. Dieser führt eine Hör- und Gleichgewichtsprüfung durch und stellt einen Morbus Menière fest. Er spritzt ihm ein Antiemetikum und hängt ihm eine Infusion mit durchblutungsfördernden Substanzen an.

Danach fühlt sich Herr Fischer schon besser. Er erzählt dem Arzt auch von seinen Sehschwierigkeiten. Dr. Rohner vermutet eine Makuladegeneration. Bei der Spiegelung des Augenhintergrunds und durch den Sehtest mit Rastermotiv (Amsler-Netz) wird seine Diagnose bestätigt. Da Herr Fischer an der trockenen Form der Makuladegeneration erkrankt ist, bekommt er hoch dosiert Vitamine und kann hoffen, dass sich die Krankheit nicht allzu schnell verschlechtert.

Fallbeispiele mit Aufgaben, Erwartungshorizont und Pflegeplanung

Wissensfragen

1. Beschreiben Sie den Aufbau des Auges und erklären Sie, wie das Sehen funktioniert.

2. Welche Aufgabe hat die Tränenflüssigkeit?

3. Nennen Sie Ursachen für ein trockenes Auge.

4. Beschreiben Sie die Sehveränderungen beim grauen Star.

5. Nennen Sie die Symptome eines akuten Glaukomanfalls.

6. Nennen Sie Anzeichen für eine nachlassende Sehfähigkeit.

7. Beschreiben Sie den Vorgang des Hörens.

8. Benennen Sie typische Altersveränderungen des Gehörs.

9. Zählen Sie die Merkmale auf, an denen Sie Menschen mit Höreinschränkungen erkennen.

10. Stellen Sie die Funktion des Gleichgewichtssinns dar.

Arbeitsaufgaben zum Text

11. Die Sehprobleme, die bei Herrn Fischer aufgetreten sind, deuten auf einen sog. grauen Star hin. Wie lautet der Fachbegriff für diese Erkrankung? Beschreiben Sie sie.

12. Mit welcher ähnlich klingenden Augenerkrankung wird die Erkrankung der Frage 11 häufig verwechselt? Schildern Sie kurz die Unterschiede.

13. Der Hausarzt von Herrn Fischer diagnostiziert eine Makuladegeneration. Welche Störungen treten dabei auf?

14. Welche Probleme werden bei Herrn Fischer beim Sehen durch die Makuladegeneration auftreten? Welche Risikofaktoren kennen Sie?

15. Was kann der Hausarzt bei einer Augenspiegelung erkennen?

16. Was wird bei einer Otoskopie gemacht?

17. Herr Fischer befürchtet, dass er erblinden wird. Wie ist die Prognose bei einer Makuladegeneration?

18. Bei Herrn Fischer wurde ein Hörtest durchgeführt. Was wird dabei gemessen?

19. Der Hausarzt von Herrn Fischer diagnostiziert einen Morbus Meniére. Bei Herrn Fischer sind auch Symptome eines Hörsturzes zu beobachten. Beschreiben Sie dieses Krankheitsbild.

20. Herr Fischer hat einen plötzlichen Drehschwindel bekommen. Wie kommt es zu diesem Schwindel? Welche ist die häufigste Schwindelart im Alter? Beschreiben Sie diese kurz.

21. Der Hausarzt hat Herrn Fischer ein Antiemetikum gespritzt. Welche Medikamente sind Ihnen aus dieser Stoffgruppe bekannt?

22. Der Hausarzt verabreicht Herrn Fischer gegen seine Makuladegeneration hochdosierte Vitamine. So sollen Vitamin C, E und der Mineralstoff Zink einen positiven Einfluss haben. In welchen Nahrungsmitteln finden sich diese Stoffe bevorzugt?

23. Definieren Sie den Begriff „Vitamine" und erläutern Sie deren Hauptaufgaben im Rahmen der Ernährung. Woran ist der tägliche Vitaminbedarf abhängig?

24. Was ist der Unterschied zwischen wasserlöslichen Vitaminen, z.B. Vitamin C, und fettlöslichen Vitaminen, z.B. Vitamin E?

25. Herr Fischer befürchtet, dass er früher oder später ein Hörgerät benötigen wird. Welche zwei Arten von Hörgerätesystemen würden für ihn in Frage kommen? Erläutern Sie diese Systeme.

26. Was müssen Sie bei der Pflege von Hörsystemen besonders beachten?

Weiterführende Aufgaben

27. Beschreiben Sie die Anwendung von Augenkompressen und Augenverbänden.

28. In Altenpflegeeinrichtungen gibt es viele Menschen mit Hörproblemen. Welche Pflegeziele haben Sie?

29. Welche Maßnahmen können Sie ergreifen, um die Situation von Hörgeschädigten zu verbessern?

30. Welche Maßnahmen zur Sturzprophylaxe bei sehbehinderten Menschen können Sie ergreifen?

Pflegeplanung zum Fall „Pflege bei Beeinträchtigungen der Sinnesorgane" – Herr Fischer

Allgemeine Hinweise zum Erwartungshorizont

Die Bedürfnisse, Probleme sowie Fähigkeiten und Ressourcen sind erfasst und stehen miteinander in Zusammenhang.

Die Ziele sind eindeutig und erreichbar formuliert, sie sind realistisch und überprüfbar.

Die Pflegemaßnahmen geben konkrete Handlungsanweisung und benennen

- was zu tun ist,
- wie es zu tun ist,
- wann die Maßnahme durchgeführt werden soll und wie oft,
- wer die Maßnahme durchführt.

ABEDL®	Bedürfnisse, Probleme und deren Ursachen und Einflussfaktoren	Ressourcen	Ziele (zu erreichen bis …)	Maßnahmen
• Für eine sichere/ fördernde Umgebung sorgen	Herr F. leidet unter Sehverlust und hat Schwindelanfälle.	Herr F. benutzt seine Brille.	Herr F. findet sich zurecht. Er fühlt sich sicher und stürzt nicht. Stolperquellen sind erkannt und werden soweit wie möglich beseitigt.	• Orientierungshilfen anbieten • Brille kontrollieren (regelmäßig durch Augenarzt oder Optiker kontrollieren lassen) • Sturzgefahr einschätzen und dokumentieren • Sturzquellen beseitigen
		Herr F. bemerkt die Schwindelanfälle rechtzeitig.	Herr F. ist über seine Anfälligkeit informiert. Er versteht die Maßnahmen des Schwindeltrainings und führt sie durch.	• Medikamenteneinnahme kontrollieren • Herrn F. über angemessenes Verhalten informieren: vermehrt Ruhe, mäßig essen und trinken, Rauchverzicht • mit Herrn F. Übungen des Schwindeltrainings durchführen
• Soziale Beziehungen sichern	Herr F. kann seinen gewohnten Tätigkeiten nicht mehr nachgehen.	Herr F. füttert noch selbstständig seine Schweine und Hühner. Herr F. geht täglich mit seinem Hund spazieren.	Die Angehörigen von Herrn F. wissen um seine Sehverschlechterung und Schwindelanfälle.	• Angehörige informieren, Herrn F. nicht zu stark zu belasten • Angehörige anleiten, Herrn F. Orientierungshilfen bei seinen Sehproblemen zu geben • Angehörige informieren, dass Herr F. sich vermehrt Ruhe gönnen und auf eine ausgewogene Ernährung achten soll • Angehörige anleiten, auf Anzeichen eines bevorstehenden Schwindelanfalls zu achten • Angehörige anleiten, Herrn F. bei seinen Übungen zum Schwindeltraining zu unterstützen • Herrn F. eine Leselupe besorgen

4 Pflege bei Beeinträchtigung der psychischen Handlungsfähigkeit

Frau Michels ist 69 Jahre alt und hat vor drei Monaten ihren Mann Peter verloren, der an Krebs starb. Die beiden sind zusammen zur Schule gegangen und waren 45 Jahre verheiratet. Mit ihm zusammen bewohnte sie eine 4-Zimmer-Wohnung mit einer schönen Terrasse. Michels haben zwei Söhne, zu denen sie immer eine Enge Beziehung hatten. Vor Kurzem ist der jüngere Sohn, Daniel, wieder Vater geworden und in Elternzeit gegangen. Seit acht Monaten wohnt er mit seiner Familie in der Nähe seiner Eltern. Herr Michels hat sich gefreut, dass er den mittlerweile vierten Enkel noch erleben durfte. Als Herr Michels noch gesund war, war das Ehepaar sehr aktiv in verschiedenen Vereinen, ging oft ins Theater und reiste gerne. Sie hatten einen großen Freundeskreis, mit dem sie viel unternahmen.

Seit Herr Michels von seinem Blasentumor erfuhr, haben die beiden in vielen Gesprächen über Leben und Tod gesprochen, über das Sterben und Patientenverfügungen. Herr Michels hatte immer den Wunsch, zu Hause zu sterben. Dies konnte ihm ermöglicht werden, da seine Frau früher in der Pflege gearbeitet hat und Hilfe von einem Pflegedienst und dem langjährigen Hausarzt bekam.

Nach Peters Tod schien Frau Michels gut mit der Situation zurechtzukommen. Die vielen Gespräche mit ihrem Mann und die Begleitung in den letzten Stunden schienen ihr den Abschied erleichtert zu haben.

Doch seit ein paar Wochen scheint sie die Trauer eingeholt zu haben. Ihre Söhne machen sich Sorgen, denn Frau Michels hat abgenommen, hat wenig Appetit und sieht sehr traurig aus. Oft sitzt sie nur da und starrt ins Leere. Die Söhne versuchen, die Mutter täglich zu besuchen, Daniels Frau lädt die Schwiegermutter mehrmals in der Woche zum Mittagessen ein. Aber in letzter Zeit hat Frau Michels meistens abgelehnt. Manchmal ist sie auch telefonisch nicht zu erreichen. Sie sagt oft, dass sie ohne ihren Mann nicht mehr leben möchte, dass sie sich leer fühle und alles keinen Sinn mache. Noch nicht einmal die Enkel können sie aufmuntern. Auch unternimmt sie nichts mehr, ist oft alleine zu Hause. Sie vernachlässigt den Haushalt und scheint antriebslos.

Da sich die Symptome nicht bessern und die Söhne befürchten, ihre Mutter könne sich etwas antun, vereinbaren sie einen Termin beim Hausarzt Dr. Wildberg. Frau Michels kennt ihn schon lange und hat Vertrauen zu ihm. In einem längeren Gespräch erzählt sie ihm von der Zeit vor dem Tod ihres Mannes, von seinem Tod und der Leere danach. Da Frau Michels ein gutes soziales Umfeld hat und sich vor allem ihr Sohn Daniel um sie kümmern kann, verschreibt Dr. Wildberg Frau Michels ein leichtes Antidepressivum und rät ihr zum Besuch einer Trauer-Selbsthilfegruppe, die sich alle zwei Wochen an Frau Michels Heimatort trifft. Daniel bietet seiner Mutter an, dass sie einige Zeit bei ihm und seiner Familie wohnen kann.

Das Gespräch mit dem Hausarzt und die Unterstützung ihrer Familie helfen Frau Michels sehr. Sie hat wieder ein bisschen Hoffnung, dass es ihr bald besser gehen wird.

Wissensfragen

1. Nennen Sie die Leistungen des Gehirns.

2. Stellen Sie in einer Tabelle die gerontopsychiatrischen Krankheitsbilder zusammen. Ergänzen Sie in einer Spalte die typischen Merkmale der Erkrankungen.

3. Nennen Sie Grundzüge der psychiatrischen Behandlung. Wann ist eine Zwangsunterbringung möglich?

4. Definieren Sie den Begriff „Abhängigkeit". Warum nimmt bei alten Menschen die Suchtproblematik zu?

5. Beschreiben Sie das Korsakow-Syndrom und die Wernicke-Enzephalopathie.

6. Was ist unter dem Begriff „Delir" zu verstehen? Welche Einteilungen kennen Sie? Benennen Sie Auslöser für ein Delir.

7. Was können Sie bei einem akut verwirrten Menschen beobachten?

8. Im Rahmen der gerontopsychiatrischen Krankenbeobachtung richten Sie Ihr Augenmerk auf folgende Kriterien:

    - Bewusstseinslage
    - Orientierung
    - Stimmungslage
    - Antrieb
    - Aufmerksamkeit
    - Gedächtnis
    - Wahrnehmung
    - Denken

    Finden Sie zu jedem Bereich vom Normalzustand abweichende Veränderungen.

9. Welche Ursachen kann gewalttätiges Verhalten bei Bewohnern auslösen? Wie verhalten Sie sich?

10. Wie reagieren Sie auf eine Bedrohung seitens eines Bewohners?

11. Psychisch kranke Bewohner werden häufig mit Psychopharmaka behandelt. Beschreiben Sie bei folgenden Medikamentengruppen unerwünschte Nebenwirkungen: Neuroleptika, Lithium und Benzodiazepine.

12. Die Suizide im Alter steigen kontinuierlich an. Welche drei Stadien beschreibt die Suizidforschung? Auf was müssen Sie achten, um einen suizidgefährdeten Bewohner eventuell zu erkennen?

Arbeitsaufgaben zum Text

13. Bei Frau Michels wurde eine Depression festgestellt. Welche Kennzeichen dieser Erkrankung kennen Sie?

14. Welche körperlichen Beschwerden begleiten oft eine Depression?

15. Was kann eine Depression auslösen?

16. Wie kann eine Depression verlaufen?

17. Wie kann eine Depression therapiert werden?

18. Welche Medikamente wird Frau Michels wohl von ihrem Arzt verschrieben bekommen?

19. Ist die Sorge der Söhne von Frau Michels berechtigt, dass sich ihre Mutter etwas antun könnte?

20. Wie kann sich der Besuch einer Trauer-Selbsthilfegruppe positiv auf Frau Michels auswirken?

21. Die Depression hat Auswirkungen auf alle Lebensaktivitäten. Erläutern Sie diese. Wie kann Abhilfe geschaffen werden?

22. Sie betreuen Frau Michels. Wie gestalten Sie Ihre Kommunikation und wie können Sie mit Ihr in Beziehung treten?

23. Beschäftigung lenkt depressive Menschen von ihrer Krankheit ab. Welche Möglichkeiten bieten sich an?

24. Frau Michels bekommt Antidepressiva. Mit welchen unerwünschten Wirkungen müssen Sie rechnen? Mit welchen Maßnahmen können Sie darauf reagieren?

Weiterführende Aufgaben

25. Welche Persönlichkeitsmerkmale gelten als typisch für psychosomatische Erkrankungen? Welche Umwelteinflüsse können eine Krankheitsentstehung fördern? Nennen Sie häufige psychosomatische Erkrankungen.

26. Wann besteht ein Risiko, eine Medikamentenabhängigkeit zu entwickeln? Welche Faktoren können eine Medikamentenabhängigkeit unterstützen?

27. Es gibt fünf Typen von Alkoholtrinkern. Recherchieren Sie im Internet.

28. Erklären Sie den Begriff „Milieugestaltung". Welche Ziele werden damit verfolgt? Welche Maßnahmen sind dazu dienlich?

29. In der medikamentösen Behandlung von schizophrenen Menschen kommen sog. Neuroleptika zur Anwendung. Welche sind Ihnen bekannt? Erstellen Sie eine Auflistung mit Stoffgruppen, Wirkungsweisen und unerwünschten, aber pflegerelevanten Nebenwirkungen.

30. Was beinhaltet eine angemessene Grundhaltung im Umgang mit psychisch erkrankten Menschen?

Pflegeplanung zum Fall „Pflege bei Beeinträchtigung der psychischen Handlungsfähigkeit" – Frau Michels

Allgemeine Hinweise zum Erwartungshorizont

Die Bedürfnisse, Probleme sowie Fähigkeiten und Ressourcen sind erfasst und stehen miteinander in Zusammenhang.

Die Ziele sind eindeutig und erreichbar formuliert, sie sind realistisch und überprüfbar.

Die Pflegemaßnahmen geben konkrete Handlungsanweisung und benennen

- was zu tun ist,
- wie es zu tun ist,
- wann die Maßnahme durchgeführt werden soll und wie oft,
- wer die Maßnahme durchführt.

ABEDL®	Bedürfnisse, Probleme und deren Ursachen und Einflussfaktoren	Ressourcen	Ziele (zu erreichen bis …)	Maßnahmen
• Soziale Beziehungen sichern	Frau M. zieht sich zurück, will nicht besucht werden, sagt Einladungen ab und ist viel allein. Frau M. vernachlässigt ihren Haushalt.	Frau M. ist Witwe, hat aber sehr guten Kontakt zu ihren beiden Söhnen, die in der Nähe wohnen. Sie hat einen großen Freundeskreis.	Soziales Umfeld von Frau M. bleibt erhalten. Die Söhne sind über die Erkrankung ihrer Mutter informiert. Tagesablauf von Frau M. wird strukturiert. Frau M. erhält adäquate Beschäftigungsangebote.	• Besuche von Freunden und Familie werden ermöglicht • Freunde von Frau M. motivieren, sie zu besuchen und mit ihr spazieren zu gehen • für Frau M. einen strukturierten Tagesplan erstellen • Arbeiten im Haushalt gemeinsam mit Frau M. durchführen • Frau M. für sie passende Beschäftigungsangebote anbieten
• Essen und trinken	Frau M. hat wenig Appetit und an Gewicht abgenommen.	Angehörige laden sie mehrmals pro Woche zum Mittagessen ein.	Frau M. empfindet wieder Freude am Essen und hat Appetit.	• Frau M. Wunschkost geben • Frau M. bei der Essenszubereitung mithelfen lassen • Frau M. beim Aufdecken und Abräumen des Geschirrs mithelfen lassen
• Mit existenziellen Erfahrungen umgehen	Frau M. fühlt sich leer, möchte ohne ihren Mann nicht leben und findet keinen Sinn mehr in ihrem Leben.		Frau M. erhält Antidepressiva und nimmt die Medikamente rechtzeitig und regelmäßig ein. Sie kennt die Nebenwirkungen von Antidepressiva und kann darauf adäquat reagieren. Frau M. bekommt seelische Unterstützung.	• Medikamentengabe kontrollieren und dokumentieren • Vitalzeichen kontrollieren • Frau M. über die Nebenwirkungen von Antidepressiva aufklären und ihr Hilfen aufzeigen • Frau M. zur Trauer-Selbsthilfegruppe begleiten • Eventuell Frau M. bei ihrem Sohn wohnen lassen

Pflege bei Schmerzen

Frau Anke Fritz ist eine rüstige ältere Dame. Sie ist 70 Jahre alt und hat mit ihrem Mann Klaus einen kleinen Bauernhof auf dem Land. Mittlerweile besitzt das Ehepaar Fritz nur noch Hühner und einen großen Garten, in dem Frau Fritz Gemüse und Blumen anpflanzt. Zum Haushalt gehört außerdem Schäferhund Carlo. Das Ehepaar Fritz hat einen Sohn, der mit seiner Frau und seinen Kindern im selben Ort wohnt. Die Enkel sind fünf und sieben Jahre alt und besuchen die Großeltern gerne auf dem Hof. Herr und Frau Fritz sind noch recht aktiv, alleine die Arbeit auf dem Hof hält sie fit. Gerne gehen sie auch spazieren oder unternehmen mit den übrigen Familienmitgliedern kleinere Radtouren. Ein Mal in der Woche geht Frau Fritz zur Seniorengymnastik und trifft dort ihre gleichaltrigen Freundinnen.

Schon seit Jahren hat Frau Fritz Probleme mit den Füßen. Als junge Erwachsene hatte sie oft zu kleine Schuhe an, da ihre Eltern nach dem Krieg nicht jedes Jahr neue Schuhe für ihre Kinder kaufen konnten. Beide Großzehen weichen nun immer mehr nach außen ab, am rechten Fuß liegt die Großzehe sogar schon über den anderen Zehen. An diesem Fuß ist das Zehengroßgelenk geschwollen und gerötet. Bisher hat sich Frau Fritz mit etwas zu großen, ausgelatschten Schuhen beholfen und die Zähne zusammen gebissen. Sie scheut sich, zum Arzt zu gehen und möchte ihrem Mann nicht mehr Arbeit auf dem Hof aufhalsen. Aber seit ein paar Wochen kann sie kaum mehr schmerzfrei laufen. Neulich war sie bei ihrer Podologin, Frau Winter. Diese riet ihr zu einem Besuch beim Orthopäden, da sich an den Großzehengrundgelenken bereits Druckstellen gebildet haben, die sich entzünden könnten. Der Orthopäde empfiehlt Frau Fritz eine Hallux-Operation. Da sich Frau Fritz entschlossen hat, beide Füße behandeln zu lassen, rät er ihr von einer ambulanten Operation ab und überweist sie an ein Kreiskrankenhaus.

An einem Freitag wird Frau Fritz operiert. Der Orthopäde hatte ihr schon erklärt, dass sie nach der Operation wahrscheinlich Schmerzen haben werde. Frau Fritz ist darauf vorbereitet. Und tatsächlich: als sie wieder auf der Station ist, spürt sie stärker werdende Schmerzen, rechts mehr als links. Die zuständige Pflegekraft fragt Frau Fritz mittels Schmerzskala nach der Schmerzstärke, bringt ihr die Basisschmerzmittel und ein Coldpack zum Kühlen. Außerdem erklärt sie ihr, dass sie sich früh genug melden soll und nicht erst, wenn die Schmerzen schon sehr stark sind.

Beide Füße werden mit einem Kissen hoch gelagert. Die Schmerzmittel wirken, und Frau Fritz kommt den Tag über mit den Basisschmerzmitteln aus. Auch das Kühlen tut ihr gut. Da sie Bettruhe hat, liest sie viel oder hört Radio, um sich abzulenken.

Als nachmittags ihr Mann mit den Enkeln vorbei kommt, vergisst Frau Fritz die Schmerzen sogar für ein paar Stunden. Abends ist sie ziemlich erschöpft und schläft bald ein. Mitten in der Nacht wacht sie auf, weil sie starke Schmerzen hat. Vor allem am rechten Fuß drückt der Verband sehr. Zuerst versucht Frau Fritz, die Schmerzen auszuhalten, aber es hilft nichts. Sie klingelt und erklärt der Nachtschwester das Problem. Diese kontrolliert, ob Frau Fritz Gespür in den Zehen hat und sie bewegen kann. Das ist der Fall. Dann lockert sie den Verband leicht, bringt Frau Fritz die Schmerztropfen aus der Reserve und ein Coldpack. Sie lagert beide Füße wieder mit dem Kissen hoch und bittet Frau Fritz, sich zu melden, wenn die Schmerzen nicht nachlassen. Frau Fritz versucht, sich mit Gedanken an die letzten Ferien im Allgäu abzulenken. Sie ist froh, als die Schmerzmittel wirken und sie einschläft.

Das Aufstehen am nächsten Tag ist zwar schmerzhaft, aber das Gehen an Gehstöcken klappt schon recht gut. Frau Fritz nimmt regelmäßig die Schmerzmittel ein, kühlt und legt beide Füße hoch. Die Wunden heilen gut. Am Montag bekommt Frau Fritz an beiden Füßen Vorfußentlastungsschuhe und darf nach Hause.

Wissensfragen

1. Erläutern Sie den Begriff „Total Pain".

2. Stellen Sie eine Liste von Faktoren zusammen, die das Schmerzempfinden beeinflussen können.

3. Erklären Sie den Begriff „Schmerzgedächtnis".

4. Erklären Sie die Grundsätze der medikamentösen Schmerztherapie anhand des WHO-Stufenschemas.

5. Stellen Sie in einer Gruppe nichtmedikamentöse Unterstützungsangebote zur Schmerzbehandlung zusammen.

6. Erläutern Sie die verschiedenen Schmerzformen.

7. Welche Besonderheiten treten beim Schmerzempfinden im Alter auf?

8. Erläutern Sie den Begriff „Schmerzkrankheit". Was kann zur Chronifizierung von Schmerzen beitragen?

9. Wie werden chronische Schmerzen gegen akute Schmerzen abgegrenzt?

10. Erläutern Sie die Besonderheiten der Schmerzbehandlung bei älteren Menschen.

Arbeitsaufgaben zum Text

11. Frau Fritz bekam eine Halluxoperation. Welcher Schmerzart können Sie ihre Schmerzen zuordnen?

12. Welche Basisschmerzmittel wird Frau Fritz wohl bekommen? Zählen Sie Stoffgruppen, Wirkung und die wichtigsten unerwünschten Wirkungen sowie Kontraindikationen auf.

13. Welche alternative nichtmedikamentöse Schmerzbehandlung wendet die Pflegefachkraft bei Frau Fritz an? Mit welcher Intention?

14. Wie versucht Frau Fritz, ihre Schmerzen zu beeinflussen?

15. Sie sollen bei Frau Fritz ein Schmerzassessment durchführen. Erläutern Sie Ihre Vorgehensweise.

16. Eine Auszubildende fragt Sie, ob denn, wie sie es im Unterricht gelernt hat, bei Frau Fritz auch Koanalgetika zum Einsatz kommen. Sie stellen gemeinsam eine Liste mit Medikamenten und ihren Einsatz bei speziellen Schmerztypen auf.

17. Welche Probleme kann eine unzureichende Schmerzbehandlung nach sich ziehen?

18. Wann bekommt ein Patient überhaupt eine Schmerzmedikation? Bei Frau Fritz reicht die Basismedikation momentan nicht aus. Welche Medikamente wird ihr ihr Arzt dann verordnen? Worauf achten Sie dann besonders?

19. Was muss Frau Fritz bei der Einnahme der Schmerzmedikation beachten?

20. Die Nachtschwester kontrolliert, ob Frau Fritz die Zehen bewegen kann und ob sie ein Gefühl in den Zehen hat. Aus welchem Grund?

21. Im Fallbeispiel heilen die Wunden bei Frau Fritz gut ab. Wie könnten sich Wundheilungsstörungen bemerkbar machen?

22. Frau Fritz war bei einer Podologin. Erläutern Sie kurz dieses Berufsbild.

23. Frau Fritz bekommt Vorfussentlastungsschuhe und muss dann Gehstützen benutzen. Erklären sie kurz den Zweipunktgang, Dreipunktgang und Vierpunktgang.

24. Erläutern Sie die Beobachtungen der BESD-Skala (Deutsche Fassung der PAINADScale Warden et al. 2003)

25. Wie können chronische Schmerzen einen Menschen in seinem Verhalten ändern?

26. Welche Voraussetzungen benötigen Sie, um als Pflegefachkraft bei Frau Fritz eine adäquate Schmerzbehandlung durchführen zu können?

Weiterführende Aufgaben

27. Was sind Opioide? Welche Wirkungen haben sie? Welche Nebenwirkungen kennen Sie?

28. Ein Phänomen in der Schmerzbehandlung ist der sog. Phantomschmerz. Erläutern Sie dies näher. Welche neuen Therapiewege werden beschritten?

29. Ist der Einsatz von Placebos in der Schmerztherapie möglich?

30. Welche Gesichtspunkte bei der Schmerzeinschätzung sind wichtig und wie ist ihre Bedeutung?

Fallbeispiele mit Aufgaben, Erwartungshorizont und Pflegeplanung

4

Pflegeplanung zum Fall „Pflege bei Schmerzen" – Frau Fritz

Allgemeine Hinweise zum Erwartungshorizont

Die Bedürfnisse, Probleme sowie Fähigkeiten und Ressourcen sind erfasst und stehen miteinander in Zusammenhang.

Die Ziele sind eindeutig und erreichbar formuliert, sie sind realistisch und überprüfbar.

Die Pflegemaßnahmen geben konkrete Handlungsanweisung und benennen

- was zu tun ist,
- wie es zu tun ist,
- wann die Maßnahme durchgeführt werden soll und wie oft,
- wer die Maßnahme durchführt.

ABEDL®	Bedürfnisse, Probleme und deren Ursachen und Einflussfaktoren	Ressourcen	Ziele (zu erreichen bis …)	Maßnahmen
• Sich bewegen	Frau F. ist aufgrund ihrer Operation in ihrer Bewegung eingeschränkt.	Frau F. war bis vor Kurzem noch mobil, konnte Spaziergänge und kleinere Radtouren unternehmen. Sie geht zur Seniorengymnastik und übernimmt Arbeiten auf ihrem Bauernhof.	Die Beweglichkeit von Frau F. wird erhalten und gefördert. Sie kann mit Gehstöcken gehen. Sie leidet unter keinen Zusatzerkrankungen.	• Hilfestellung bei der Mobilisation • Hilfestellung beim Anziehen der Vorfußentlastungsschuhe • Hilfestellung beim Einüben des Gehens mit Gehstöcken • vor der Erstmobilisation Vitalzeichen ermitteln • tägliches Durchbewegen der großen Gelenke • Das Sturzrisiko mit geeigneter Skala gemäß Standard der Einrichtung einschätzen (in Anlehnung an den Expertenstandard) • Frau F. über Sturzgefahr aufklären • Frau F. zur Eigenbewegung im Bett anhalten und ihr den Sinn und Zweck vermitteln • Förderung des venösen Rückflusses durch Hochlagern der Beine und vorsichtige Bewegungsübungen (Schmerzgrenze beachten) • aktive Atemübungen mehrmals täglich
• Sich pflegen • Sich kleiden	Frau F. benötigt Hilfestellung bei der Körperpflege und beim Anziehen.	Frau F. kann zur Körperpflege das Bett verlassen und diese weitestgehend selbstständig durchführen. Sie kann sich selbstständig kleiden.	Die Fähigkeit, sich selbst zu pflegen, bleibt erhalten. Frau F. fühlt sich gepflegt und sauber. Die Haut von Frau F. ist intakt. Frau F. trägt Kleidung nach Wunsch.	• Hilfestellung bei der Körperpflege • Übernahme an Rücken und Beinen und im Intimbereich • Frau F. Hilfestellung beim Anziehen geben
• Für eine sichere und fördernde Umgebung sorgen	Frau F. hat nach der Operation Schmerzen in beiden Füßen.	Frau F. hat schon seit langer Zeit Schmerzen und toleriert sie.	Die Schmerzen von Frau F. werden gemildert. Frau F. kann Schmerzintensität angeben. Frau F. weiß, dass sie sich melden soll, wenn Schmerzen bei ihr auftreten. Frau F. kennt Entspannungsmaßnahmen.	• Schmerzen bei Auftreten nach Schmerzskala ermitteln und dokumentieren • Schmerzmittelgabe nach Arztanordnung • Beine auf Kissen hochlagern • Anwendung von Coldpacks mehrmals täglich • Verbandskontrolle • Durchblutung, Motorik und Sensibilität der Zehen beider Füße kontrollieren • Frau F. über Entspannungstechniken, wie spezielle Atemtechnik und Muskelentspannung, informieren
• Ruhen, schlafen und entspannen	Frau F. wacht nachts wegen Schmerzen auf.	Die Schmerzen von Frau F. werden gelindert. Frau F. kann schlafen.		• Schmerzintensität mittels Schmerzskala ermitteln und dokumentieren • Schmerzmittelgabe nach AO. • Coldpacks auflegen • Beine neu lagern • Verbandskontrolle • Durchblutung, Beweglichkeit und Sensibilität der Zehen beider Füße kontrollieren • Frau F. Getränke anbieten • Kissen und Bettdecke auflockern

Pflege Krebskranker

Frau Schwirt ist 70 Jahre alt. Sie lebt mit ihrem Mann in einer Kleinstadt in einem kleinen Haus mit Garten. Das Ehepaar ging gerne auf Reisen, vor allem die Schweiz und Südfrankreich hatten es den beiden angetan. In ihrem Wohnzimmer hängt ein großes Panorama der Schweizer Alpen. Frau Schwirt liebt den Duft von Lavendel und hat in ihrem Garten ein kleines Lavendelbeet gepflanzt.

Schwirts haben drei Kinder, Tochter Anita lebt mit ihrer Familie in derselben Stadt. Insgesamt haben Schwirts sieben Enkel und einen Urenkel. Anita ist oft mit ihren drei Kindern und dem Urenkel bei ihren Eltern zu Besuch. Vor allem im Sommer genießen alle den Garten: es wird gegrillt, gefeiert und Sonnenuntergänge werden beobachtet. Vor fünf Jahren wurde bei Frau Schwirt ein Mammakarzinom an der rechten Brust entdeckt. Sie wurde brusterhaltend operiert. Die anschließende Strahlentherapie nahm Frau Schwirt sehr mit, aber sie erholte sich und konnte bis jetzt ihren Ruhestand zusammen mit ihrem Mann und der Familie genießen. Die Reisen wurden weniger, aber der Lavendel im Garten erinnerte sie immer an ihre Erlebnisse.

Vor sechs Monaten entdeckte Frau Schwirt wieder einen Knoten in der rechten Brust. Sie machte sofort einen Termin bei ihrem Gynäkologen und erzählt ihm, dass sie sich schwach fühle und abgenommen habe. Bei der Untersuchung stellte sich heraus, dass Frau Schwirt ein Rezidiv hat. In der Wirbelsäule haben sich Metastasen gebildet, im Gehirn wurden zwei kleine Metastasen gefunden. Damit lassen sich auch die Rückenschmerzen, die Übelkeit und die Kopfschmerzen von Frau Schwirt erklären. Dieses Mal wurde die rechte Brust und die axillären Lymphknoten entfernt, anschließend wurde Frau Schwirt mit einer Strahlentherapie behandelt. Leider konnten die Metastasen nicht bekämpft werden. Frau Schwirt hat sich damit abgefunden, dass sie nicht mehr lange leben wird. Schon bei der Erstdiagnose hat sie sich viele Gedanken über Sterben und Tod gemacht und oft mit ihrem Mann und den Kindern über ihre Wünsche gesprochen. Sie möchte so lange wie möglich zu Hause bleiben. Ihr Mann wird Unterstützung vom Hausarzt und von den Brückenschwestern bekommen.

Seit zwei Wochen ist Frau Schwirt bettlägerig. Sie ist zu schwach zum Laufen, auch die Schmerzen setzen ihr zu. Über einen Port-à-cath können ihr zum Glück lindernde Schmerzmittel und Medikamente gegen Übelkeit verabreicht werden. An guten Tagen schafft sie es in ihren Lieblingssessel. Neulich trug Herr Schwirt seine Frau sogar in den Liegestuhl im Garten. Es war herrlich warm und sonnig, und die Luft war vom Lavendelduft erfüllt. Frau Schwirt konnte diesen Tag genießen. So freut sie sich dann auch über Besuch von ihrer restlichen Familie. Besonders ihrer jüngsten Enkelin Katrin gefallen die bunten Tücher, die Frau Schwirt trägt, seit ihr die Haare ausgefallen sind.

An schlechten Tagen muss Frau Schwirt mehrfach erbrechen, hat starke Schmerzen und schläft viel, denn die Schmerzmittel machen sie müde. Mittlerweile hat sie manchmal Lähmungserscheinungen im linken Bein. Dann möchte sie ihre Ruhe haben. Massagen und Duftöle tun ihr dann gut.

Frau Schwirt hat ihren Mann neulich gefragt, ob es ihm nicht zu viel würde, sie würde auch in ein Hospiz gehen. Doch ihr Mann ist dagegen: manchmal wachse ihm zwar alles über den Kopf, aber so lange alles so gut klappe, möchte er seiner Frau den Wunsch erfüllen, zu Hause zu sterben. Oft reden sie über alte Zeiten, klären Missverständnisse, erzählen sich gegenseitig ihre Sorgen. Frau Schwirt ist zuversichtlich und hat keine Angst vor dem Tod. Da sie gläubig ist, hilft es ihr, zu beten. Und das Gespräch mit dem Gemeindepfarrer vor ein paar Tagen hat ihr gut getan. Sie ist bereit, zu gehen.

Frau Schwirt schläft an einem Nachmittag friedlich ein, umgeben von Lavendelblüten, die ihr Katrin gepflückt hat.

Wissensfragen

1. Beschreiben Sie die Besonderheiten bösartigen Gewebes.

2. Erläutern Sie den Mechanismus der Metastasierung.

3. Erläutern Sie Ursachen der Tumorentstehung.

4. Benennen Sie Folgen des Tumorwachstums.

5. Erläutern Sie körperliche Veränderungen und allgemeine Symptome in der frühen Entwicklungsphase von Krebsleiden.

6. Welche psychosozialen Aspekte können bei einer Krebserkrankung auftreten?

7. Welches ist ein gesicherter Auslöser des Bronchialkarzinoms? Was können Zeichen einer Erkrankung sein?

8. Welche Symptome treten bei Tumorpatienten häufig auf?

9. Welche Pflegeziele verfolgen Sie bei Tumorgeschwüren?

10. Welche Nebenwirkungen sind bei einer Zytostatikatherapie zu erwarten und wie können diese vermieden, behandelt oder abgemildert werden?

Arbeitsaufgaben zum Text

11. Frau Schwirt hatte als ersten Hinweis auf ein Mammakarzinom einen Knoten in der rechten Brust entdeckt. Welche Besonderheiten weist dieser Knoten auf und was sind weitere auffällige Zeichen?

12. Welche Frühuntersuchungen werden im Rahmen der Brustkrebsvorsorge durchgeführt?

13. Frau Schwirt bekam eine Strahlentherapie. Erläutern Sie diese Art der Krebsbehandlung.

14. Welche Nebenwirkungen und Spätreaktionen können bei einer Strahlentherapie auftreten?

15. Welche Gesichtspunkte müssen Sie bei der Pflege von bestrahlter Haut beachten?

16. Wenn bei Frau Schwirt ein exulzerierendes Mammakarzinom mit Wundgeruch aufgetreten wäre, wie würden Sie den Verbandswechsel durchführen?

17. Was versteht man unter einem Port-a-cath?

18. Bei Frau Schwirt kommen Schmerzmittel nach dem Stufenschema III der WHO zum Einsatz. Welche können dies sein?

19. Welche nichtmedikamentösen Maßnahmen zur Schmerzlinderung können Sie bei Frau Schwirt anwenden?

20. Warum sind Frau Schwirt die Haare ausgefallen? Welche Möglichkeiten haben Sie, ihre dabei auftretenden Probleme abzumildern?

21. Woher kommen die Lähmungserscheinungen von Frau Schwirt in ihrem linken Bein?

22. Frau Schwirt erbricht häufig. Wie können Sie die Intensität ihrer Übelkeit erfassen? Was können Ursachen für die Übelkeit sein? Wie können Sie Frau Schwirt beim Erbrechen unterstützen?

23. Bei der Betreuung von Frau Schwirt fällt auch der Begriff „Fatigue". Bitte erläutern Sie dieses Phänomen.

24. Frau Schwirt würde auch in ein Hospiz gehen. Schildern Sie Vorteile. Warum „fördert" der Gesetzgeber aber das „Sterben zu Hause"?

25. Bei Frau Schwirt werden nur noch Palliativmaßnahmen durchgeführt. Erläutern Sie den Begriff „Palliativpflege" bzw. „Palliative Care". Berücksichtigen Sie dabei auch die Definition der WHO.

26. In welcher Sterbephase nach Kübler-Ross befindet sich vermutlich Frau Schwirt, nachdem sie bettlägerig geworden ist. Was spricht dafür?

Weiterführende Aufgaben

27. Was müssen Sie beim Umgang mit Zytostatika besonders beachten?

28. Beschreiben Sie die Stadien von Hautreaktionen nach Bestrahlungen.

29. Rauchen ist der Hauptrisikofaktor für Lungenkrebs. Recherchieren Sie in den Ihnen zur Verfügung stehenden Quellen.

30. Welche Vorteile hat ein bundesweites Krebsregister? Recherchen Sie in Ihnen zur Verfügung stehenden Informationsquellen.

Pflegeplanung zum Fall „Pflege Krebskranker" – Frau Schwirt

Allgemeine Hinweise zum Erwartungshorizont

Die Bedürfnisse, Probleme sowie Fähigkeiten und Ressourcen sind erfasst und stehen miteinander in Zusammenhang.

Die Ziele sind eindeutig und erreichbar formuliert, sie sind realistisch und überprüfbar.

Die Pflegemaßnahmen geben konkrete Handlungsanweisung und benennen

- was zu tun ist,
- wie es zu tun ist,
- wann die Maßnahme durchgeführt werden soll und wie oft,
- wer die Maßnahme durchführt.

ABEDL®	Bedürfnisse, Probleme und deren Ursachen und Einflussfaktoren	Ressourcen	Ziele (zu erreichen bis …)	Maßnahmen
• Sich bewegen	Frau S. ist bettlägerig.	Der Mann von Frau S. trägt sie in den Garten oder hilft ihr in den Sessel.	Frau S. liegt in einer angenehmen Position und wird nach Wunsch bewegt.	• vorsichtiger Lagewechsel nach Wunsch, Mikrolagerung
	Frau S. hat manchmal Lähmungserscheinungen im linken Bein.	Frau S. weiß, dass ihr die Schmerzmedikamente helfen.	Schmerzen von Frau S. werden gelindert. Frau S. kann die Schmerzintensität angeben und kennt Entspannungstechniken.	• Schmerzmittelgabe über Port-a-cath nach Arztanordnung • Schmerzskala benutzen • Lageveränderungen im Bett durchführen • Einreibungen mit Duftölen und vorsichtige Massagen nach Wunsch durchführen
• Sich pflegen	Frau S. kann ihre Körperpflege nicht mehr alleine durchführen.		Körperpflege wird nach Wünschen von Frau S. durchgeführt.	• Körperpflege nach den Wünschen von Frau S. durchführen • Teilwäsche je nach Befindlichkeit • schonende Intimtoilette und Vorlagenwechsel
			Ihr Mund wird regelmäßig befeuchtet.	• vorsichtige Mundpflege mit Tee oder Wasser • Lippen auf Wunsch mit Labello o. Ä. eincremen
• Sich kleiden	Frau S. hat Haarausfall aufgrund der Strahlentherapie.	Frau S. kann mit ihrem Haarausfall umgehen.	Die Wünsche von Frau S. bezüglich ihres Haarausfalls werden respektiert, Kopfbedeckung durch ein Tuch.	• Frau S. Tücher zur Verfügung stellen und über weitere Kopfbedeckungen informieren und beraten
• Vitale Funktionen aufrecht erhalten	Frau S. hat Hirnmetastasen, es besteht die Gefahr der Hirndruckerhöhung.		Frau S. erkennt Störungen in ihrem Verhalten.	Beobachtung, Kontrolle und Dokumentation von: • Allgemeinzustand • Bewusstseinslage • Reaktion auf Reize • Pupillenreaktion • Atmung • Vitalzeichen
• Essen und trinken	Frau S. erbricht häufig und hat keinen Appetit mehr.		Frau S. bekommt Hilfestellung beim Erbrechen.	• Frau S. eine Brechschale und Papiertaschentücher zur Verfügung stellen • nach dem Erbrechen Mund spülen und Hände waschen
			Frau S. erhält Nahrungs- und Flüssigkeitszufuhr nach Wunsch.	• Frau S. bekommt Wunschkost • auf ausreichende Flüssigkeitszufuhr achten

Fallbeispiele mit Aufgaben, Erwartungshorizont und Pflegeplanung

ABEDL®	Bedürfnisse, Probleme und deren Ursachen und Einflussfaktoren	Ressourcen	Ziele (zu erreichen bis …)	Maßnahmen
• Mit existenziellen Erfahrungen umgehen	Frau S. hat starke Schmerzen.	Frau S. weiß, dass ihr die Schmerzmedikamente helfen.	Schmerzen von Frau S. werden gelindert. Frau S. kann die Schmerzintensität angeben und kennt Entspannungstechniken.	• Schmerzmittelgabe über Port-a-cath nach Arztanordnung • Schmerzskala benutzen • Lageveränderungen im Bett durchführen • Frau S. über Entspannungstechniken informieren und sie dazu anleiten
	Frau S. ist häufig übel, verursacht durch ihre Medikamente.		Übelkeit wird gelindert. Frau S. kann Grad ihrer Übelkeit angeben.	• Antiemetika nach AO verabreichen • den Grad ihrer Übelkeit mit entsprechender Skala ermitteln
	Frau S. muss sich auf ihren Tod vorbereiten.	Frau S. ist bereit, zu Hause zu sterben.	Frau S. kann mit ihren Angehörigen zusammen sein. Ihre seelischen Bedürfnisse werden erkannt und berücksichtigt. Sie wird nicht allein gelassen. Sie kann in ihrem Zuhause sterben.	• Gespräch mit Gemeindepfarrer ermöglichen • Besuche der Familie ermöglichen
• Ruhen, schlafen, sich entspannen	Frau S. schläft viel häufiger als für sie üblich.	Frau S. weiß, dass ihre Schmerzmittel sie müde machen.	Frau S. erkennt ihr Ruhebedürfnis.	• Ruhebedürfnis von Frau S. akzeptieren und Pflegeverrichtungen daran anpassen

Pflege Sterbender

Frau Auer ist eine 93-jährige Dame, die seit zwei Jahren im Betreuten Wohnen lebt. Ihre Tochter Helen wohnt mit ihrer Familie im selben Stadtviertel. Frau Auer ist oft bei ihnen zu Besuch. Vorher lebte sie alleine in einer 3-Zimmer-Wohnung und konnte sich selbst versorgen. Vor gut zwei Jahren musste Frau Auer notfallmäßig am Darm operiert werden. Helen war mit ihrem Sohn zu dieser Zeit bei ihrer Schwiegermutter in den Ferien.

Frau Auer hatte ihr Leben lang Probleme mit der Verdauung und neigte zu Obstipation. An einem Morgen klagte sie über starke Bauchschmerzen. Helen fuhr sie ins Krankenhaus, und noch am selben Tag wurde Frau Auer ein Teil des Dickdarms entfernt. Dabei entdeckte man einen Darmtumor, der schon fast die Darmwand durchbrochen hatte. Frau Auer bekam zur Entlastung einen Anus praeter gelegt. Das gefiel ihr überhaupt nicht! »Mit diesem Ding gehe ich nicht ins Grab!« sagte sie.

Sie erholte sich erstaunlich schnell von der Operation, ging danach zwei Wochen in eine Rehabilitation, und nach sechs Monaten konnte der Anus praeter zurück verlegt werden. Bei der Nachkontrolle ein Jahr später entdeckte der behandelnde Arzt Metastasen in der Leber. Frau Auer wollte darüber nichts Genaueres wissen. Beim Gespräch waren ihre Tochter und der Enkel dabei, der selber Arzt ist.

Sie wurden darüber aufgeklärt, dass der Tumor Metastasen gebildet hätte und dass Frau Auer früher oder später daran sterben würde. In mehreren Gesprächen hatte Frau Auer zuvor mit ihren Kindern darüber gesprochen, dass sie »in Frieden« sterben wolle. Sie wolle weder reanimiert, noch an lebenserhaltende Maschinen angeschlossen werden. Gerne möchte sie zu Hause sterben und nicht im Krankenhaus.

Vor einem halben Jahr begann sich der Gesundheitszustand von Frau Auer zu verschlechtern. Sie hatte wenig Appetit, war kraftlos und bekam gelbliche Skleren. Sie lebte weiterhin im Betreuten Wohnen, ihre Tochter kümmerte sich täglich um sie und überredete sie zu kleinen Spaziergängen im angrenzenden Park. Frau Auer hatte schon ihr Leben lang großes Gottvertrauen und einen starken Lebenswillen. Auch jetzt versuchte sie, so viel wie möglich selbst zu erledigen und freute sich über Besuch von den Enkeln.

Seit ungefähr vier Wochen ist Frau Auer sehr abgemagert, auch ihre Haut ist mittlerweile gelblichbraun, ihre Haare erscheinen noch viel weißer. Sie isst nur noch wenig, schläft viel oder sitzt in der Sonne auf ihrem Balkon. Schmerzen hat sie zum Glück keine. Ihre beiden Söhne sind mit den Kindern zu Besuch. Sie wissen, daß es wohl das letzte Mal sein wird. Frau Auer sitzt in einem großen Sessel. Ihr Sohn Peter hat Erdbeeren mitgebracht, Frau Auers Lieblingsobst. Genüsslich schließt sie die Augen und isst ein paar Erdbeeren. Dann verabschiedet sie sich von allen.

Am nächsten Tag bekommt Helen einen Anruf vom Pflegedienst, Frau Auer würde es schlechter gehe. Als Helen bei ihrer Mutter ankommt, liegt diese im Bett. Sie fühlt sich schwach und gibt leichte Schmerzen an. Helen wäscht ihr das Gesicht und die Hände. Dann mag Frau Auer nicht mehr, nur die Zähne möchte sie sich noch putzen und ihre Lieblingsbluse anziehen.

Der Hausarzt kommt vorbei und gibt ihr Schmerzmittel, danach schläft Frau Auer. Gegen Abend trübt sie ein, sie spricht nur noch wenig, hat meistens die Augen geschlossen. Sie sieht ruhig aus und scheint keine Schmerzen zu haben. Helen beschließt, die Nacht bei ihrer Mutter zu verbringen und wechselt sich mit ihrem Sohn dabei ab. Gegen Mitternacht wird Frau Auer unruhiger, ihre Atmung schwerer, sie »brodelt«. Der Hausarzt schaut noch ein Mal vorbei und spritzt Frau Auer Morphium subcutan. Die Nacht über schläft Frau Auer. Gegen Morgen verlangsamt sich ihre Atmung, setzt für Minuten sogar aus. Helen und ihr Sohn verabschieden sich von ihrer Mutter und Großmutter. Frau Auer sieht friedlich aus und stirbt ruhig im Beisein ihrer Familie, wie es ihr Wunsch war.

Wissensfragen

1. Erläutern Sie, was aktive Sterbehilfe von Hilfe beim Sterben unterscheidet.

2. Müssen Sterbende mit Atemnot in jedem Fall mit Sauerstoff versorgt werden?

3. Nennen Sie die beiden wichtigsten Maßnahmen nach Eintritt des Todes.

4. Benennen Sie die drei medizinischen Phasen des Sterbens.

5. Erläutern Sie die Sterbephasen nach Kübler-Ross.

6. Benennen Sie die Aufgaben einer Palliativstation.

7. Nennen Sie Ursachen für eine terminale Unruhe. Wie können Sie hilfreich tätig werden?

8. Welche Bedeutung hat die Mundpflege bei Sterbenden und welche Möglichkeiten haben Sie?

9. Benennen Sie Zeichen des nahenden Todes.

10. Benennen Sie sichere und unsichere Todeszeichen.

Arbeitsaufgaben zum Text

11. Frau Auer litt lange Jahre an Obstipation. Erläutern Sie diese Verdauungsbeeinträchtigung näher. Sehen Sie Zusammenhänge mit ihrem Kolonkarzinom?

12. Welche Fragen stellen Sie generell bei einem Menschen mit Obstipation im Rahmen eines Assessments?

13. Bei Frau Auer hat sich ein Kolonkarzinom entwickelt. Beschreiben Sie das Krankheitsbild.

14. Bei Frau Auer wurde ein Anus praeter angelegt. Was ist darunter zu verstehen? Erläutern Sie dies näher.

15. Was ist bei der Pflege eines Anus praeter besonders zu beachten?

16. Warum sind bei Frau Auer Lebermetastasen aufgetreten?

17. Welche Kriterien muss eine rechtswirksame Patientenverfügung erfüllen?

18. Was ist eine Betreuungsverfügung?

19. Was regelt eine Vorsorgevollmacht?

20. Frau Auer hat mündlich geäußert, dass sie nicht reanimiert und an lebenserhaltene Maschinen angeschlossen werden will. Inwieweit sind diese Aussagen verbindlich?

21. Frau Auer bekommt vom Hausarzt ein Morphinpräparat gespritzt. Was will er damit bewirken?

22. In den Morgenstunden verlangsamt sich die Atmung von Frau Auer und setzt für fünf Minuten aus. Frau Auer sieht friedlich aus und stirbt ruhig. Erläutern Sie diesen Vorgang. Wie wird er genannt?

23. Die Pflege und Betreuung von Sterbenden setzt eine hohe fachliche Qualifikation voraus. Was sind Grundvoraussetzung dafür?

24. Was beachten Sie bei der Kommunikation mit Sterbenden wie Frau Auer?

25. Was ist wichtig im Umgang mit den Angehörigen von Frau Auer?

Weiterführende Aufgaben

26. Welche Maximen wurden im Rahmen des Projektes „Förderung psychosozialer und spiritueller Kompetenz in der Sterbebegleitung" der Universität Heidelberg aufgestellt?

27. Wie wird im islamischen Kulturkreis mit Tod und Sterben umgegangen? Erläutern Sie die wichtigsten Punkte.

28. Wie sollen Pflegende Verstorbene versorgen?

29. Erläutern Sie den Sinn und Ablauf einer Krankensalbung.

30. Bei der Betreuung von Sterbenden sind Sie großen Belastungen ausgesetzt. Beschreiben Sie zehn Punkte, die zu einem gesunden Umgang mit Belastungen beitragen können (Selbstpflege).

Pflegeplanung zum Fall „Pflege Sterbender" – Frau Auer

Allgemeine Hinweise zum Erwartungshorizont

Die Bedürfnisse, Probleme sowie Fähigkeiten und Ressourcen sind erfasst und stehen miteinander in Zusammenhang.

Die Ziele sind eindeutig und erreichbar formuliert, sie sind realistisch und überprüfbar.

Die Pflegemaßnahmen geben konkrete Handlungsanweisung und benennen

- was zu tun ist,
- wie es zu tun ist,
- wann die Maßnahme durchgeführt werden soll und wie oft,
- wer die Maßnahme durchführt.

ABEDL®	Bedürfnisse, Probleme und deren Ursachen und Einflussfaktoren	Ressourcen	Ziele (zu erreichen bis …)	Maßnahmen
• Sich bewegen	Frau A. fühlt sich aufgrund ihres stark reduzierten Allgemeinzustandes zu schwach, um aufzustehen.		Frau A. liegt in angenehmer Position und wird nur noch nach Wunsch bewegt. Ihr Ruhebedürfnis wird akzeptiert. Dekubiti werden möglichst vermieden.	• nach Wunsch vorsichtiger Positionierungswechsel, Mikrolagerung • Lagerungsprotokoll beachten
• Sich pflegen	Frau A. kann Körperpflege nicht mehr durchführen. Sie fühlt sich zu schwach.		Wünsche von Frau A. werden respektiert. Sie erhält eine Teilwäsche je nach ihrer Befindlichkeit. Ihr Mund wird regelmäßig befeuchtet.	• Körperpflege nach Wünschen von Frau A. durchführen • schonende Intimtoilette und Vorlagenwechsel durchführen • vorsichtige Mundpflege mit Tee oder Wasser • Lippen auf Wunsch mit Labello o. Ä. eincremen
• Sich kleiden	Frau A. kann sich nicht mehr selbst kleiden.	Frau A. möchte ihre Lieblingsbluse anziehen.	Frau A. wird nach Wunsch gekleidet.	• Frau A. die gewünschte Bluse vorsichtig anziehen
• Vitale Funktionen aufrecht erhalten	Frau A. leidet unter „brodelnder" Atmung.		Atemtätigkeit wird erleichtert. Frau A. wird nicht alleine gelassen.	• Hausarzt informieren • 3 x tgl. 10 ml Morphingabe s. c. • Angehörige informieren, dass sie bei Frau A. bleiben können
• Mit existenziellen Erfahrungen umgehen	Frau A. ist mittlerweile ohne Bewusstsein.		Frau A. wird nicht alleine gelassen.	• Frau A. bis zum Eintreten des Todes nicht alleine lassen

4.3 Lernfeld 1.4: Anleiten, beraten und Gespräche führen

Gespräche führen, informieren, beraten, anleiten

Beratungs- und Anleitungsgespräch

Herr Mirkovic ist 80 Jahre alt. Er ist verwitwet und lebt seit 15 Jahren in Deutschland. Er hat seit Längerem eine arterielle Hypertonie und eine periphere arterielle Verschlusskrankheit, seit zwei Jahren zusätzlich einen Diabetes mellitus Typ II. Außerdem hört er nicht mehr gut, zum Lesen benötigt er eine Brille. Vor einem halben Jahr wohnte er noch bei seiner Tochter im Haus. Deren Mann wechselte allerdings die Arbeitsstelle, und die Familie musste weiter wegziehen. Da Herr Mirkovic auch nicht bei seinem Sohn wohnen konnte, beschloss die Familie gemeinsam, einen Platz im ortsansässigen Betreuten Wohnen zu suchen. Ein ehemaliger Arbeitskollege wohnte dort auch schon. Herr Mirkovic spricht gebrochen Deutsch, versteht es aber recht gut, wenn man langsam mit ihm redet.

Nun wohnt Herr Mirkovic im Betreuten Wohnen in einer 1,5-Zimmer-Wohnung und hat sich gut eingelebt. Die letzte Kontrolluntersuchung beim Hausarzt hat ergeben, dass Herr Mirkovic nun Insulin spritzen muss, da seine Zuckerwerte stark erhöht sind und mit Tabletten nicht mehr ausreichend behandelt werden können. Herr Mirkovic möchte zwar nicht selbst Insulin spritzen, aber selbstständig den Blutzucker messen. Er trifft sich heute für ein Beratungs- und Anleitungsgespräch mit der Pflegefachkraft Frau Kirch vom Betreuten Wohnen, seine Tochter ist als Dolmetscherin auch dabei.

Als das Gespräch beginnen soll, bemerkt Herr Mirkovic, dass er sein Hörgerät im Zimmer vergessen hat. Er trägt es nicht immer, weil es ihn stört. Nachdem seine Tochter das Gerät geholt und ihm eingesetzt hat, kann das Gespräch beginnen.

Frau Kirch gibt Herrn Mirkovic noch einmal allgemeine Informationen zum Diabetes mellitus, zu Ernährung und Medikamenten. Sie erklärt ihm auch, dass der Blutzucker anfangs immer vor den Mahlzeiten und abends gegen 22 Uhr gemessen wird und auf welche Anzeichen von Hypoglykämie er achten muss. Herr Mirkovic guckt etwas fragend, daher fragt Frau Kirch ihn, ob er alles verstanden habe. Er verneint, und Frau Kirch bittet die Tochter zu dolmetschen. Herr Mirkovic schreibt sich die wichtigsten Informationen und Blutzuckergrenzwerte auf. Die Tochter möchte wissen, ob ihr Vater ein eigenes Messgerät bekommt, das er dann auch mit sich führen kann, wenn er zu Besuch bei seinen Kindern sei. Frau Kirch erklärt ihr, dass dies die Krankenkasse bezahlt. Es sei wichtig, dass seine Kinder an das Gerät und das Insulin denken, wenn sie ihren Vater zu sich nach Hause mitnehmen. Die Tochter verspricht, auch ihrem Bruder alles auszurichten.

Da es sowieso gleich Mittagessen gibt, schlägt Frau Kirch Herrn Mirkovic vor, jetzt unter Aufsicht den Blutzucker zu messen. Seine Tochter schaut genau zu. Herr Mirkovic macht ein zufriedenes Gesicht, da ihm das Blutzuckermessen nicht allzu schwierig erscheint. Er fragt, ob er es später vor dem Abendessen selbst versuchen darf. Frau Kirch verspricht ihm, rechtzeitig da zu sein und ihn dabei zu unterstützen. Sie fragt Herrn Mirkovic und seine Tochter, ob sie alles verstanden haben. Beide bejahen, sie haben keine Fragen mehr.

Kurz vor dem Abendessen kommt Frau Kirch zu Herrn Mirkovic. Sie hat ein Messgerät mitgebracht. Herr Mirkovic misst konzentriert den Blutzucker und fragt Frau Kirch, ob ein Wert von 80 mg/dl gut sei. Sie rät ihm, auf seinem Merkzettel nachzuschauen, und spritzt ihm dann die nötigen Einheiten Insulin. Danach lobt sie Herrn Mirkovic und motiviert ihn, weiter seine Selbstständigkeit zu behalten. Sie erklärt ihm, dass er sich bei Fragen jederzeit an sie oder das restliche Pflegepersonal wenden könne. Dann begleitet sie ihn in den Speisesaal, wo Herr Mirkovic seinem früheren Kollegen gleich von seinem heutigen Erfolg berichtet. Die beiden lassen sich dann gemeinsam das Essen schmecken.

Wissensfragen

1. Nennen Sie sechs Kommunikationsziele im Pflegealltag.

2. Welche Einschränkungen des Hörvermögens sind bei älteren Menschen häufig? Wie gehen Sie damit um?

3. Was ist bei der Kommunikation zu beachten, wenn der sprachliche Ausdruck des älteren Menschen eingeschränkt ist?

4. Was sind die Bestandteile nonverbaler Kommunikation?

5. Erläutern Sie die Rolle von Nähe und Distanz.

6. Erklären Sie anhand eines Beispiels die vier Seiten einer Nachricht und die vier Seiten des Empfangs.

7. Nennen und erläutern Sie die drei Grundhaltungen nach Carl Rogers.

8. Was versteht man unter „aktivem Zuhören"? Wie fühlt sich das Gegenüber dabei?

9. Welche gesprächsfördernden Verhaltensweisen kennen Sie?

10. Beschreiben Sie Situationen, in denen entlastende und unterstützende Gespräche angebracht sind.

11. Was ist das Ziel eines Informationsgesprächs?

12. Nennen und erläutern Sie die drei Stufen der Information von Pflegebedürftigen und Pflegenden.

13. Welches Ziel hat ein Beratungsgespräch?

14. Nennen und erläutern Sie die drei Stufen eines Beratungsgesprächs.

15. Was ist das Ziel einer Anleitung?

16. Nennen und erläutern Sie die vier Stufen der Anleitung.

17. Welche Fragen müssen geklärt werden, bevor eine Anleitung stattfindet?

18. Beschreiben Sie die vier Stufen einer Anleitung von Pflegehilfskräften. Worin liegt der Unterschied zur Anleitung von Betroffenen und ihren Angehörigen?

19. Welche Informationen finden sich in einem Stationshandbuch?

20. Beschreiben Sie, wie trotz Zeit- und Personalmangels eine sinnvolle Anleitung neuer Pflegehilfskräfte stattfinden kann.

Arbeitsaufgaben zum Text

21. Welche Bedingungen erschweren das Beratungsgespräch mit Herrn Mirkovic?

22. Wie gehen Sie in der Kommunikation auf Einschränkungen seines sprachlichen Ausdrucks ein?

23. Was müssen Sie beachten, wenn Herr Mirkovic sich im Informationsgespräch nicht alles merken kann?

24. Wie hat Frau Kirch die Anleitungssituation aufgebaut? Nach welcher Methode?

25. Wie soll Herr Mirkovic die korrekte Blutzuckermessung durchführen?

26. Welche Fragetechniken können Sie bei einem Informationsgespräch mit Herrn Mirkovic anwenden? Welche würden Sie bevorzugen?

27. Welche gesprächshemmenden Verhaltensweisen sollen Sie im Gespräch mit Herrn Mirkovic vermeiden?

28. Warum bekommt Herr Mirkovic sein Blutzuckermessgerät von der Kasse bezahlt?

Weiterführende Aufgaben

29. Erläutern Sie die Rahmenbedingungen für Information, Beratung und Anleitung.

30. Welche Aufgabe hat ein verrichtungsbegleitendes Gespräch?

31. Was ist der Sinn eines entlastenden und unterstützenden Gesprächs? Erläutern Sie die Vorgehensweise.

4.4 Lernfeld 1.5: Bei der medizinischen Diagnostik und Therapie mitwirken

Durchführung ärztlicher Verordnungen

Wundversorgung, Blutzuckermessung

Herr Mehlbaum ist 68 Jahre alt und lebt mit seiner gleichaltrigen Frau auf dem eigenen Hof. Er hat einen mit Tabletten gut eingestellten Diabetes mellitus und ist ansonsten gesund. Der gemeinsame Sohn Hans wohnt mit seiner Familie ca. eine Stunde entfernt. Herr und Frau Mehlbaum haben einen guten Kontakt zu ihrem Sohn, der Schwiegertochter und den beiden Enkelkindern.

Früher hatten Herr und Frau Mehlbaum Kühe, Schweine und Hühner auf dem Hof sowie ein kleines Waldstück. Mittlerweile haben sie nur noch ein paar Hühner und zwei Schweine. Sie versorgen sich und den Hof selbstständig und verkaufen zu Weihnachten Tannenbäume aus ihrem Wald.

Es ist Spätherbst und der erste Schnee ist gefallen. Wie jedes Jahr hat Herr Mehlbaum von ein paar Nachbarn Bestellungen für Holzscheite erhalten. Er spaltet diese selbst mit der Holzspaltmaschine. Am Vormittag, seine Frau ist einkaufen gegangen, hat sich Herr Mehlbaum an die Arbeit gemacht, denn gleich kommt sein Freund Willi, um die Scheite abzuholen. Als dieser auf den Hof fährt, sieht er Herrn Mehlbaum gerade aus dem Schuppen laufen, seine Hand blutet stark. Auf Nachfrage erfährt er, dass sein Freund beim Spalten mit dem Handschuh in der Maschine hängen geblieben ist und sich in den Finger geschnitten hat. In der Küche legt Willi Herrn Mehlbaum einen Druckverband an und fährt schnell mit ihm in das nahegelegene Krankenhaus. Dort wird die Wunde vernäht. Herr Mehlbaum muss ein paar Tage zur intravenösen Antibiotikagabe und zur Beobachtung stationär bleiben.

Eine Woche später kann Herr Mehlbaum entlassen werden. Es hat sich keine Infektion gebildet und die Wunde verheilt gut. Für den Verbandswechsel und die Blutzuckerkontrolle wurde die häusliche Krankenpflege vom Nachbarort organisiert. Der Hausarzt, Dr. Haller, hat der Leiterin der Gemeindekrankenpflege, Frau Maier, ein Rezept für die Verbandsmaterialien ausgestellt und täglich zwei Blutzuckermessungen verordnet. Nun kommen die Pflegefachkräfte der Gemeindekrankenpflege täglich zu Herrn Mehlbaum, verbinden die Wunde und messen den Blutzucker. Im Falle eines erhöhten Blutzuckerwerts hat der Hausarzt ein Nachspritzschema erstellt, nach dem das Pflegepersonal subkutan Insulin spritzen darf. Auf Nachfrage von Frau Maier erklärt Dr. Haller, dass er die Fäden gerne beim nächsten Termin selbst in der Praxis ziehen würde.

Eine Woche später hat Herr Mehlbaum einen Termin bei Dr. Haller, seine Frau begleitet ihn. Dr. Haller schaut sich die Wunde an und ist sehr zufrieden. Die Fäden können gezogen werden. Die gemessenen Blutzuckerwerte waren anfangs etwas erhöht, konnten aber mit Insulin wieder in den Normbereich gebracht werden, sodass Herr Mehlbaum nun wieder nur die Antidiabetika einnehmen muss. Dr. Haller informiert Frau Maier, dass nun nur noch alle zwei Tage der Verbandswechsel durchgeführt und das Insulin nicht mehr gespritzt werden muss.

Herr Mehlbaum ist froh, dass alles glimpflich ausgegangen ist. Er wird nun beim Holzspalten noch vorsichtiger sein.

Wissensfragen

1. Erläutern Sie die rechtlichen Voraussetzungen für die Übernahme ärztlicher Maßnahmen durch Pflegefachkräfte.

2. Welche Maßnahmen dürfen an wen delegiert werden?

3. Wie sieht eine gute Wunddokumentation aus? Welche Angaben müssen enthalten sein?

4. Stellen Sie die Nachteile der trockenen Wundbehandlung den Vorteilen der feuchten Wundbehandlung gegenüber.

5. Nennen Sie Verbandstechniken und erläutern Sie ihr Einsatzgebiet.

6. Erläutern Sie, wann bei chronischen Wunden eine Kompressionsbehandlung notwendig ist. Wie wird diese durchgeführt?

7. Wann werden nasale Sonden zur Ableitung eingesetzt?

8. Wozu dienen Drainagen? Nennen und erläutern Sie verschiedene Anwendungsgebiete.

9. Wie werden Probenbehälter beschriftet?

10. Was ist bei einer Sputumprobe zu beachten?

11. Erläutern Sie das Vorgehen bei Entnahme von venösem Blut. Wann ist eine Blutentnahme aus einer Arterie notwendig?

Arbeitsaufgaben zum Text

12. Bei Herrn Mehlbaum wurde ein Druckverband angelegt. Beschreiben Sie die korrekte Anlage.

13. Was hätte der Freund von Herrn Mehlbaum tun müssen, wenn sich dieser den Finger abgeschnitten hätte?

14. Nennen Sie allgemeine Grundsätze der Erstversorgung von Wunden.

15. Wie hätte sich eine Infektion in der Wunde von Herrn Mehlbaum bemerkbar gemacht?

16. Beschreiben Sie die korrekte Durchführung einer Kapillarblutentnahme.

17. Frau Meier benutzt zum Verbandswechsel konventionelle Wundauflagen. Welche kennen Sie? Welche Aufgaben erfüllen sie?

18. Der Hausarzt von Herrn Mehlbaum hat ein Rezept für Verbandsmaterialien ausgestellt und Blutzuckerkontrollen verordnet. Welcher Kostenträger übernimmt die entstehenden Kosten?

19. Wer hat die häusliche Krankenpflege organisiert? Wer übernimmt die Kosten? Wie sind die Voraussetzungen dafür?

20. Wie erhält der Pflegedienst das Geld für seine erbrachten Leistungen bei Herrn Mehlbaum?

21. Beschreiben Sie die korrekte Insulininjektion.

22. Herr Mehlbaum hat orale Antidiabetika eingenommen. Erstellen Sie eine Übersicht dieser Medikamentengruppe.

23. Warum darf das Pflegefachpersonal Insulin verabreichen und den Verbandswechsel durchführen?

Weiterführende Aufgaben

24. Im Rahmen der Delegation müssen Pflegefachkräfte bestimmte Qualifikationen haben. Erläutern Sie diese.

25. Was ist zur Delegation von Maßnahmen an Auszubildende zu sagen?

26. Wann dürfen Pflegefachkräfte die Ausführung ärztlicher Anordnungen verweigern?

27. Was setzt eine ärztliche Anordnung voraus?

28. Welche Risiken können bei Injektionen auftreten? Erstellen Sie eine Tabelle mit Injektionsart, Ursachen und Folgen.

29. Behandlungsmaßnahmen und Pflegehandlungen berühren Gesetze und Verordnungen, die Sie als Pflegefachkraft berücksichtigen müssen. Benennen Sie vier.

30. Definieren Sie die Begriffe „Verordnungs- oder Anordnungsverantwortung" und „Handlungs- oder Ausführungsverantwortung".

4 Pflegeplanung zum Fall „Wundversorgung, Blutzuckermessung" – Herr Mehlbaum

Allgemeine Hinweise zum Erwartungshorizont

Die Bedürfnisse, Probleme sowie Fähigkeiten und Ressourcen sind erfasst und stehen miteinander in Zusammenhang.

Die Ziele sind eindeutig und erreichbar formuliert, sie sind realistisch und überprüfbar.

Die Pflegemaßnahmen geben konkrete Handlungsanweisung und benennen

- was zu tun ist,
- wie es zu tun ist,
- wann die Maßnahme durchgeführt werden soll und wie oft,
- wer die Maßnahme durchführt.

ABEDL®	Bedürfnisse, Probleme und deren Ursachen und Einflussfaktoren	Ressourcen	Ziele (zu erreichen bis …)	Maßnahmen
• Vitale Funktionen aufrecht erhalten	Herr M. hat eine vernähte Wunde am Finger. Durch den Krankenhausaufenthalt und die Verletzung kommt es zu Blutzuckererhöhungen.	Herr M. war bisher mit oralen Antidiabetika gut eingestellt.	Die Wunde heilt komplikationslos ab. Herr M. kennt die Entzündungszeichen. Der Blutzucker kommt wieder in einen für Herrn M. angemessenen Normbereich. Herr M. versteht die dazu nötigen Maßnahmen.	• Herrn M. über mögliche Entzündungsanzeichen informieren • täglicher Verbandswechsel und Wundinspektion, Verlaufsdokumentation • zweimal täglich Blutzucker messen und dokumentieren • bei Bedarf Insulininjektion nach Nachspritzschema, Dokumentation

4.5 Lernfeld 2.2: Alte Menschen bei der Wohnraum- und Wohnumfeldgestaltung unterstützen

Unterstützung bei der Schaffung eines förderlichen Wohnraumes, Wohnraumanpassung und Hilfsmittel

Hausumbau im Alter

Frau Frank ist eine alleinstehende 78-jährige Rentnerin. Vor einem Jahr ist ihr Mann verstorben, aber Frau Frank wohnt noch im gemeinsamen Haus mit Garten. Ihre beiden Söhne wohnen ganz in der Nähe.

Schon seit ein paar Jahren leidet Frau Frank an Arthrose, vor allem in den Hüftgelenken. Bisher kam sie mithilfe eines Gehstocks gut zurecht. Seit sie vor einem Jahr an ihrer rechten Hüfte eine Prothese eingesetzt bekam, geht das Laufen immer schlechter, besonders die Treppen zum und im Haus bereiten ihr Mühe. Sie wird seit dem Tod ihres Mannes von einem ambulanten Pflegedienst betreut.

Frau Frank möchte gerne so lange und so selbstständig wie möglich in ihrem Haus leben. Daher hat sie sich entschlossen, das Haus umzubauen. Ihr jüngerer Sohn ist Architekt und hat schon ein paar Ideen. Er hofft, bis zu Frau Franks Geburtstag in vier Monaten fertig zu sein. In dieser Zeit wird sie bei ihm und seiner Familie wohnen.

Frau Frank wünscht sich einen Treppenlifter vom Erdgeschoss in den ersten Stock. Die drei Stufen zur Haustür schafft sie noch. Frau Frank hat seit einigen Wochen zusätzlich einen Rollstuhl, daher muss auch das Bad umgebaut werden. Da das frühere Kinderzimmer neben dem Bad nicht mehr genutzt wird, beschließt Herr Frank, die Wand zwischen den Räumen herauszureißen, um so das Bad zu vergrößern und rollstuhlgerecht einrichten zu können. Auch wird neben der Badewanne, die Frau Frank gerne behalten möchte, eine stufenlose Dusche eingerichtet.

Da Frau Frank im Erdgeschoss und Garten mit einem Rollstuhl mobil sein möchte, sollen an den Türschwellen und der Terrassentür Rampen angebaut werden. Dann könnte sich Frau Frank leicht in den Zimmern bewegen und problemlos in den Garten fahren. Zwar kann sie diesen nicht mehr selbst versorgen, aber ihre Enkelin ist Gärtnerin und übernimmt die Gartenpflege gerne.

Vor dem Umbau berät der ambulante Pflegedienst Frau Frank und ihren Sohn zu der geplanten Wohnraumgestaltung.

Nachdem die großen Umbauten fast abgeschlossen sind, machen Frau Frank, eine Pflegefachkraft des ambulanten Pflegedienstes, ihr Sohn und die Schwiegertochter, die Krankenschwester ist, noch einen Rundgang durchs Haus, um Stolperfallen und ähnliches zu finden. Herr Frank schreibt auf, was noch alles verändert werden muss: Neue, helle Lampen müssen her, vor allem im dunklen Flur und in der Toilette, die Teppichstopper müssen erneuert werden, das kleine Tischchen neben der Tür wird in die Zimmerecke verschoben. Frau Frank beschließt auch, das lange weiße Tischtuch von ihrer Mutter nur noch bei festlichen Anlässen zu benutzen, da man leicht darüber stolpern kann.

Nun ist alles rechtzeitig geschafft, die Geburtstagsfeier kann beginnen. Frau Frank packt ihre Geschenke aus: zwei bunte, kurze Tischtücher, ein elektrisches Blutdruckmessgerät für das Handgelenk und einen Gutschein für einen Badewannenlifter. Im letzten Packet ist ein kleiner Trittschemel. Von ihrer Enkelin bekommt sie zwei schöne Orchideen.

Frau Frank freut sich sehr über die Geschenke und darauf, ihren Lebensabend mithilfe ihrer ganzen Familie und des Pflegedienstes in ihrem eigenen Haus verbringen zu dürfen. Im früheren zweiten Kinderzimmer ist nun ein Gästezimmer eingerichtet. Klaus, Frau Franks Enkel, der im Ausland studiert, hat schon seinen Besuch angekündigt.

Wissensfragen

1. Wie verhalten Sie sich, wenn die Pflege durch die Wohnungseinrichtung erschwert wird?
2. Aus welchen Faktoren setzt sich das Raumklima zusammen?
3. Wie hoch ist die optimale Luftfeuchtigkeit in einer Wohnung und warum sollte auf sie geachtet werden?
4. Warum müssen Wohnräume gelüftet werden? Wie sieht richtiges Lüften aus?
5. Wodurch macht sich die Sauerstoffabnahme in einem Raum bemerkbar?
6. Welche körperlichen Auswirkungen hat dauerhafter Lärm?
7. Was sind die häufigsten Ursachen von Hausunfällen im Alter?
8. Nennen Sie Vorsichtsmaßnahmen gegen Hausunfälle.
9. Durch welche Maßnahmen können Stürze verhindert werden?
10. Nennen Sie Vorsichtsmaßnahmen, um Wohnungsbrand zu vermeiden.
11. Zählen Sie Merkmale einer altersgerechten Wohnung und eines optimalen Wohnungsumfelds auf.
12. Was versteht man unter „Barrierefreiheit"?
13. Welche Punkte der barrierefreien Gestaltung verbessern die Möglichkeit der selbstständigen Lebensführung?
14. Nennen Sie zuschussfähige wohnraumverbessernde Maßnahmen.
15. Wie werden diese Maßnahmen beantragt?
16. Welche Einschränkungen gibt es bei wohnraumverbessernden Maßnahmen?
17. Erläutern Sie die beiden Versorgungswege bei der Hilfsmittelversorgung.
18. Was ist der Unterschied zwischen Hilfsmitteln und allgemeinen Gebrauchsgegenständen?
19. Unter welchen Voraussetzungen ist eine Versorgung mit Inkontinenzmitteln möglich?
20. Was ist im Hilfsmittelverzeichnis geregelt?

Arbeitsaufgaben zum Text

21. Wovon hängt es ab, ob die Umbaumaßnahmen bei Frau Frank zuschussfähig sind?
22. Welche zuschussfähigen Umbaumaßnahmen sind bei Frau Frank zu finden?
23. Welche Maßnahmen werden nicht gefördert?
24. Die Umbaumaßnahmen bei Frau Frank sind teuer. In welcher Höhe kann sie mit Zuschüssen rechnen? Wo ist dies geregelt?
25. Frau Frank benötigt zwischenzeitlich auch einen Rollstuhl. Muss sie ihn selbst bezahlen?
26. Finden sich die Geburtstagsgeschenke von Frau Franck auch im Hilfsmittelverzeichnis?
27. Welche Stolperquellen werden nach dem Umbau erkannt und beseitigt?

Weiterführende Aufgaben

28. Was wissen Sie über die Hilfsmittelversorgung in Heimen?
29. Welche Bedeutung hat der eigene Wohnraum in den unterschiedlichen Lebensphasen eines Menschen?
30. Listen Sie technische Hilfen auf, die in den verschiedenen Bereichen ältere Menschen unterstützen können.
31. Ältere Menschen werden in der eigenen Wohnung häufig Opfer von Trickbetrügern. Welche Tipps können Sie diesen Menschen geben?
32. Welche Leistungen bieten Firmen von Hausnotrufsystemen an?
33. Gibt es für ältere Menschen Unterstützung bei der Finanzierung dieser Systeme?

Pflegeplanung zum Fall „Hausumbau im Alter" – Frau Frank

Allgemeine Hinweise zum Erwartungshorizont

Die Bedürfnisse, Probleme sowie Fähigkeiten und Ressourcen sind erfasst und stehen miteinander in Zusammenhang.

Die Ziele sind eindeutig und erreichbar formuliert, sie sind realistisch und überprüfbar.

Die Pflegemaßnahmen geben konkrete Handlungsanweisung und benennen

- was zu tun ist,
- wie es zu tun ist,
- wann die Maßnahme durchgeführt werden soll und wie oft,
- wer die Maßnahme durchführt.

ABEDL®	Bedürfnisse, Probleme und deren Ursachen und Einflussfaktoren	Ressourcen	Ziele (zu erreichen bis …)	Maßnahmen
Sich bewegen	Frau F. ist zunehmend in ihrer Beweglichkeit eingeschränkt. Sie benötigt immer häufiger einen Rollstuhl.	Frau F. kam bis zu ihrer Operation vor einem Jahr gut mit einem Gehstock zurecht.	Die Beweglichkeit von Frau F. bleibt weitgehend erhalten. Kontrakturgefahr bei eingeschränkter Beweglichkeit ist erfasst und dokumentiert. Sturzquellen sind erkannt und werden beseitigt. Frau F. kann den Treppenlifter bedienen.	• Hilfestellung bei der Mobilisation in den Rollstuhl • tägliches Durchbewegen der großen Gelenke • tägliche Gehübungen • zur Eigenbewegung im Bett anhalten und Frau F. den Sinn und Zweck vermitteln • mögliche Sturzquellen in der Wohnung von Frau F. beseitigen • auf feste, haltgebende Schuhe achten • Frau F. zur Betätigung des Treppenlifts anleiten und diese mit ihr einüben
Sich pflegen	Frau F. braucht Unterstützung bei der Körperpflege.	Frau F. kann Teile der Körperpflege selbstständig durchführen. Frau F. sitzt viel im Rollstuhl, deswegen erhöht sich die Dekubitusgefahr.	Die Fähigkeit, sich selbst zu pflegen, bleibt erhalten. Frau B. fühlt sich gepflegt und sauber. Die Haut von Frau B. ist intakt. Dekubitusgefahr ist erfasst und dokumentiert.	• Hilfestellung bei der Körperpflege: • Übernahme an Rücken, Beinen und im Intimbereich • nach Wunsch Duschbad oder Vollbad ermöglichen • Transfer haut- und gewebeschonend durchführen • Bewegungsförderung individuell an Tagesform anpassen • Hautbeobachtung und Dokumentation • Sitzfläche des Rollstuhls polstern (mit Schaumstoff o. ä.) • auf ausreichende Flüssigkeitszufuhr achten
Ausscheiden	Frau F. braucht Unterstützung beim Toilettengang.	Frau F. hatte bisher keine Ausscheidungsprobleme.	Frau F. wird eine normale Ausscheidung auf der Toilette ermöglicht.	• Hilfe beim Transfer Rollstuhl – Toilette • auf Wunsch Hilfe bei der Intimtoilette

4.6 Lernfeld 2.3: Alte Menschen bei der Tagesgestaltung und bei selbst organisierten Aktivitäten unterstützen

Individuelle und Gruppenangebote

Singgruppe und Snoezelen-Raum

Frau Winter ist 78 Jahre alt und seit drei Jahren Witwe. Sie hat zwei Söhne, die aber im Ausland leben und sie nicht oft besuchen können. Seit einer Knieoperation vor einem Jahr ist Frau Winter nicht mehr
5 gut zu Fuß und muss einen Stock benutzen. Die Aufgaben im Alltag machen ihr immer mehr zu schaffen. Sie hat sich daher entschlossen, in ein Altenheim zu ziehen. Sie möchte gerne in ihrem Heimatort bleiben und hat Glück, denn dort gibt es
10 mehrere Heime zur Auswahl. Heute hat sie einen Termin mit Herrn Fischer, dem Leiter des „Haus zur Sonne", einem modernen Altenheim, dass in der Nähe eines Walds liegt und eine hauseigene Parkanlage hat. Da Frau Winter selbst früher sehr viel in
15 der Natur war, gefällt ihr die Lage des Altenheims sehr.

Herr Fischer begrüßt Frau Winter, nimmt ihr den Mantel ab und führt sie zum gemeinsamen Aufenthaltsraum. Da gerade Kaffeezeit ist, kann Frau Win-
20 ter schon ein paar Bewohner kennenlernen. Sie setzt sich zu einem älteren Ehepaar. Diese berichten, dass sie seit fast einem Jahr hier wohnen und sich gut eingelebt haben. Sowohl die anderen Bewohner als auch das Pflegepersonal seien sehr
25 nett. Das große Freizeit- und Beschäftigungsangebot machen den Alltag nie langweilig. Auf Frau Winters Nachfrage erzählen die beiden, dass sie einmal wöchentlich in der Chorgruppe mitsingen, jeden Morgen zur Gymnastik gehen und je nach
30 Wetter und Laune auch an den regelmäßig stattfindenden Ausflügen in Museen, umliegende Städte oder an Spaziergängen und Spieleabenden teilnehmen. Frau Winter bedankt sich für die nette Auskunft, trinkt ihren Kaffee aus und folgt Herrn
35 Fischer weiter beim Rundgang durchs Haus.

Es gibt Einzel- sowie Doppelzimmer und auf jedem Stock einen gemütlichen Aufenthaltsraum. Die Zimmer sind wegen der großen Fenster sehr hell und dürfen selbst eingerichtet werden.

40 Auf dem Rückweg zum Eingangsbereich fragt Frau Winter, was denn der Snoezelen-Raum sein, der in der Broschüre erwähnt wird. Sie kann sich darunter nichts vorstellen. Herr Winter erklärt ihr, dass er ihn ihr zeigen wird: Er ist hellgelb gestrichen, es gibt
45 gemütliche Sofas mit vielen Kissen, einen großen Ohrensessel und viele kleine Lämpchen, die ein angenehm warmes Licht erzeugen. Herr Fischer erzählt ihr, dass das Konzept aus Holland stammt und es sich um einen Entspannungs- und Ruheraum vor
50 allem für Demenzkranke und körperlich oder geistig behinderte Menschen handelt. Hier können sich die Bewohner individuell erholen und bei ihrer Lieblingsmusik entspannen oder sich mit Duft in Duftlampen an ihren letzten Urlaub erinnern.

55 Frau Winter ist von dem Raum sehr angetan und setzt sich in den Ohrensessel. Nach ein paar Minuten berührt Herr Fischer sie leicht an der Schulter, fast wäre sie eingeschlafen.

60 Zum Schluss zeigt er ihr, wo sein Büro ist. Er übergibt ihr die wichtigsten Unterlagen und erklärt ihr den Tagesablauf. Frau Winter möchte noch wissen, wann sie einziehen könne. Im Moment sei kein Zimmer frei, erklärt Herr Fischer, aber sie stehe
65 ganz oben auf der Warteliste und könne sich alles noch in Ruhe überlegen. Frau Winter verspricht, sich spätestens in zwei Wochen zu melden, denn sie möchte noch mit ihren Söhnen sprechen, die nächste Woche zu Besuch kommen. Sie bedankt
70 sich, Herr Fischer hilft ihr in den Mantel und bringt Frau Winter zur Tür.

Wissensfragen

1. Erläutern Sie die ganzheitliche Wirkung von Musik und Spiel.

2. Beschreiben Sie die Einsatzmöglichkeiten von Musik bei Gruppenveranstaltungen.

3. Was sollte bei der Durchführung einer Singgruppe beachtet werden?

4. Worauf sollte bei der Auswahl eines Spiels geachtet werden?

5. Nennen Sie jeweils ein Beispiel für ein Spiel, das die Aufmerksamkeit, Konzentration oder die Geschicklichkeit fördert oder die Geselligkeit in den Vordergrund stellt.

6. Warum ist es gerade im Alter wichtig, das Gedächtnis zu trainieren?

7. Nennen Sie Beispiele, wie ein Gedächtnistraining gestaltet werden kann.

8. Was wird unter einer „10-Minuten-Aktivierung" verstanden? Erläutern Sie die Durchführung.

9. Beschreiben Sie die Methode des Snoezelens. Wie sieht ein Snoezelen-Raum aus?

10. Wofür steht die Abkürzung „MAKS-Aktiv" und welche Art von Aktivierungsprogramm steckt dahinter?

Arbeitsaufgaben zum Text

11. Welche Angebote macht das „Haus zur Sonne?"

12. Warum wird Frau Winter dieses Altenheim vermutlich auswählen?

13. Frau Winter gefällt der Snoezelen-Raum besonders gut. Wie bereitet eine Pflegefachkraft den Bewohner auf eine Snoezelen-Einheit vor?

14. Welche Sinne können beim Snoezelen mit welchen Medien angesprochen werden?

15. Was beobachtet die Pflegefachkraft nach einer Snoezelen-Einheit?

16. Das „Haus zur Sonne" bietet auch Seniorengymnastik an. Was verstehen Sie unter Seniorengymnastik? Welche allgemeinen Anforderungen gibt es dabei?

17. Im „Haus zur Sonne" finden regelmäßige Spieleabende statt. Welche Besonderheiten beim Spielen mit älteren Menschen müssen Sie berücksichtigen?

18. Im „Haus zur Sonne" finden auch Ausflüge in umliegende Museen statt. Was muss die zuständige Pflegefachkraft vorbereiten und während des Ausflugs beachten?

19. Frau Winter ist in das Pflegeheim „Haus zur Sonne" eingezogen und interessiert sich für eine Teilnahme an dem Chor. Erläutern Sie ihr die Wirkung, die die Musik auf Frau Winter haben kann.

Weiterführende Aufgaben

20. Beschreiben Sie kurz das sogenannte Teppich-Curling.

21. Erläutern Sie die Wirkung des Gedächtnistrainings.

22. Welche Einsatzmöglichkeiten gibt es für das Gedächtnistraining?

23. Wie sollte ein Gedächtnistraining durchgeführt werden?

24. Welche Aufgaben hat die Leitung eines Gedächtnistrainings?

25. Beschreiben Sie die Wirkungen von Gestalten und Werken.

26. Welche Einsatzmöglichkeiten von Gestalten und Werken kennen Sie?

27. Wie können sich Bewohner im Alltag selbstständig beschäftigen?

28. Was sind die Vorteile einer offenen Bastelstube?

29. Sie sollen eine 10-Minuten-Aktivierung zu dem Thema „Kochen und Haushalt" durchführen. Wie gehen Sie vor?

30. Welche möglichen Fragen zur Auswertung einer Gruppenaktivität können Sie sich stellen?

4.7 Lernfeld 4.1: Berufliches Selbstverständnis entwickeln

Teamarbeit und Zusammenarbeit mit anderen Berufsgruppen

Teamsitzung

Frau Gärtner ist Altenpflegerin und arbeitet in einem größeren Pflegeheim in ihrer Heimatstadt. Als ihre Großmutter pflegebedürftig wurde, besuchte sie diese oft im Heim und war begeistert, wie liebe-
5 voll sich die Mitarbeiter dort um ihre Oma gekümmerten. Mittlerweile hat sie die Ausbildung abgeschlossen und arbeitet seit zwei Jahren in demselben Heim, in dem die Großmutter bis zu ihrem Tod gepflegt wurde.

10 Frau Gärtner arbeitet gern. Sie fühlt sich wohl in ihrem Team und kommt gut mit ihrer Chefin zurecht. Besonders produktiv findet sie die regelmäßig stattfindenden Teamsitzungen, an denen alle Pflegekräfte und einmal pro Monat auch die hauseige-
15 nen Physiotherapeuten teilnehmen.

Heute ist es wieder so weit. Frau Gärtner hatte gestern Geburtstag und hat daher einen Kuchen zur Sitzung mitgebracht. Da die neue Physiotherapeutin Frau Maier ein paar Minuten später kommt, es-
20 sen alle zuerst ein Stück und plaudern ein bisschen.

Als Frau Maier da ist, begrüßt Frau Gärtners Chefin, Frau Schmidt, alle herzlich. Ein wichtiger Punkt der Sitzung wird die Zusammenarbeit mit Frau Maier sein, die erst seit zwei Wochen fest im Heim ange-
25 stellt ist. Vorher hat sie in einer niedergelassenen Praxis gearbeitet und deswegen wenig mit anderen Berufsgruppen zu tun gehabt.

Zuerst berichtet jedes Teammitglied kurz über seine zu betreuenden Bewohner der letzten Tage.
30 Besonderheiten werden aufgezeigt, Probleme besprochen und Vorgehensweisen diskutiert. Frau Gärtner ist froh, dass es selten Streit gibt und alle konstruktiv zusammenarbeiten.

Anfangs hat sie sich gescheut, ihre Kollegen um Hil-
35 fe zu bitten und bei Unklarheiten zu fragen. Seit sie gemerkt hat, dass es kein Problem ist, fragt sie vor allem die älteren Teammitglieder, die schon lange dort arbeiten, um Rat. Alle bekommen große Unterstützung von Frau Schmidt, sie hat immer ein offe-
40 nes Ohr und packt mit an, wenn Not am Mann ist.

Nun ist Frau Maier an der Reihe. Sie erzählt, wo sie vorher gearbeitet hat und wie sie sich eine Zusammenarbeit vorstellt. Gern möchte sie, wenn nötig, auch an den anderen Teamsitzungen teilnehmen
45 und nicht nur einmal pro Monat. Es freut sie, dass das Pflegepersonal so häufig die Bewohner mobilisiert und sie um Rat gefragt wird.

Mit Frau Schmidt bespricht sie, welche Hilfsmittel noch angeschafft werden sollten. Sie einigen sich
50 auf zwei neue Gehwagen und neue Gymnastikbälle. Gern würde Frau Maier eine Sportgruppe einrichten, die wöchentlich stattfindet. Frau Schmidt beschließt, bei den Bewohnern nachzufragen und Frau Maier dann mitzuteilen, ob das Angebot ange-
55 nommen wird.

Zum Schluss der Sitzung werden noch die Fortbildungswünsche der Mitarbeiter besprochen und die Termine festgelegt. Frau Gärtner hat sich für eine Fortbildungsveranstaltung zum Thema De-
60 menz entschieden und ist schon sehr gespannt. Ihre Kollegin wird sie begleiten.

Wissensfragen

1. Erklären Sie die Begriffe „Team" und „Teamarbeit" im Zusammenhang mit der Altenpflege.

2. Welche allgemeinen Kennzeichen von Teams gelten auch für Teams in der Altenpflege?

3. Was versteht man unter „Teamgeist" und „Gruppenkohäsion"?

4. Erläutern Sie die einzelnen Phasen bei der Bildung eines Teams.

5. Wie setzt sich ein Team zusammen? Welche unterschiedlichen Teamrollen gibt es?

6. Zählen Sie die Vorteile von Teamarbeit auf.

7. Nennen und erläutern Sie häufige Kommunikationsprobleme im Team.

8. Was sind die Regeln für erfolgreiche Teamkommunikation?

9. Welche Berufsgruppen und Berufe können an der Versorgung alter Menschen beteiligt sein?

10. Welche Rolle kommt dabei dem Altenpfleger zu?

11. Erläutern Sie, was man unter einem „Rehabilitationsteam" versteht.

Arbeitsaufgaben zum Text

12. Beschreiben Sie in Stichpunkten den Ablauf der Teamsitzung.

13. Welche Kommunikationsregeln wurden dabei eingehalten?

14. Warum fühlt sich Frau Gärtner in ihrem Team wohl?

15. Erläutern Sie die Berufsgruppe „Physiotherapeuten".

16. Warum will Frau Maier bei jeder Teambesprechung dabei sein?

17. Frau Maier bekommt nach ihren Ausführungen positives Feedback von den anderen Mitarbeitern. Sie gibt dies auch weiter. Was bedeutet „Feedback geben"? Was bedeutet „Feedback erhalten"?

18. Erstellen Sie für Frau Gärtners Team Feedbackregeln.

19. In der Teamsitzung werden auch Problemfälle besprochen. „Kollegiale Beratung" ist eine besondere Methode der Fallbesprechung. Erklären Sie, was unter einer „Kollegialen Beratung" zu verstehen ist.

20. Welche sechs Phasen umfasst der Ablauf einer kollegialen Beratung nach Dr. Kim Oliver Tietze?

Weiterführende Aufgaben

21. Definieren Sie den Begriff „Altenhilfe".

22. Erläutern Sie den Begriff „Integrierte Verträge".

23. Definieren Sie den Begriff „Case Management".

24. Welche Aufgaben hat ein „Case Manager"?

25. Welche Aufgaben haben sozialpädagogische Berufe in der Altenhilfe?

26. Beschreiben Sie das Berufsbild „Logopädie".

27. Mit welche anderen Berufsgruppen und Berufen arbeiten Sie als Altenpflegefachkraft zusammen? Erstellen Sie dazu eine Mindmap und erläutern Sie in der Mindmap jeden Beruf in Stichpunkten.

28. Markieren Sie auf Ihrer Mindmap, mit welchen Berufsgruppen Sie bereits zusammengearbeitet haben, und schildern Sie der Klasse Ihre Erfahrungen.

29. Bei der Arbeit im Team kann es immer wieder zu Konflikten kommen. Informieren Sie sich über das Konfliktlösungsmodell nach Gordon und beschreiben Sie es.

30. Welche Rolle spielt die Hierarchie des Unternehmens bei einem Konflikt innerhalb eines Mitarbeiterkreises?

31. Informieren Sie sich über das Thema „Fortbildung". Welche Möglichkeiten haben Sie als Altenpflegefachkraft?

Pflegeplanung nach den ABEDL®

ABEDL®	Bedürfnisse, Probleme und deren Ursachen und Einflussfaktoren	Fähigkeiten und Ressourcen	Ziele (zu erreichen bis …)	Maßnahmen

13 ABEDL®: • Kommunizieren können • Sich bewegen können • Vitale Funktionen des Lebens aufrecht erhalten können • Sich pflegen können • Essen und trinken können • Ausscheiden können • Sich kleiden können • Ruhen, schlafen und sich entspannen können • Sich beschäftigen, lernen und entwickeln können • Die eigene Sexualität leben können • Für eine sichere und fördernde Umgebung sorgen können • Mit existenziellen Erfahrungen umgehen und sich dabei entwickeln können • Soziale Beziehungen sichern und gestalten und dabei mit existenziellen Erfahrungen umgehen können

5 Projekte

5.1 Das Projekt „Der Schattenmann"® als Praxisprojekt zur Pflege-Charta 138

5.2 Das Projekt „Patenschaft" (Auszubildende – Heimbewohner) 143

5.3 Das Projekt „Persönliche Gesundheitsförderung im Pflegealltag" 147

5.4 Das Projekt „Die 10-Minuten-Aktivierung als biografiebasierte Betreuungsmethode" 152

➢ Materialien zu diesem Kapitel befinden sich auf der CD-ROM!

5 Projekte

5.1 Das Projekt „Der Schattenmann"® als Praxisprojekt zur Pflege-Charta

Wolfgang Dyck, Köln

Das Projekt „Der Schattenmann" entstand als Praxisprojekt zur deutschen Charta der Rechte hilfe- und pflegebedürftiger Menschen (Pflege-Charta). Es behandelt die Frage: Wie kann die Pflegefachkraft die sehr theoretisch formulierte Pflege-Charta besser in ihrer Arbeitspraxis in den Einrichtungen umsetzen?

Die Grundidee des Projekts ist, dass eine Pflegefachkraft für einen definierten Zeitraum die Rolle des Bewohners in einem Wohnbereich einnimmt. Der Begriff „Schattenmann" wurde gewählt, da die Pflegefachkraft dies unauffällig, wie ein Schatten, ausführen soll.

Voraussetzungen und Ziele des Projekts

Das Projekt „Der Schattenmann" geht von bestimmten **Grundvoraussetzungen** aus:

- **Empathie** ist die Kernqualifikation im sozialen Bereich Pflege.
- Um eine gute Pflegefachkraft zu sein, muss die Person eine angemessene **Selbstreflexionsfähigkeit** besitzen.
- Beide Fähigkeiten, Empathie und Selbstreflexion, können ausgebildet, geformt und geschärft werden.

Das **Ziel** des Projekts ist es, als Fortbildungsinstrument Empathie und die Fähigkeit zur kritischen Selbstreflexion zu fördern.

Vorbereitung des Projekts

Das Schattenmann-Projekt kann sich an der Intention der Pflege-Charta orientieren, jedoch sind auch andere Texte, wie formulierte Leitbilder der Einrichtungsträger, als Vorgabe denkbar. Hier orientiert sich das Projekt an der Pflege-Charta.

Zur **Vorbereitung des Projekts** sollte die Pflege-Charta im Unterricht komplett oder in Grundzügen gelesen und den Auszubildenden das Grundanliegen der Pflege-Charta verdeutlicht werden. Die Pflege-Charta formuliert in ihren Artikeln umfassend, was heute als breiter gesellschaftlicher Konsens unter einer personenorientierten Pflege und Betreuung zu verstehen ist. D.h., die Pflege-Charta wird als Orientierung benutzt, um dem Auszubildenden zu definieren und vorzugeben, welche Themen bei dem Perspektivenwechsel behandelt werden sollen und auf was die Auszubildenden als „Schattenmann" in der Rolle des Betreuten besonders achten sollen. Einen ersten Überblick über die Themen der Pflege-Charta bietet das Plakat „Pflege-Charta-Artikel" (> S. 141). Dann erarbeiten die Auszubildenden die einzelnen Artikel und die dazugehörigen Ausführungen, zumindest auszugsweise, intensiv im Unterricht oder in Hausarbeit.

Die Pflege-Charta

Die Pflege-Charta wurde in den Jahren 2002 bis 2005 von Betroffenen und Verantwortlichen aus allen Bereichen der Altenpflege sowie der Pflegewissenschaft entwickelt.[1] Alle Artikel der Charta kreisen darum, den Menschen als Person wahrzunehmen und ihn nicht auf seine Defizite zu reduzieren. Die Pflege-Charta-Artikel fordern Einrichtungen auf, im professionellen Pflegealltag die Würde und Identität des Pflegebedürftigen zu wahren und seinen Bedürfnissen gerecht zu werden. Die Einrichtungen werden angeregt, darüber nachzudenken, ob am Ende nicht doch häufig die Bedürfnisse des Pflegebedürftigen den Erfordernissen eines stationären und professionell geführten Wohnbereichsalltags untergeordnet werden. Viele Aussagen und Forderungen der Charta waren bereits vor ihrer Verfassung definiert oder beschrieben. Neu ist, diese Rechte in der Form einer Grundrechte-Charta zu thematisieren.

Durchführung des Projekts

Der Einsatz der Auszubildenden als Schattenmann im Wohnbereich ist mit dem betroffenen Pflegeteam vor und nach dem Einsatz zu besprechen und sollte allen Beteiligten transparent sein. Dabei sollten die Auszubildenden von der Lehrkraft und einem Praxisanleiter unterstützt werden, die den Einsatz vorbereiten und auch die Auswertung des Einsatzes moderieren. Jeder Auszubildende sollte den Evaluationsbogen (> S. 142) lesen, bevor es zu einem Einsatz als Schattenmann kommt.

Damit im Wohnbereich nicht der Eindruck entsteht, die Auszubildenden würden als Spitzel seitens der Leitung eingeschleust, ist hier eine gute Vorbereitung wie auch eine offene Auswertung des Einsatzes sehr wichtig! Es geht nicht darum, auf Fehler der Mitarbeiter zu verweisen, sondern sich den Themen eher im Sinne des Hinweises auf blinde Flecken zu nähern, die es zu beleuchten gilt.

Die Schattenmann-Methode setzt sich aus drei Elementen zusammen:

5.1 Das Projekt „Der Schattenmann"® als Praxisprojekt zur Pflege-Charta

- Perspektivenwechsel
- **Auswertung** mithilfe eines Fragebogens
- **Werte-Werkstatt:** Nachbereitung der Einsätze mit Schwerpunkt auf die Selbstreflexion der Mitarbeiter

Perspektivenwechsel und Auswertung:

Die Auszubildenden schlüpfen als Schattenmann in die Rolle eines Bewohners. Der Schattenmann bekommt in der Einrichtung ein Zimmer oder nimmt im Aufenthaltsraum eines Wohnbereichs Platz. Der Zeitraum sollte in der Regel eine Schichtlänge betragen. Um alle zeitlichen Dimensionen einer Einrichtung zu erleben, kann auch ein 24-Stunden-Einsatz in einem Bewohnerzimmer durchgeführt werden.

Bei dem Einsatz geht es um folgende Blickrichtungen:

- Durch den Perspektivenwechsel sollen sich die Auszubildenden in ihrer Haltung zum Bewohner weiterentwickeln und den Wohnbereich an sich beurteilen. Daher ist es wichtig, dass sie sich gut in ihre Rolle hineindenken. Es sind die Einschränkungen zu planen, die die Auszubildenden simulieren, wie etwa mobile Unbeweglichkeit, eine Halbseitenlähmung oder eine Spracheinschränkung. Der Schattenmann soll den Wohnbereich aus der neuen Perspektive als „Bewohner" erleben, aber auch Pflege und Betreuung am eigenen Leib erfahren. Die Pflegemaßnahmen an ihm sollten oberhalb der Gürtellinie stattfinden und nicht den Intimraum betreffen, da dies Kollegen und den Schattenmann überfordern würde. Wie bei einer normalen Heimaufnahme müssen auch die Pflegefachkräfte des Wohnbereichs, in den der Schattenmann einzieht, um die Einschränkungen etc. wissen.
- Bei der Selbstreflexion, dem „Blick nach innen", geht es darum, eine Auseinandersetzung der Auszubildenden mit ihrer professionellen Rolle anzustoßen und ihre Motivation für den Beruf kritisch zu hinterfragen. In der Rolle als Bewohner soll der Schattenmann über seine Berufsrolle als Pflegefachkraft nachdenken. Die kritische Selbstreflexion der zukünftigen Pflegefachkräfte wird bisher oft in Aus- und Fortbildung vernachlässigt und die – meist kaum hinterfragte – Motivation vorausgesetzt.

Bei der **Auswertung**, die direkt nach dem Einsatz erfolgt, hilft ein Evaluationsbogen (▶ S. 142). Dieser spricht Themen an, die den Wohnbereich unmittelbar betreffen, und Themen, mit denen sich die Auszubildenden alleine auseinandersetzen sollen. Die Selbstreflexionsfragen können dann in der später stattfindenden Werte-Werkstatt direkt und indirekt thematisiert werden.

Die Werte-Werkstatt

Ist das Projekt mit Mitarbeitern einer Einrichtung durchgeführt worden, wird nach ca. einem Vierteljahr eine Gruppe von Mitarbeitern, die den Schattenmann-Einsatz mitgemacht haben, zur Werte-Werkstatt eingeladen. Mit den Auszubildenden sollten die Nachbereitung und der Austausch der Erfahrungen möglichst zeitnah erfolgen.

Die **Werte-Werkstatt** besteht aus verschiedenen Übungen. Die Lehrkraft, die die Werte-Werkstatt moderiert, kann zwischen diesen wählen oder alle Übungen mit den Auszubildenden durchführen.

- „Nehmen Sie Stellung" oder „Momo-Spiel"

Diese Übung ist das Herzstück der Werte-Werkstatt, die nicht fehlen sollte. Das Mädchen Momo aus dem bekannten Kinderbuch von Michael Ende hat eine besondere Begabung: Es kann sehr gut zuhören. Hier setzt diese Übung an: Zwei Auszubildende sitzen sich gegenüber und erzählen sich gegenseitig, jeder eine Viertelstunde lang, wie sie zum Pflegeberuf gekommen sind. Dabei werden sich manche Auszubildende erstmals mit ihrer eigenen Motivation, eine Altenpflegeausbildung zu beginnen, auseinandersetzen. Spielbedingung ist, dass der Erzählende nicht unterbrochen oder kommentiert wird. Im Plenum kann – wer möchte – seine Erfahrungen mit dieser Übung mitteilen.

Bei dieser Übung können auch Fragen aus dem Evaluationsbogen (▶ S. 142), z.B. „Was für ein Bild vom alten Menschen haben Sie?" oder „Was bedeutet alt sein für Sie?" in der Gruppe zum Thema gemacht werden.

- „Redeformen"

Bei dieser Übung berichten die Teilnehmer zunächst von ihren praktischen Erfahrungen in den Einsätzen. Dabei wird es immer auch um erlebte oder beobachtete Kommunikation gehen. Deshalb wird in dieser Übung ein Blick auf die möglichen – auch nonverbalen – Kommunikationsformen gerichtet. In der Praxis ist für die Pflegefachkraft ein wichtiges Element empathischen Verhaltens, eine angemessene – d.h. an die Möglichkeiten des Gegenübers angepasste – Kommunikation zu gestalten und hier eine Palette von „Rede"-Möglichkeiten zu kennen. Es ist wichtig zu zeigen, dass neben dem Sprechen auch Mimik, Körperbewegung, Sprechgeschwindigkeit u.a. Teile der Kommunikation darstellen.

Gelungene und weniger gelungene Erfahrungen mit Kommunikation können bei dieser Übung nachbesprochen und Lösungsansätze oder auch Beispiele nicht gelungener Kommunikation spielerisch nachgestellt werden.

Projekte

- „Begriffe"

In dieser Übung versucht die Lehrkraft, mit den Auszubildenden bekannte Begriffe aus den Pflegekonzepten, den Leitbildern der Einrichtungen oder der Pflege-Charta mit Leben zu füllen und gemeinsam deren Bedeutung zu erarbeiten.

Hier helfen z. B. folgende Fragen:

- Was haben die Auszubildenden bisher unter den Begriffen „Würde" oder „Person" verstanden?
- Was wird allgemein unter diesen Begriffen verstanden?
- Wo kommen die Begriffe in der Pflege-Charta oder in einem Trägerleitbild vor?

Häufig zeigt sich, dass die Leitbilder, mit denen sich die Träger der Pflegelandschaft schmücken, leere Leitbilder darstellen und oft ein „floskelhaftes Begriffsleben" führen. Eine intensive Auseinandersetzung mit den Begriffen, die häufig vorkommen, hilft den Auszubildenden, im Alltag klarer mit Begriffen wie „Person", „Würde" etc. umzugehen und deren Sinn bewusster in der täglichen Praxis umzusetzen.

Oft führen ethische Konzeptionen oder Pflegekonzepte eine reine Papierexistenz, wenn sie nicht irgendwie in der Praxis ausprobiert werden. Die Werte-Werkstatt rundet das Projekt ab, indem in ihr Praxis und Theorie des Projekts zusammengeführt werden.

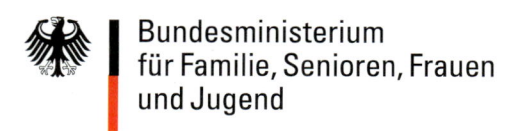

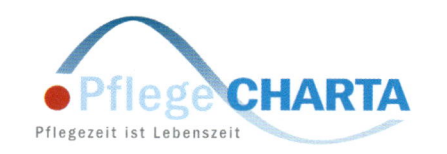

5.1 Das Projekt „Der Schattenmann"® als Praxisprojekt zur Pflege-Charta

Bundesministerium für Familie, Senioren, Frauen und Jugend

Pflege-CHARTA – Pflegezeit ist Lebenszeit

Pflege-Charta

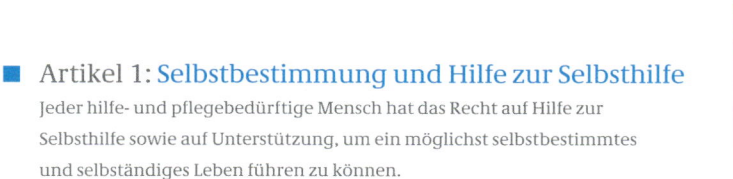

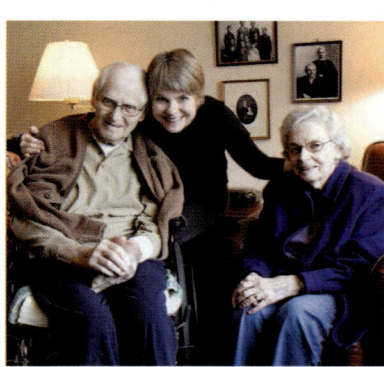

- **Artikel 1: Selbstbestimmung und Hilfe zur Selbsthilfe**
  Jeder hilfe- und pflegebedürftige Mensch hat das Recht auf Hilfe zur Selbsthilfe sowie auf Unterstützung, um ein möglichst selbstbestimmtes und selbständiges Leben führen zu können.

- **Artikel 2: Körperliche und Seelische Unversehrtheit, Freiheit und Sicherheit**
  Jeder hilfe- und pflegebedürftige Mensch hat das Recht, vor Gefahren für Leib und Seele geschützt zu werden.

- **Artikel 3: Privatheit**
  Jeder hilfe- und pflegebedürftige Mensch hat das Recht auf Wahrung und Schutz seiner Privat- und Intimsphäre.

- **Artikel 4: Pflege, Betreuung und Behandlung**
  Jeder hilfe- und pflegebedürftige Mensch hat das Recht auf eine an seinem persönlichen Bedarf ausgerichtete, gesundheitsfördernde und qualifizierte Pflege, Betreuung und Behandlung.

- **Artikel 5: Information, Beratung und Aufklärung**
  Jeder hilfe- und pflegebedürftige Mensch hat das Recht auf umfassende Informationen über Möglichkeiten und Angebote der Beratung, der Hilfe, der Pflege sowie der Behandlung.

- **Artikel 6: Kommunikation, Wertschätzung und Teilhabe an der Gesellschaft**
  Jeder hilfe- und pflegebedürftige Mensch hat das Recht auf Wertschätzung, Austausch mit anderen Menschen und Teilhabe am gesellschaftlichen Leben.

- **Artikel 7: Religion, Kultur und Weltanschauung**
  Jeder hilfe- und pflegebedürftige Mensch hat das Recht, seiner Kultur und Weltanschauung entsprechend zu leben und seine Religion auszuüben.

- **Artikel 8: Palliative Begleitung, Sterben und Tod**
  Jeder hilfe- und pflegebedürftige Mensch hat das Recht, in Würde zu sterben.

Im vollständigen Text der Pflege-Charta werden diese Rechte für die Lebenssituation hilfe- und pflegebedürftiger Menschen näher erläutert.
Die Broschüre und weitere Informationen zur Pflege-Charta erhalten Sie hier oder bei der vom Bundesministerium für Familie, Senioren, Frauen und Jugend eingerichteten Servicestelle Pflege-Charta.

Tel.: 0180-222-00-32*
www.pflege-charta.de

* 6 Cent pro Anruf aus dem deutschen Festnetz, Mobilfunkanrufe abweichend, max. 42 Cent/Minute aus den Mobilfunknetzen

5 Mein Einsatz als Schattenmann/-frau

Name: _____

Einsatzplanung (für den Wohnbereich und den/die Schattenmann/-frau)

Einsatz im Wohnbereich .... am ....

Einsatzlänge (1/2–1 Schicht oder mehr):

Einsatzort im Wohnbereich (eigenes „Bewohner"-Zimmer; im Aufenthaltsraum):

Teilnahme an Grundpflegeleistungen (Zähneputzen; Waschen):

Simulierung einer körperlichen Einschränkung (Esshilfe bekommen; Sitzen im Rollstuhl):

Persönliche Auswertung für den/die Schattenmann/-frau:
(Als Vorbereitung soll die Pflege-Charta und deren Ausführungen noch einmal gelesen werden)

1. Wie fühle ich mich zu Beginn der Aktion (ca. erste halbe Stunde)?

2. Wie fühle ich mich während der Aktion?

3. Wie ist der Kontakt zu den anderen Bewohnern?

4. Wie ist der Kontakt zum Personal?

5. Wie habe ich die Arbeitsabläufe (Betreuung, Pflege, Essen, Reinigung) erlebt?

6. Was kann man über die Artikel der Pflege-Charta sagen?
   (Gelten die Artikel bei uns? Wirken die Artikel – wenn man in dem Bereich ist – wie aus einer anderen Welt?)

7. Gibt es etwas, das Sie sofort ändern möchten?

8. Fehlt Ihnen irgendetwas?

9. Bitte ergänzen Sie den Satz: Überraschend war für mich ...

10. Was denken Sie während Ihres Schattenmann/-frau-Einsatzes über den Beruf oder die Rolle des Pflegepersonals?

11. Durch welche Ideale/Werte lassen Sie sich bei Ihrer Arbeit, vor allem im direkten Kontakt mit den Bewohnern, leiten?

12. Was für ein Bild haben Sie vom alten Menschen bzw. was bedeutet alt sein für Sie?

5.2 Das Projekt „Patenschaft" (Auszubildende – Heimbewohner)

Klaus Fenzl, Schongau

Die Auszubildenden übernehmen für ein Jahr oder auch länger eine Art Patenschaft für jeweils einen Bewohner ihrer Einrichtung. Einmal im Monat besuchen die Auszubildenden im Rahmen des Unterrichts für eine Stunde die betreffenden Bewohner, um Lebenszeit mit ihnen zu gestalten. Diese Lebenszeitgestaltung wird auf die jeweiligen Bedürfnisse und den Erkenntnissen der jeweiligen Biografie der Bewohner abgestimmt und kann daher sehr vielfältig sein: Vorlesen, gemeinsames Singen, spielen, spazieren gehen, unterhalten, basteln, Fotos betrachten etc. Die Auszubildenden sollen und brauchen in dieser Stunde

- keine Pflegeverrichtungen vornehmen, nur im Bedarfsfall, z. B. Toilettengang, und
- die Pflege- und Betreuungsqualität nicht beurteilen.

Ziele des Projekts

- Die Auszubildenden sollen einen intensiveren Einblick in die Lebensphasen, Lebens- und Erlebenswelt „ihrer" Bewohner erhalten.
- Die betreuten alten Menschen haben die Möglichkeit, sich mit den Lebensphasen und der Lebens- und Erlebniswelt „ihrer" Paten zu befassen.
- Verschiedene Vorstellungen von Alter und Jugend (Altersbild von Jugendlichen und Jugendbild von älteren Menschen) treffen aufeinander. Die unterschiedlichen Biografien können wertgeschätzt werden.
- Entscheidungen oder Verhalten der anderen Generation können besser nachvollzogen werden.
- Die Auszubildenden können Einblicke in die Lebenswelt der „Kriegsgeneration" erhalten und deren Wissen bewahren.
- Der Bewohner erfährt mehr Lebensqualität, wenn „seine" Lebenserfahrungen er- und gefragt sind.
- Verwirrte alte Menschen erhalten durch die Begegnung mit ihren Paten zusätzliche An- und Aussprachemöglichkeiten. Die intensivere Zuwendung kann den Selbstwert der Bewohner und die soziale Kompetenz der Auszubildenden stärken.
- Glaube und Glaubensfragen werden unterschiedlich er- und gelebt. Die Auszubildenden können erfahren, wie die Religion Menschen einer anderen Generation beeinflusst hat und somit das religiöse Verhalten alter Menschen besser verstehen und ihre eigene Religiosität reflektieren.
- Durch das Projekt soll den Auszubildenden ermöglicht werden, künftig in ihrem Arbeitsbereich auf ältere Menschen bewusster zuzugehen und deren Ressourcen alltagstauglich besser nutzen zu können.
- Das Projekt kann den Weg vom Defizitmodell hin zum Kompetenzmodell in der Pflege unterstützen.

Vorbereitung des Projekts

Da die Auszubildenden je nach Schule in verschiedenen Einrichtungen eingesetzt sind, muss im Vorfeld das geplante Vorhaben mit dem jeweiligen Heimträger abgeklärt werden. Eine Einbindung der Heimleitungen und Pflegedienstleitungen versteht sich von selbst. Auch das Pflegepersonal der betreffenden Stationen oder Bereiche muss über das Projekt und dessen Zielsetzung informiert sein. Gerade diese Mitarbeitergruppe wird dann dem Auszubildenden geeignete Bewohner vorschlagen.

Des Weiteren benötigen die Auszubildenden Ansprechpartner in den jeweiligen Einrichtungen, an die sie sich bei Problemen oder Schwierigkeiten, z. B. der Bewohner möchte nicht mehr, Auszubildender kommt mit dem Bewohner nicht zurecht, etc., wenden können.

Da die Besuche während des Unterrichts stattfinden (Schulveranstaltung) dürfte in diesem Bereich keine Versicherungs- oder haftungsrechtliche Fragen auftreten.

Bei der Unterrichtsplanung muss eine entsprechende curriculare Einbindung erfolgen.

Welche Unterrichtsthemen im Vorfeld behandelt sein sollten, richtet sich nach dem Zeitpunkt des Projektstarts. Sinnvoll ist sicher, dass die Auszubildenden einen Einblick über die Besonderheiten des „Altwerdens" bekommen. Hinweise, wie die Kommunikation mit dementen Menschen zu gestalten ist sowie Betreuungs- und Beschäftigungsmöglichkeiten alter Menschen, z. B. 10-Minuten-Aktivierung, können sehr hilfreich sein. Die Auszubildenden sollten zudem bereits Kenntnisse zur Biografiearbeit besitzen.

Durchführung des Projekts

In einer eigenen Unterrichtseinheit werden die Auszubildenden dann dezidiert auf das Projekt vorbereitet:

- Zielsetzung des Projekts
- betroffene Einrichtungen
- Ansprechpartner in den Einrichtungen
- betreuende Lehrkräfte
- Besuch der Einrichtungen mit Bewohnerauswahl
- Zeitplan, an welchen Theorietagen die Besuche stattfinden
- Dauer des Projekts
- spezielle Problembereiche (Erkrankung des Bewohners, des Schülers etc.)

Nach der ersten Begegnung der Auszubildenden mit „ihren" Bewohnern erhalten die Auszubildenden in einer der folgenden Unterrichtstunden die Gelegenheit, über ihre Erfahrungen zu berichten und sich auszutauschen. Weitere organisatorische Fragen und/oder aufgetretene Probleme können hier geklärt bzw. aufgearbeitet werden. Die Auszubildenden sollen in dem nun folgenden Jahr ihre Erfahrungen, Erlebnisse und Fragen nach den Besuchen bei „ihren" Bewohnern in einem Tagebuch oder ähnlichem niederschreiben.

Es sollten immer wieder Unterrichtsstunden zur Verfügung gestellt werden, in denen die Auszubildenden ihre Erfahrungen austauschen oder Fragen, Probleme und Organisatorisches klären können. Hier kann auch immer wieder eine Teilauswertung des Projekts stattfinden. Während des Unterrichts sollten wiederholt Hinweise an die Auszubildenden gegeben werden, wenn Unterrichtsinhalte besonders wichtig für die folgenden Besuche bei dem Bewohner sind.

Während des Projektzeitraums ist es sinnvoll, engen Kontakt mit den Einrichtungen beizubehalten, um auftretende Probleme zeitnah besprechen zu können.

Auswertung des Projekts

Nach Abschluss des Projekts erfolgt eine generelle Auswertung im Rahmen eines Projektrückblicks.

Um die Meinung der Einrichtungen zu eruieren, wird ihnen ein kurzer Fragebogen zugesandt (➤ S. 146).

Die Auszubildenden bekommen einen eigenen Fragebogen, um ihre persönlichen Eindrücke schildern zu können (➤ S. 145).

Die Auswertung der Fragebögen geschieht durch die für das Projekt verantwortlichen Lehrkräfte. Des Weiteren können die Auszubildenden ihre Tagebücher den Lehrern und der Klasse vorstellen. Exemplarisch hier vor allem besonders interessante Bewohnerbiografien. Wichtig ist, dass die Auszubildenden genügend Zeit und Raum dafür bekommen.

Dann werden die Fragebögen der Einrichtungen ausgewertet und besprochen. Wenn es organisatorisch möglich ist, können zu dieser Vorstellungsrunde auch die Praxisanleiter der betroffenen Einrichtungen oder andere dort am Projekt beteiligte Fachkräfte eingeladen werden. Sollte dies nicht möglich sein, sollten zumindest die gewonnenen Erkenntnisse aus der Auswertung der Schülerfragebögen den Einrichtungen mitgeteilt werden.

5.2 Das Projekt „Patenschaft" (Auszubildende – Heimbewohner)

Name: _____ Einrichtung: _____

Auswertung des Patenschaftprojekts	nein	eher nein	neutral	eher ja	ja
Meine Vorstellungen von Alter haben sich durch das Projekt geändert.					
Ich kann Entscheidungen und Verhalten alter Menschen jetzt besser nachvollziehen.					
Glaube und Glaubensfragen alter Menschen verstehe ich jetzt besser.					
Der Bewohner hat erkennbar an Lebensqualität gewonnen.					
Ich konnte beim Bewohner Ressourcen entdecken, die mir vorher nicht bekannt waren.					
Ich habe in die momentane Lebensphase des Bewohners einen tieferen Einblick gewonnen.					
Der Zustand von verwirrten oder dementen Bewohnern hat sich erkennbar verbessert.					
Ich kann verwirrte oder demente Bewohner jetzt besser verstehen.					
Ich fand das Projekt sinnvoll und habe davon profitiert.					
Ich fände es gut, wenn das Projekt weitergeführt wird.					

Wenn das Projekt weitergeführt werden sollte, welche Verbesserungsvorschläge hätten Sie?

_____
_____
_____
_____
_____

Persönliche Anmerkungen:

_____
_____
_____
_____
_____

Patenschaftsprojekt

Name: _____

Liebe Mitarbeiter/innen,

vom .... bis .... waren folgende Auszubildende unserer Berufsfachschule für Altenpflege einmal im Monat in Ihrer Einrichtung und haben folgende/n Bewohner betreut:

Herr/Frau _____   Herr/Frau _____

Herr/Frau _____   Herr/Frau _____

Wir würden Sie nun bitten, uns dazu zwei Fragen zu beantworten:

1. Haben Ihre betroffenen Bewohner davon profitiert? Wenn ja, wie hat sich das geäußert? Wenn nein, warum nicht?

_____
_____
_____
_____
_____

2. Sollte das Projekt wiederholt bzw. weitergeführt werden? Wenn ja, welche Verbesserungsvorschläge hätten Sie für unsere Schule bzw. unsere Auszubildenden?

_____
_____
_____
_____
_____

Wenn Sie uns noch etwas mitteilen wollen:

_____
_____
_____
_____

Vielen Dank für Ihre Mitarbeit!

5.3 Das Projekt „Persönliche Gesundheitsförderung im Pflegealltag"

Klaus Fenzl, Schongau

Auszubildende in der Pflege werden im praktischen Einsatz vor beruflichen Belastungen nicht verschont. Häufig klagen sie recht bald über körperliche Beschwerden und psychische Belastungen. Diese können die Auszubildenden nicht immer konkret beschreiben. Vieles wird von ihnen nur als „gefühlt" bezeichnet. Auch die Auswirkungen dieser Belastungen werden von den Auszubildenden unterschiedlich erlebt und eine Bewältigung erfolgt nur zum Teil und sehr unterschiedlich. Im Rahmen des Projekts sollen die Auszubildenden berufliche körperliche Beschwerden und psychische Belastungen erkennen, diese konkret beschreiben und entsprechende Bewältigungsstrategien kennenlernen und anwenden können. Sie erfahren im gegenseitigen Austausch, dass auch Mitschüler mehr oder weniger in der täglichen Arbeit belastet sind und dies kein Alleinstellungsmerkmal ist. Auch können sie erkennen, dass unterschiedliche Menschen mit (vermeintlich) ähnlichen Belastungen unterschiedlich umgehen.

Ziele des Projekts

- Die Auszubildenden sollen im Rahmen des Projekts ihre beruflich erlebten Belastungen qualitativ und quantitativ benennen können.
- Die Auszubildenden sollen Strategien, wie sie berufliche Belastungen abmildern können, entwickeln und anwenden können.
- Die Auszubildenden sollen ihr Freizeitverhalten diesbezüglich beschreiben und kritisch hinterfragen.
- Die Auszubildenden sollen erkennen, dass sie aktiv auf Belastungen durch den Beruf reagieren können.
- Die Auszubildenden lernen Angebote diesbezüglich kennen und treffen für sich eine persönliche Auswahl.

Vorbereitung des Projekts

- Die Auszubildenden sollten vor dem Beginn des Projekts ausreichend in der Praxis eingesetzt worden sein (abhängig von der Planung der jeweiligen Schule).
- Der Projektzeitraum kann durchaus schon in das erste Ausbildungsjahr gelegt werden. Der Zeitraum richtet sich nach den Gegebenheiten der jeweiligen Berufsfachschule. Vier Wochen reichen in der Regel dafür aus.
- Die betreffenden Einrichtungen sowie die jeweiligen Praxisanleiter müssen vor Projektbeginn informiert werden.
- Der Projektablauf wird mit den Auszubildenden besprochen.
- **Tipp:** Die Auszubildenden listen zur Vorbereitung des Projekts (über einen Zeitraum von vier Wochen) täglich die in ihrem Praxisalltag als Belastung empfundenen Situationen auf.
  - z. B. in einem Tagebuch – wichtig dabei ist, die notwendigen Aufzeichnungen wirklich täglich vorzunehmen. Eine Trennung in körperliche und psychische Belastungssituationen ist sinnvoll.
- Hilfreich könnte bereits hier die Verwendung des Fragebogens Nr. 1 (➤ S. 150) sein.
- **Tipp:** Da mittlerweile fast jeder Schüler über ein Smartphone verfügen dürfte, kann mit einem installierten Schrittzähler (es gibt diverse kostenlose „Apps" für die verschiedenen Betriebssysteme) die täglich gelaufenen Meter während der Arbeit erfasst werden. Das Ergebnis wird dann evtl. in die eine oder andere Richtung erstaunlich sein.

Durchführung des Projekts

In der Unterrichtszeit

Belastungen eruieren

Im Unterricht werden anhand des Fragebogens 1 (➤ S. 150) körperliche und psychische Belastungssituationen allgemein erfasst. Der Fragebogen kann inhaltlich individuell ergänzt werden.

Die Auszubildenden setzen sich mit den Belastungen, die die tägliche Arbeit auf den Einrichtungen mit sich bringen, auseinander. Sie werden unter Umständen hier schon unter „echten" und „gefühlten" Belastungen unterscheiden können. Voraussetzung ist natürlich, dass die Auszubildenden den Bogen ernst und gewissenhaft ausfüllen, und auch unangenehme Fragen zulassen. Die Auszubildenden haben die Möglichkeit, selbst erlebte Belastungen hinzuzufügen, die nicht auf dem Fragebogen stehen und die sie evtl. in der Vorbereitung bereits notiert haben.

Auswirkungen auf die eigene Befindlichkeit beschreiben

Im Unterricht werden bei sich selbst beobachtete Auswirkungen anhand des Fragebogens 2 (➤ S. 151) festgehalten. Der Fragebogen kann inhaltlich individuell noch ergänzt werden.

Die Auszubildenden können hier zusätzlich bei sich selbst beobachtete Auswirkungen des Arbeitsalltags notieren. Es kann sich sowohl um körperliche, wie auch psychischemotionale Symptome handeln. Voraussetzung ist auch hier, dass die Auszubildenden den Bogen ernst und gewissenhaft ausfüllen, und auch unangenehme Fragen zulassen.

Beachtet werden sollte:
In der Regel werden durch Projekte dieser Art auch die unterschiedlichsten Bedürfnisse sowie negative Gefühle beim Schüler geweckt, die großen Diskussionsbedarf haben und die in entsprechenden Unterrichtseinheiten **während des Projekts** oder **nach der Auswertung** behandelt werden müssen.

Dies könnten z. B. sein:

- Stress: Entstehung, Ursachen und Auswirkungen
- Definition „Gesundheit – Krankheit"
- Selbstpflege
- Copingstrategien
- Krisen und ihre Bewältigung
- betriebliche Gesundheitsvorsorge
- Arbeitsschutz und Unfallverhütung
- Zeitmanagement

und vieles mehr.

Strategien zur Bewältigung der Belastungen und Beschwerden kennen lernen und entwickeln

Aus den Erkenntnissen des Fragebogens 1 können zu den Belastungssituationen Strategien zu deren Bewältigung von den Auszubildenden erarbeitet werden. Sinnvoll ist es, die im Fragebogen am häufigsten genannten Belastungen zu bearbeiten.

So können z. B. bei körperlicher Belastung durch

- häufiges Heben und Tragen, sowie
- Bewegen von Bewohnern

die Auszubildenden rückenschonende Hebe- und Tragetechniken vorstellen und gemeinsam einüben. Im Rahmen der Mobilisation können z. B. kinästhetische Möglichkeiten demonstriert und eingeübt werden. Des Weiteren können in den Einrichtungen vorhandene Hilfsmittel wie Drehscheiben etc. vorgestellt und deren Benutzung eingeübt werden. Die Erarbeitung von Strategien im psychisch-emotionalen Bereich gestaltet sich weit schwerer und muss individuell auf die betroffene Person und Situation abgestellt werden.

In den Einrichtungen

Nachdem die Auszubildenden im Unterricht die verschiedensten Strategien zu den unterschiedlichen Belastungen kennengelernt und eingeübt haben, sollen die Auszubildenden nun in der Einsatzzeit in den jeweiligen Einrichtungen ein Tagebuch führen. In diesem notieren sie die täglich erlebten körperlichen und psychischen Belastungssituationen. Zusätzlich sollen sie nun die im Unterricht ausgearbeiteten Strategien zur Bewältigung der Belastungen in ihren Alltag integrieren, verschiedene ausprobieren oder neue Ideen entwickeln und diese in ihrem Tagebuch erfassen:

- Welche besprochenen Strategien aus dem Unterricht konnten in der Praxis angewendet werden?
- Welche neuen Strategien wurden in der Einsatzzeit entwickelt und ausprobiert?
- Welche Strategien und Maßnahmen konnten nicht umgesetzt werden und aus welchen Gründen?
- Wie wird ein persönlicher Ausgleich zum Arbeitsalltag geschaffen?

Tipp: Aus Erfahrungen heraus ernähren sich Auszubildenden aus den verschiedensten Gründen nicht unbedingt „gesund". Viele wissen wenig über ihren Kalorienbedarf, den Kaloriengehalt und die Zusammensetzung der täglichen zu sich genommenen Nahrung. Auch hier gibt es mittlerweile kostenlose „Apps", die mit relativ geringem Aufwand diese „Wissenslücke" schließen können. Der eine oder andere Auszubildende wird erstaunt sein, wenn er erfährt, wie viel oder wie wenig er an einem Arbeitstag zu sich nimmt etc. Er sollte natürlich ehrlicherweise auch einen eventuellen Nikotin- oder Alkoholkonsum vermerken.

Vorhandene Hilfsmittel beschreiben

Hier sollen die vom Einrichtungsträger zur Verfügung gestellten Hilfsmittel zur Arbeitserleichterung aufgelistet werden. Des Weiteren erfassen die Auszubildenden in ihrem Tagebuch, wie häufig sie diese Hilfsmittel benutzen. Interessant sind hierbei auch Gründe, warum vorhandene Hilfsmittel nicht benutzt werden (können).

Was bietet der betreffende Heimbetreiber im Rahmen der betrieblichen Gesundheitsförderung an?

Die Auszubildenden sollen die diesbezüglichen Angebote ihrer Einrichtungen erfragen und in ihrem Tagebuch auflisten. Oft haben Auszubildende den Eindruck, es würde vom Heimbetreiber nichts oder wenig angeboten. Dies kann verifiziert oder widerlegt werden. Wenn möglich, sollten die Auszubildenden die vorhandenen Möglichkeiten ausprobieren und ihre Erfahrungen in dem Tagebuch schildern.

Auswertung des Projekts

Persönliche Auswertung

Eine erste, persönliche Auswertung geschieht durch den Auszubildenden in seinem Tagebuch. Nachdem er über den Projektzeitraum sich und seine Arbeitsplatzsituation genauer betrachtet hat, kann er für sich entsprechende Strategien festlegen, die ihm in der Einsatzzeit geholfen haben und die er auch in Zukunft anwenden will. Dies gestaltet sich in der Regel für den Freizeitbereich am einfachsten. Hier kann und soll er dezidierte Maßnahmen in Qualität und Quantität beschreiben. Für den Arbeitsbereich ist eine direkte Einflussnahme gerade für einen Auszubildenden oft recht gering. Aber auch hier soll er in Frage kommende Maßnahmen beschreiben, die für ihn sinnvoll waren.

Auswertung in der Klasse

Generell ist die Auswertung des Projekts abhängig von der Klassengröße und der dafür zur Verfügung stehenden Unterrichtszeit. Die Auszubildende berichten zuerst, wie sie die im Unterricht erarbeiteten Strategien bei ihrem Einsatz umsetzen konnten. Zusätzlich können sie noch alternative Vorschläge und Erfahrungen vorstellen. Welche Strategien waren für sie sinnvoll, welche haben nicht oder eher wenig geholfen? Die vorgestellten Strategien können kritisch betrachtet und auf Durchführbarkeit geprüft werden. Dabei ist auf eine vorurteilsfreie Bewertung Wert zu legen. Denn nur so können sich die eine oder andere „Initialzündung" für Veränderungen ergeben. Letztendlich werden aber auch Gegebenheiten, die nicht institutionell veränderbar sind, bleiben. Bei den Bewältigungsstrategien in der Freizeit sollen die Auszubildenden erkennen, dass nicht alles bei jedem gleich sinnvoll ist. Aber auch, dass es durchaus sinnvolle Maßnahmen zum Stressabbau und zur Entspannung gibt, die auch funktionieren. Vielleicht ergeben sich praktikable, gemeinsame Aktivitäten für mehrere Betroffene, z.B. Lauftreff, Fitnessstudio oder Besuch von Kursen zu Entspannungstechniken. Vielleicht gibt es auch das eine oder andere Angebot des jeweiligen Schulträgers dazu?

Projekte

Fragebogen 1

Belastungen	nein	eher nein	neutral	eher ja	ja
Die an mich gestellten Aufgaben kann ich aufgrund der Schwierigkeit häufig nicht erfüllen.					
Die Menge der an mich gestellten Aufgaben überfordern mich.					
Ich stehe häufig unter Zeitdruck.					
Ich kann meine Pausen nicht selbst einteilen.					
Ich habe ein Informationsdefizit.					
Ich bekomme zu viele Informationen.					
Ich bekomme widersprüchlich Instruktionen.					
Die Aufgabenübertragung ist oft unklar.					
Ich muss schnell reagieren.					
Ich werde bei meinen Aufgaben häufig gestört.					
Ich muss ständig selbst Entscheidungen treffen.					
Ich muss viele Tätigkeiten in ungünstiger Körperhaltung ausüben.					
Ich bin körperlichen Belastungen ausgesetzt.					
Ich bin gesundheitsschädlichen Substanzen ausgesetzt.					
Ich habe wenig Entscheidungs- und Handlungsspielräume.					
Meine Arbeit ist häufig fremdbestimmt.					
Ich habe oft eine hohe Verantwortung.					
Meine Arbeit macht oft wenig Sinn.					
Es fehlen häufig ausreichende Erholungsphasen.					
Es gibt Konkurrenzverhalten unter den Kollegen.					
Ich bekomme zu wenig Unterstützung.					
Ich bin für zu viele Bewohner zuständig.					
Ich habe Angst vor bestimmten Aufgaben.					
Ich habe Angst vor Misserfolg.					
Ich habe Angst vor schlechten Beurteilungen.					
Ich habe Konflikte mit Vorgesetzten.					
Ich gerate häufig in Notfallsituationen.					
Der Zustand von Bewohnern belastet mich.					
Der Umgang mit dementen Bewohnern belastet mich.					
Es fehlen Möglichkeiten, das Schamgefühl der Bewohner respektieren zu können.					
Es gibt Spannungen im Team.					
Es gibt häufig schwierige Situationen mit aggressiven Bewohnern.					

5.3 Das Projekt „Persönliche Gesundheitsförderung im Pflegealltag"

Fragebogen 2

Auswirkungen	nein	eher nein	neutral	eher ja	ja
Ich fühle mich morgens nach dem Aufstehen noch müde und zerschlagen.					
Ich kann nicht durchschlafen.					
Ich ermüde schnell.					
Ich habe oft den Eindruck, nicht alles schaffen zu können.					
Ich habe häufig Rückenprobleme.					
Mein körperliches Leistungsvermögen hat sich verringert.					
Ich fühle mich manchmal machtlos.					
Ich befürchte, dass mich meine Arbeit emotional verhärtet.					
Ich bin oft gereizt.					
Ich muss mich manchmal zwingen, zu den Bewohnern nicht grob zu sein.					
Ich verliere die Geduld und werde ärgerlich.					
Ich fühle mich oft entmutigt und überlege, die Ausbildung abzubrechen.					
Ich fühle mich manchmal seelisch stark belastet.					
Ich habe häufig Kopfschmerzen.					
Ich habe Magenprobleme.					
Ich esse zu viel.					
Ich esse zu wenig.					

5.4 Das Projekt „Die 10-Minuten-Aktivierung als biografiebasierte Betreuungsmethode"

Klaus Fenzl, Schongau

Das Konzept der 10-Minuten-Aktivierung wurde in den 1990er Jahren von Ute-Schmidt-Hackenberg entwickelt. Sie ist als Werklehrerin, Maltherapeutin und Dozentin tätig. Die 10-Minuten-Aktivierung ist eine Methode, die speziell demenziell erkrankte Menschen anspricht und sie aktiviert, jedoch auch bei bettlägerigen und unruhigen Bewohnern angewendet werden kann. Die Vorgehensweise stützt sich auf die Erkenntnis, dass demenziell Erkrankte durch Gegenstände aus ihrer Lebensgeschichte angeregt werden, sich zu erinnern und darüber zu sprechen. Die Dauer der Aktivierung ist zeitlich begrenzt, da die Konzentrationsfähigkeit dieser Personen nach 10 Minuten aufgebraucht ist.

Ziele des Projekts

Die Auszubildenden sollen in die Lage versetzt werden, eine 10-Minuten-Aktivierung zu planen und diese in ihren Arbeitsbereichen trotz des allgegenwärtigen Zeitmangels durchzuführen.

Sie verstehen Sinn und Zweck einer solchen Aktivierung und erleben diese als Erfolg.

Vorbereitung des Projekts

Das betroffene Pflegeteam der jeweiligen Einrichtung muss vor Beginn des Projekts informiert werden.

Durchführung des Projekts

Die Auszubildenden sollen für einen Bewohner ihrer Wahl eine 10-Minuten-Aktivierung planen und durchführen. Die Wahl treffen sie in Absprache mit der Praxisanleitung in der Einrichtung. Die Durchführung sollte nach Möglichkeit durch einen Praxisanleiter und der Lehrkraft begleitet werden.

Im Unterricht werden mit den Auszubildenden im Rahmen des Projekts dazu als erstes folgende Inhalte behandelt:

- Biografiearbeit
- Demenzformen
- 10-Minuten-Aktivierung als biografiebasierte Betreuungsmethode
- Kommunikationsformen

Dann erhalten die Auszubildenden folgende Arbeitsaufträge zu dem jeweils ausgewählten Bewohner:

- Verfassen einer Kurzbiografie: Hier soll der Bewohner kurz und prägnant beschrieben werden.
- Beschreibung des Ist-Zustands: Hier sollen Erkenntnisse der aktuellen Pflegedokumentation und Informationen des Betreuungsteams einfließen.
- Erste Kontaktaufnahme: Der Auszubildende beschreibt hierbei den Gesprächsverlauf mit dem Bewohner und versucht, dessen Aufmerksamkeitslevel zu eruieren.
- Interessen früher und heute: Hier sollen gezielt Informationen über die frühere und momentane Interessenlage gewonnen werden.

Arbeitsplan für die 10-Minuten-Aktivierung

- Thema: Die Auszubildenden fassen ihre geplante Aktivierung in eine „griffige" Überschrift, z. B. „Meine Arbeit im Büro."
- Zielbeschreibung: Die Auszubildenden beschreiben, welche Sinne des Bewohners durch die Aktivierung besonders angesprochen werden sollen.
- Material: Hier erfolgt eine Auflistung der benötigten Materialien. Die Auszubildenden besorgen sich die Materialien und stellen diese in einem Karton zusammen.
- geplanter Ablauf: Der Ablauf kann u. a. in folgende Unterpunkte strukturiert werden
  a) Zeitplanung
  b) Raumplanung
  c) Durchführung
  d) Alternativmöglichkeiten

Dann üben die Auszubildenden in Partnerarbeit den Ablauf ihrer 10-Minuten-Aktivierung.

Die eigentliche Durchführung der 10-Minuten-Aktivierung mit dem Bewohner findet dann unter direkter oder indirekter Aufsicht eines Praxisanleiters und der Lehrkraft statt.

Auswertung des Projekts

Nach der Durchführung findet gemeinsam mit der Lehrkraft und/oder der Praxisanleitung eine Auswertung statt. Neu gewonnenes Wissen wird in den entsprechenden Biografiebogen eingetragen.

Die Auszubildenden sollten die Möglichkeiten erhalten, sich in angenehmer Atmosphäre zu ihrer Durchführung zu äußern.

- Welche positiven Erkenntnisse sind gewonnen worden?
- Welche Probleme sind aufgetaucht?
- Was können Gründe dafür sein?
- Können die aufgetretenen Probleme beim nächsten Mal vermieden werden?
- Wenn ja, mit welchen Maßnahmen?
- Wurde die geplante Zielsetzung erreicht?
- War die Aktivierung erfolgreich?

Als weitere Auswertungsmöglichkeit bieten sich weiterführende Unterrichtseinheiten an, in deren Folge die Auszubildenden ihre Bewohner und ihre Aktivierungsmethoden, sowie positive und negative Erfahrungen vorstellen können.

Diskutiert kann hierbei u.a. auch werden, ob und wie diese Aktivierungsmethoden in den „normalen" Pflegealltag integriert werden können.

5

6 Impulse für den Unterricht

Lernfeld 1.3: Alte Menschen personen- und situationsbedingt pflegen

Menschen pflegen	156
Medizinische Grundlagen	157
Hygiene	157
Ernährung im Alter	157
Grundlagen der Arzneimittellehre	158
Pflege von Menschen mit Demenz	158
Pflege bei Beeinträchtigung der Atmungsorgane	158
Pflege bei Beeinträchtigung von Herz, Kreislauf und Blut	158
Pflege bei Gefäßerkrankungen	159
Pflege bei Beeinträchtigung des Bewegungsapparats	159
Pflege bei Beeinträchtigung des Verdauungsapparats	159
Pflege bei Beeinträchtigung von Harntrakt und Geschlechtsorganen	159
Pflege bei Beeinträchtigung der hormonellen Steuerung	160
Pflege bei Infektionskrankheiten	160
Pflege der Haut	160
Pflege bei Beeinträchtigung des Nervensystems	161
Pflege bei Beeinträchtigung der Sinnesorgane	161
Pflege bei Beeinträchtigung der psychischen Handlungsfähigkeit	161
Pflege bei Schmerzen	161
Pflege Krebskranker	161
Pflege Sterbender	162
Verhalten in Notfällen	162

Impulse für den Unterricht

Lernfeld 1.3: Alte Menschen personen- und situationsbedingt pflegen
Klaus Fenzl, Schongau

Menschen pflegen

Vitalfunktionen beobachten und sichern: Atmung

1. Üben Sie in Partnerarbeit folgende atemunterstützenden Lagerungen: VAT-Lagerungen und die Halbmondlagerung. Welche empfinden Sie als angenehm? Haben die Lagerungen Auswirkungen auf Ihre Atemtätigkeit?
2. Üben Sie in Partnerarbeit die atemstimulierende Einreibung ein. Verwenden Sie dazu Hautlotionen Ihrer Wahl. Beschreiben Sie dabei Ihre Empfindungen.
3. Machen Sie sich mit dem Gebrauch von Aerosolgeräten Ihrer Einrichtung vertraut. Zeigen Sie sich gegenseitig die Anwendung.
4. Üben Sie den Gebrauch von SMI und VRP1-Trainern.

Vitalfunktionen beobachten und sichern: Herz-Kreislauf

1. Messen Sie sich gegenseitig den Blutdruck in Ruhe und unter/nach Belastung. Ändert das Messen über der Kleidung oder ein hochgeschobenes und dann abschnürendes Kleidungsstück am Oberarm den Messwert?
2. Messen Sie sich gegenseitig den Puls an allen Ihnen bekannten Pulsmessstellen. Stellen Sie Unterschiede in der Frequenz fest?

Vitalfunktionen beobachten und sichern: Körpertemperatur

Üben Sie das korrekte Anlegen von Wadenwickeln. Benutzen Sie dabei Wasser von unterschiedlicher Kälte und beschreiben Sie Ihre Erfahrungen.

Vitalfunktionen beobachten und sichern: Bewusstsein

Üben Sie die stabile Seitenlage ein. Was bezwecken Sie damit bei einem Bewusstlosen?

Nahrungsaufnahme

Reichen Sie sich mit einem Löffel gegenseitig beliebige Nahrung im Bett an. Variieren Sie dabei das Tempo und die Menge auf dem Löffel. Versuchen Sie es im Sitzen und im Stehen. Ändern Sie die Lage des „Bewohners" im Bett. Was ändert sich für den „Bewohner"? Beschreiben Sie Ihre Erfahrungen.

Ausscheidungen

Üben Sie die Anwendung von Steckbecken. Achten Sie dabei auf richtige Sitzpositionen. Beschreiben Sie Ihre Empfindungen.

Körperpflege

1. Üben Sie in Partnerarbeit die Ganzkörperpflege im Bett ein. Schwerpunkte hierbei sind nicht nur der korrekte Ablauf, sondern auch die Empfindungen und Wahrnehmungen, die der „Gewaschene" dabei hat. Diskutieren Sie darüber.
2. Üben Sie zu zweit das Haarewaschen im Bett mit den Ihnen zur Verfügung stehenden Gegenständen.

3. Putzen Sie sich gegenseitig die Zähne. Beschreiben Sie Ihre Empfindungen. Üben Sie das gegenseitige Mundbefeuchten mit verschiedenen Hilfsmitteln und Flüssigkeiten. Wie geht es Ihnen dabei? Was würden Sie bevorzugen?

4. Üben Sie das korrekte Einbringen von Augentropfen und Augensalben. Zeigen Sie, wie ein Uhrglasverband korrekt angelegt wird.

Ruhen und Bewegen

1. Führen Sie bei Ihrem Partner isotonische und isometrische Bewegungsübungen durch.

2. Demonstrieren Sie die Lage eines Menschen in der sogenannten physiologischen Mittelstellung.

3. Bewegen Sie sich gegenseitig nach kinästhetischen Gesichtspunkten im Bett und aus dem Bett. Nehmen Sie dazu unterschiedlich „gebaute" Mitschüler. Beschreiben Sie Ihre Erfahrungen.

Prophylaxen

Thromboseprophylaxe

1. Demonstrieren Sie gymnastische Übungen, die den venösen Rückfluss fördern.

2. Üben Sie das korrekte Anziehen eines Kompressionstrumpfs und von medizinischen Thromboseprophylaxestrümpfen mit Anziehhilfen und ohne. Diskutieren Sie Ihre Erfahrungen.

3. Üben Sie das Anlegen eines Kompressionsverbands nach Pütter und nach Sigg. Wie erleben Sie die Kompressionswirkung? Tragen Sie den Verband einige Stunden. Berichten Sie über Ihre Erfahrungen.

Dekubitusprophylaxe

Üben Sie die 30°- und die 135°-Lagerung. Welche druckgefährdeten Stellen werden dadurch entlastet? Warum ist eine 90°-Lagerung zur Dekubitusprophylaxe ungeeignet?

Medizinische Grundlagen

1. Benennen Sie an Ihrem Partner die Lage- und Richtungsbezeichnungen an Kopf und Rumpf sowie an den Extremitäten.

2. Bislang ist das Wissen über das biologische Altern und seine Ursachen wenig gesichert. Im Internet können Sie anhand verschiedener Tests sehen, wie „alt" Sie wirklich sind. Recherchieren Sie und probieren Sie einen Test aus.

Hygiene

1. Üben Sie das Anziehen von sterilen Handschuhen. Färben Sie dazu Ihre Finger mit Kreide. Wo haben Sie nach dem Anziehen überall bunte Fingerabdrücke hinterlassen?

2. Färben Sie sich die Handflächen und Finger mit Fingerfarbe. Nun waschen Sie sich Ihre Hände, wie Sie es sonst auch tun, nehmen ein weißes Einmalhandtuch und trocknen sich die Hände damit ab. Haben Sie dieses Ergebnis erwartet?

3. Üben Sie die Händedesinfektion nach den Vorgaben der sogenannten eigenverantwortlichen Händedesinfektion.

4. Stellen Sie 100 ml einer 0,5-%igen Desinfektionslösung her. Achtung, kein heißes Wasser verwenden! Für welche Desinfektionsmaßnahmen wird eine solche Lösung verwendet?

Ernährung im Alter

1. Machen Sie sich mit den Utensilien der enteralen Ernährung vertraut. Legen Sie dabei besonderen Wert auf die korrekte Bedienung der in Ihrer Einrichtung verwendeten Ernährungspumpen.

2. Üben Sie den korrekten Verbandswechsel bei einer PEG. Erläutern Sie Ihre Vorgehensweise.

Impulse für den Unterricht

6

Grundlagen der Arzneimittellehre

1. Üben Sie die hygienisch korrekte Vorbereitung einer Injektion und einer Infusion. Welche Richtlinien müssen Sie beachten?
2. Nehmen Sie zu zweit vier unterschiedliche Arzneimittelpackungen zur Hand. Finden Sie die jeweiligen Wirkstoffe mit den jeweiligen Wirkungen heraus. Welche Kontraindikationen kennen Sie?

Pflege von Menschen mit Demenz

Recherchieren Sie im Pflegeleitbild Ihrer Praktikumsstelle, inwieweit dort auf Demenzerkrankungen und die Bedürfnisse der Erkrankten und ihrer Angehörigen eingegangen wird.

Recherchieren Sie ein alternatives Pflegeleitbild zu dem Ihrer Praktikumsstelle und vergleichen Sie dieses in Bezug auf die Hinweise zur Pflege und Versorgung von demenzerkrankten Menschen.

Präsentieren Sie jeweils die Ergebnisse in der Klasse. (Mögliche Medien: Vortrag, Folien, PowerPoint-Präsentation, Plakat)

Pflege bei Beeinträchtigung der Atmungsorgane

1. Führen Sie in Partnerarbeit gegenseitig eine atemstimulierende Einreibung durch. Schaffen Sie, wenn möglich, dazu eine ruhige Atmosphäre. Notieren Sie Ihre Erfahrungen als Durchführender und als „Betroffener" und diskutieren Sie diese in der Klasse.
2. Testen Sie an sich Sauerstoffsonde, -brille und -maske. Welche würden Sie im Bedarfsfall warum bevorzugen?

    Im Rahmen der Pneumonieprophylaxe haben Sie die Kontaktatmung kennengelernt. Üben Sie diese in Partnerarbeit ein und demonstrieren Sie sie in der Klasse.
3. Praxisauftrag: Ermitteln Sie mithilfe der Atemerfassungsskala nach Bienstein die Atemsituation ausgewählter Bewohner. Decken sich die Ergebnisse der Skala mit der aktuellen Situation des Bewohners? Falls eine Pneumoniegefährdung ermittelt wurde: Versuchen Sie zu eruieren, ob der Betroffene in der jüngeren Vergangenheit an einer Pneumonie erkrankt war.

Pflege bei Beeinträchtigung von Herz, Kreislauf und Blut

1. Gegenseitiges Blutdruckmessen in Ruhe und nach körperlicher Anstrengung oder als Verlaufsmessung zu verschiedenen Zeitpunkten über den Unterrichtstag verteilt, z. B. Treppensteigen. Dokumentation der Werte und Vergleich der Unterschiede zwischen den Probanden/Schülerinnen und Schülern.
2. Erstellen Sie Leitfragen zum Thema „Was muss ein herzinsuffizienter Bewohner über seine Therapie wissen, um eine Dekompensation nach Möglichkeit zu vermeiden?"

    Entwickeln Sie anhand der Leitfragen einen Interview-Leitfaden und befragen Sie einen Bewohner Ihrer Praktikumseinrichtung mit Herzinsuffizienz zu seiner Krankheit bzw. seinem Kenntnisstand.

    Leiten Sie aus dem Ergebnis der Befragung konkrete Maßnahmen ab.

    Erstellen Sie eine Tabelle nach folgendem Muster:

Frage an den Betroffenen	Status (Antwort des Betroffenen)	Maßnahme
Kennen Sie die Ursache für Ihre Herzerkrankung?		

3. Notfallsituationen im Pflegeheim: Informieren Sie sich im nächsten Praktikumseinsatz über den Notfallplan Ihrer Einrichtung. Präsentieren Sie das Ergebnis Ihrer Recherche in der Klasse.

Pflege bei Gefäßerkrankungen

1. Ziehen Sie sich gegenseitig medizinische Thromboseprophylaxestrümpfe an und achten Sie darauf, die richtige Größe zu ermitteln. Verwenden Sie Anziehhilfen und versuchen Sie es dann einmal ohne. Beschreiben Sie die Unterschiede als Anwender und als „Betroffener".

   Tragen Sie die Strümpfe einen Unterrichtstag lang und beschreiben Sie Ihre Erfahrungen. Wenn möglich, besorgen Sie sich Kompressionsstrümpfe und ziehen Sie sich diese an. Welche Unterschiede beim Tragen stellen Sie im Vergleich zu medizinischen Thromboseprophylaxestrümpfen fest?

2. Legen Sie sich gegenseitig Kompressionsverbände bis zum Knie an. Verwenden Sie dazu Kurz- und Langzugbinden. Beschreiben Sie die Unterschiede in der Anwendung und als Betroffener die Unterschiede im Tragekomfort.

   Tragen Sie die Verbände einen Unterrichtstag lang und beschreiben Sie Ihre Erfahrungen. Üben Sie den sog. Pütterverband und Verband nach Fischer. Beschreiben Sie Unterschiede im Anlegen und beim Tragekomfort.

3. Sie kennen eine Anzahl von Bewegungsübungen, die den venösen Rückfluss fördern sollen. Üben Sie diese gemeinsam ein und versuchen Sie, die Bewegungsübungen nach ihrer Effektivität zu bewerten.

Pflege bei Beeinträchtigung des Bewegungsapparats

1. Listen Sie Pflegetätigkeiten bzw. Bewegungsabläufe auf, die sich negativ auf Ihren Rücken auswirken können. Warum werden diese so durchgeführt? Finden Sie rückenschonende Alternativen für diese Bewegungsabläufe und üben Sie diese gemeinsam ein. Wo sehen Sie Schwierigkeiten, diese anzuwenden? Überlegen Sie sich, inwieweit Sie sich in ihrer täglichen Arbeit rückenschonend verhalten.

2. Erstellen Sie ein kurzes und vor allem motivierendes Übungs- und Bewegungsprogramm zur Prävention von Rückenproblemen, das täglich ohne großen Aufwand durchgeführt werden kann.

3. Es gibt diverse Redensarten und Sprichwörter, die sich mit dem Rücken oder Kreuz beschäftigen. Erstellen Sie eine Auflistung und suchen Sie die Botschaft in diesen Redensarten. Welche Konsequenzen ergeben sich für Sie?

Pflege bei Beeinträchtigung des Verdauungsapparats

1. Befassen Sie sich mit den unterschiedlichen Versorgungssystemen bei einem Anus praeter. Listen Sie deren Vor- und Nachteile für den Patienten und für den Anwender auf.

   Selbstversuch: Legen Sie sich gegenseitig, z. B. zu Unterrichtsbeginn, ein Versorgungssystem an und füllen Sie die Beutel mit Wasser. Beschreiben Sie am Ende des Unterrichtstages, oder alternativ des nächsten Tages, Ihre persönlichen Erfahrungen (Tragekomfort/Dichtigkeit etc.).

2. Es gibt eine große Anzahl von Sprichwörtern und Redensarten, die sich mit Essen und Trinken beschäftigen. Erstellen Sie eine Auflistung und versuchen Sie, die Aussagen der diversen Redensarten zu ermitteln.

3. Üben Sie in Partnerarbeit oder in der Kleingruppe den korrekten Verbandswechsel bei einer PEG ein. Machen Sie sich mit den Materialien vertraut. Erstellen Sie einen Ablaufplan. Worauf müssen Sie besonders achten? Welche Hygieneprobleme können auftreten?

Pflege bei Beeinträchtigung von Harntrakt und Geschlechtsorganen

1. Üben Sie in Partnerarbeit die Vorbereitung und Durchführung des Blasenkatheterismus.

   Überlegen Sie sich dabei, wie Sie die Hilfsperson sinnvoll miteinbeziehen können. Welche Fehlerquellen können bei der Vorbereitung und bei der Durchführung auftreten?

   Diskutieren Sie gemeinsam die Probleme dieses sehr stark in die Intimsphäre eingreifenden Vorgangs. Welche Möglichkeiten haben Sie, um die Intimsphäre des Betroffenen zu schützen?

2. Üben Sie das Anziehen von sterilen Handschuhen. Färben Sie dazu Ihre Finger mit bunter Kreide. Ihr Vorgehen war dann korrekt, wenn Sie auf der Außenseite der Handschuhe keine Farbe finden.

3. Üben Sie in Partnerarbeit das Anlegen einer Inkontinenzhose im Liegen und im Stehen.

Versuchen Sie dieses auch mit einer Inkontinenzvorlage. Tragen Sie unter Ihrer Kleidung eine mit Wasser angefeuchtete Vorlage. Beschreiben Sie Ihre Gefühle. Wie lange ist das Tragen für Sie angenehm?

4. Recherchieren Sie in Ihrer Praktikumsstelle, wie der Expertenstandard „Harnkontinenz" umgesetzt wird. Präsentieren Sie Ihre Ergebnisse in der Klasse mit Medien Ihrer Wahl.

Pflege bei Beeinträchtigung der hormonellen Steuerung

1. Messen Sie gegenseitig Ihren Blutzucker. Zuerst nüchtern und dann zum Vergleich nach Zuführung von schnell resorbierbaren Kohlenhydraten. Welche Veränderungen ergeben sich? Ändert sich der Blutzuckerwert, wenn Ihre Finger noch mit Marmelade oder Honig verunreinigt sind? Demonstrieren Sie eine korrekte Blutzuckermessung.

2. Besorgen Sie sich verschiedene Pens. Wo sind Unterschiede in der Bedienung? Erstellen Sie eine „Hit-Liste". Demonstrieren Sie einen korrekten Insulinpatronenwechsel.

3. a) Bereiten Sie ein gemeinsames Frühstück vor. Jedes Frühstück sollte drei BE Kohlenhydrate enthalten. Anhand von Austauschtabellen sollen Sie dies so variantenreich wie möglich zusammenstellen. Erklären Sie den Gebrauch der Austauschtabellen. Anschließend können Sie Ihre „Ausstellungsstücke" gemeinsam verzehren.

b) Als Alternative können Sie in Kleingruppen für einen übergewichtigen Diabetiker Typ II die Mahlzeiten für einen Tag möglichst variantenreich zusammenstellen. Ausgangslage ist: Insgesamt 1800 kcal, 15 BE, Verteilung der Nährstoffe: 40 bis 50 % Kohlenhydrate, 10 bis 20 % Eiweiß und 20 bis 30 % Fett. Stellen Sie Ihre Ergebnisse der Klasse vor (real, Powerpoint, Collage etc.)

Pflege bei Infektionskrankheiten

1. Färben Sie Ihre Handflächen und Finger mit bunter Kreide oder mit Fingerfarben. Nun waschen Sie Ihre Hände, wie Sie es gewohnt sind. Dann trocknen Sie sich mit einem weißen Einmalhandtuch ab. Sind Ihre Hände überall sauber geworden?

2. Üben Sie die Händedesinfektion nach den Vorgaben EN 1500. Überprüfen Sie das Ergebnis mit einer Schwarzlichtlampe. Üben Sie die Desinfektion nach der sogenannten „Eigenverantwortlichen Einreibemethode bei der Händedesinfektion". Überprüfen Sie das Ergebnis. Haben Sie Unterschiede festgestellt?

3. Welche Hygienevorschriften sind für Sie an Ihrer Praktikumsstelle einsehbar? Listen Sie diese auf und präsentieren Sie Ihre Ergebnisse in der Klasse.

Pflege der Haut

1. Üben Sie gemeinsam folgende Lagerungen zur Vorbeugung eines Dekubitus: 30°-Lagerung, 135°-Lagerung sowie Mikrolagerung. Achten Sie dabei auch auf Bequemlichkeit. Diskutieren Sie Ihre Erfahrungen als Anwender und „Betroffener".

2. Recherchieren Sie, wie in Ihrer Praktikumsstelle der Expertenstandard „Dekubitusprophylaxe" umgesetzt wird. Präsentieren Sie Ihre Ergebnisse in Ihrer Klasse mit Medien Ihrer Wahl.

3. Nehmen Sie in Partnerarbeit eine Ganzkörperwaschung vor. Wichtig hierbei ist nicht unbedingt der fachlich korrekte Ablauf, sondern die Erfahrungen des „Gewaschenen" bezüglich Abhängigkeit, Sauberkeitsgefühl etc. Diskutieren Sie Ihre Empfindungen.

Wenden Sie auch die belebende und beruhigende Waschung an. Erkennen Sie Unterschiede?

4. Üben Sie die korrekte Anlage eines Wadenwickels.

Pflege bei Beeinträchtigung des Nervensystems

1. Üben Sie gemeinsam die therapeutische Lagerung nach Bobath auf der stärker betroffenen Seite. Nehmen Sie dabei unterschiedliche Mitschüler (groß, klein, leicht, schwer) als Betroffene. Der den Betroffenen simulierenden Schüler sollte darauf achten, eine Körperhälfte wirklich nicht aktiv zu benutzen und diese als gelähmt zu betrachten. Tauschen Sie Ihre Erfahrungen als Pflegefachkraft und als „Betroffener" aus. Eine für die Pflegefachkraft als bequem empfundene Lage muss für den „Betroffenen" z. B. nicht bequem sein.

2. Üben Sie gemeinsam den Transfer kopfwärts und seitwärts. Beachten Sie dabei kinästhetische Grundsätze.

3. Üben Sie gemeinsam den sogenannten „tiefen Transfer" vom Bett in den Stuhl. Nehmen Sie auch hier als „Betroffene" unterschiedliche Mitschüler.

4. Üben Sie gemeinsam als „Betroffene", wie ein Schlaganfallpatient korrekt am Tisch sitzt.

Pflege bei Beeinträchtigung der Sinnesorgane

1. Üben Sie in Partnerarbeit das Anlegen eines Uhrglasverbands und das Auflegen von feuchten Kompressen. Der „Betroffene" schildert seine Empfindungen.

2. Üben Sie das korrekte Anwenden von Augentropfen und Augensalben.

3. Kleben Sie sich für eine Stunde ein Auge zu. Versuchen Sie, Ihren gewohnten Alltag zu meistern. Schildern Sie Ihre Erfahrungen.

4. Legen Sie als Brillenträger Ihre Brille ab und versuchen Sie, Ihren gewohnten Alltag zu bewältigen.

5. Verschließen Sie eine Stunde lang Ihre Ohren mit Ohrstöpseln. Machen Sie einen Spaziergang in Ihrem Wohnort. Tauschen Sie dann Ihre Erfahrungen aus.

Pflege bei Beeinträchtigung der psychischen Handlungsfähigkeit

Recherchieren Sie im Pflegeleitbild Ihrer Praktikumsstelle, inwieweit dort auf psychische Erkrankungen und die Bedürfnisse der Erkrankten und ihrer Angehörigen eingegangen wird. Recherchieren Sie ein alternatives Pflegeleitbild zu dem in Ihrer Praktikumsstelle und vergleichen Sie beide in Bezug auf die Hinweise zur Pflege und Versorgung von psychisch kranken Menschen. Präsentieren Sie Ihre Ergebnisse in der Klasse mit Medien Ihrer Wahl.

Pflege bei Schmerzen

1. Setzen Sie sich auf Legosteine, solange Sie es aushalten. Stoppen Sie Ihre individuelle Zeit, beschreiben Sie Ihren Schmerz und zeigen Sie ihn auf einer Schmerzskala an. Diskutieren Sie Ihre unterschiedlichen Ergebnisse.

2. Recherchieren Sie in Ihrer Praktikumsstelle, wie der Expertenstandard „Schmerzmanagement" umgesetzt wird. Präsentieren Sie Ihre Ergebnisse in Ihrer Klasse mit Medien Ihrer Wahl.

Pflege Krebskranker

1. Welche Möglichkeiten der Mundpflege haben Sie? Führen Sie in Partnerarbeit gegenseitig eine vorsichtige und angepasste Mundpflege durch. Welche Flüssigkeiten werden als angenehm empfunden? Was würden Sie bevorzugen?

2. Üben Sie zu zweit vorsichtige Lagerungstechniken ein. Der „Betroffene" berichtet von seinen Empfindungen.

Pflege Sterbender

1. Üben Sie die vorsichtige Verabreichung von Sauerstoff über Brille oder Sonde.

2. Recherchieren Sie in Ihrer Praktikumsstelle, wie dort Sterbebegleitung durchgeführt wird. Präsentieren Sie jeweils die Ergebnisse in der Klasse mit Medien Ihrer Wahl.

Verhalten in Notfällen

1. Üben Sie in Partnerarbeit den sogenannten Rettungsgriff und die stabile Seitenlage.

2. Üben Sie zu zweit mit dem dazu notwendigen Übungsmaterial die Herz-Lungen-Wiederbelebung ein.

3. Üben Sie in Partnerarbeit das Anlegen eines Druckverbands am Arm oder am Bein.

4. Überlegen Sie im Klassenverband, wie Sie im Notfall Dreieckstücher sinnvoll einsetzen können.

7 Arbeitsblätter

7.1 Immunsystem 164

7.2 Demenz 167

7.3 Kreuzworträtsel zu Beeinträchtigungen des Nervensystems und der psychischen Handlungsfähigkeit 173

7.4 Diabetes mellitus 174

➢ Die Lösungen befinden sich auf der CD-ROM!

Arbeitsblätter

7.1 Immunsystem

Dr. Veronika Wanschura, Hannover

■ Vervollständigen Sie den Text:

Das Immunsystem dient dem Organismus zur _____ von Krankheitskeimen (z. B. Bakterien oder Viren), von Fremdstoffen und auch von entarteten körpereigenen Zellen (z. B. Krebszellen). Man unterscheidet eine unspezifische und eine _____ Abwehr, die eng miteinander verzahnt sind. Die unspezifische Abwehr ist bereits von _____ an vorhanden. Die spezifische Abwehr muss im Laufe des Lebens erst noch erlernt werden; hierfür muss sich der Körper jeweils mit dem Oberflächenmerkmal (= _____) eines speziellen Fremdkörpers auseinander gesetzt haben. An der spezifischen und unspezifischen Abwehr sind wesentlich die _____ Blutkörperchen (= Leukozyten) beteiligt, die man auch als „Blutpolizei" bezeichnet. Sie werden – wie alle Blutzellen – als Vorstufen aus einer Stammzelle im roten _____ gebildet. Zu den Leukozyten der unspezifischen Abwehr gehören insbesondere die zahlreichen neutrophilen Granulozyten und die _____. Beide zählt man zu den Fresszellen (=Phagozyten). Sie werden oft durch bestimmte _____ stoffe zum Krankheitsherd hingeleitet.

Zu den Leukozyten der spezifischen Abwehr gehören die _____-Lymphozyten und die B-Lymphozyten; sie stellen eine Art „Sonderkommando" der Polizei dar. Aktiviert werden sie durch die Gegenüberstellung mit einem feindlichen Antigen:

- Aktivierte T-Lymphozyten können dabei Abwehrprozesse entweder einleiten und fördern (_____-Zellen) oder fremde Zellen bzw. Stoffe bekämpfen (_____-Zellen), einen Abwehrprozess unterdrücken (Suppressor-Zellen) oder die Beschaffenheit eines bestimmten Antigens mit einer Art „innerem Steckbrief" für Monate bis Jahre abspeichern (als _____-Zellen). Die Immunabwehr durch T-Lymphozyten nennt man zelluläre Abwehr.

- Aktvierte _____-Lymphozyten produzieren zahlreiche _____, die ihrerseits an Antigenen haften. Für jedes Antigen muss ein eigens passender Antikörper produziert werden. Die Antikörper sorgen dann dafür, den „Feind" gefangen zu halten oder ihn schmackhafter für _____zellen zu machen. Auch bei den B-Lymphozyten kennt man Gedächtniszellen. Die Immunabwehr durch B-Lymphozyten nennt man _____ Abwehr.

Lymphozyten halten sich überwiegend im _____ System auf. Sie werden dabei in den Lymphgefäßen transportiert. Mitunter gehen sie auf Wanderschaft im Körper, sodass immer ein kleiner Teil von ihnen auch in den _____gefäßen anzutreffen ist. T-Lymphozyten werden im _____ geprägt, d. h., sie erhalten dort ihre „fachliche Qualifikation", das erklärt auch das „T" in ihrem Namen. Später findet man sie, wie auch die B-Lymphozyten, in den sekundären lymphatischen Organen: in der _____, den Lymphknoten und diversen Lymphzellansammlungen (z. B. in den Gaumenmandeln). Größere Lymphknotengruppen, die die Lymphe einer bestimmten Region filtern, findet man beidseits am Hals (Lymphe aus dem Kopfbereich), den Achseln (Lymphe aus Brustwand, Rücken und _____) und den Leisten (Lymphe aus Bauchwand, Gesäß und Beinen).

Sekundäre lymphatische Organe

- Beschriften Sie die Abbildungen wie vorgegeben.

- Färben Sie in der Ausschnittzeichnung die Mandeln ein.

- Das größte sekundäre lymphatische Organ ist die Milz (lat. **Lien,** griech. **Splen**), die in den Blutkreislauf eingebunden ist. Recherchieren Sie die Lage der Milz und zeichnen Sie sie ein.

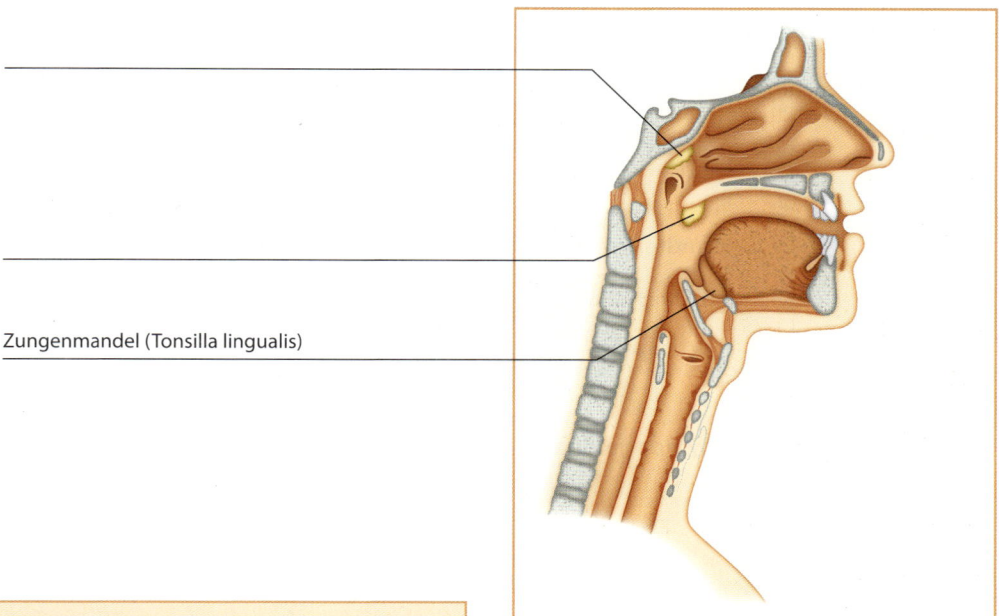

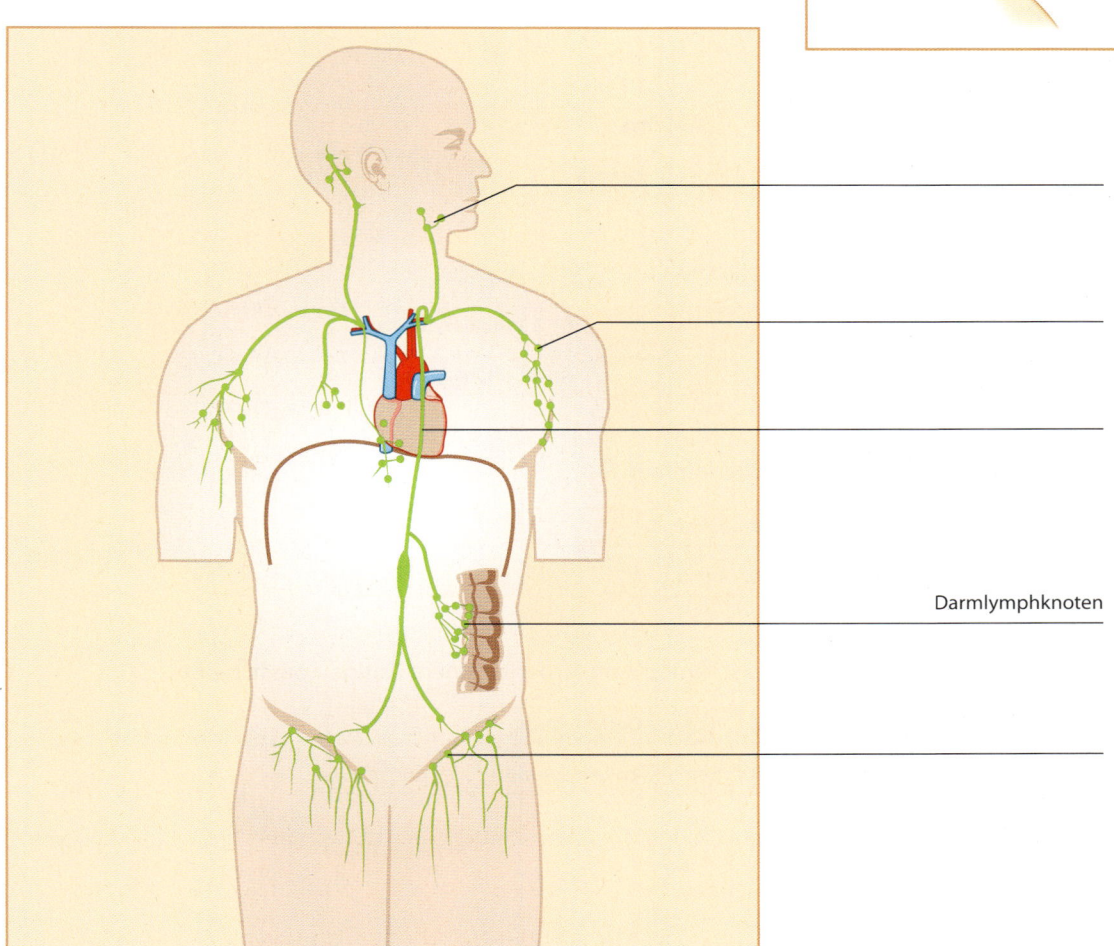

Zungenmandel (Tonsilla lingualis)

Darmlymphknoten

Quiz

Markieren Sie die richtige Antwort:

1. <u>Keine</u> Untergruppe der **T-Lymphozyten** sind die …

   | A Helferzellen | B Gedächtniszellen |
   | C Sanitäterzellen | D Killerzellen |

2. Die **unspezifische** Abwehr …

   | A ist von Geburt an vorhanden | B muss erst erworben werden |
   | C besteht aus Lymphozyten | D ist Teil der Thrombozyten |

3. Bestandteil der **spezifischen** Abwehr sind …

   | A neutrophile Granulozyten | B Makrophagen |
   | C Lymphozyten | D Phagozyten |

4. Die **Lymphgefäße** münden in die …

   | A Kapillaren | B Arterien |
   | C Venen | D Nerven |

5. Die T-Lymphozyten werden „**geschult**" …

   | A im Thymus | B im Thalamus |
   | C in den Tonsillen | D in der Thyreoidea |

6. **Antikörper** werden produziert von ….

   | A A-Lymphozyten | B B-Lymphozyten |
   | C C-Lymphozyten | D T-Lymphozyten |

7. **Antigene** werden vom Abwehrsystem wahrgenommen als …

   | A benachbart | B befreundet |
   | C familienzugehörig | D fremd |

8. Das **Prinzip**, nach welchem immer nur ein bestimmter Antikörper zu einem Antigen passt, heißt…

   | A „Schlüssel-Schloss"-Prinzip | B „Topf-und Deckel"-Prinzip |
   | C „Faust-aufs Auge"-Prinzip | D „Hemd-wie-Hose"-Prinzip |

7.2 Demenz

■ Vervollständigen Sie den Text:

Unter einer Demenz versteht man die langsam fortschreitende Abnahme geistiger Fähigkeiten, welche langfristig mit einem Verlust an psychosozialer Kompetenz und an körperlichen Funktionen einhergeht. Da die Zahl der Demenzkranken im Alter rasant _____ (von den 85- bis 90-Jährigen ist fast jeder _____ betroffen), stellt die Demenz den häufigsten Grund für eine Unterbringung im _____ dar.

Ursachen/Formen der Demenz

Über die Hälfte aller Demenzen sind vom _____-Typ. Diese geht anscheinend darauf zurück, dass sich in bestimmten Hirnregionen übermäßig viele, abnorme Eiweiße ablagern, was zur Folge hat, dass Nervenzellen absterben und ein Hirnschwund (= Hirn_____) einsetzt. In einigen Fällen ist dies genetisch bedingt. Auch andere Abbauprozesse, die nicht selten mit der _____-Krankheit (auch „Schüttellähmung" genannt) vergesellschaftet sind, können eine Demenz herbeiführen. Häufig ist auch die _____ Demenz, welche auf einer unzureichenden Blutversorgung des Gehirns beruht. Zu ihr tragen wiederholte, auch „stumme" Hirninfarkte bei und oft ein langjährig bestehender _____. Als weitere, beeinflussbare Risikofaktoren der vaskulären und der Alzheimer-Demenz gelten zudem hohe Fett- und _____werte, Bewegungsmangel, Diabetes mellitus, Übergewicht, zu wenig geistige Anregung, fehlende _____ Kontakte und Nikotin.

Als seltene Ursachen einer Demenz kennt man den chronischen _____abusus, Flüssigkeitsmangel, Entzündungen, Stoffwechsel- und Hormonstörungen (z. B. eine Schilddrüsen-_____), Nebenwirkungen von Medikamenten oder Raumforderungen im Gehirn (z. B. ein Liquorstau, eine Blutung oder ein Tumor). Eine auf dieser Grundlage entstehende Demenz nennt man auch _____ Demenz.

Meist ist es nicht eine Ursache allein, die zwangsläufig eine Demenz auslöst, eher _____ sich verschiedene Ursachen. Denn erst durch vielfache oder massive Schädigung verliert das Gehirn seine Fähigkeit, Ausfälle _____. Das gilt nicht nur beim Aufeinandertreffen hirnorganischer Prozesse (z. B. alzheimertypische Veränderungen und Durchblutungsstörungen), sondern auch, wenn plötzliche, _____ Lebensereignisse das labile Gleichgewicht ins Wanken bringen.

Verlauf/Symptome

Eine Erkrankung an Demenz verschlechtert sich unaufhaltsam. Als eines der ersten Symptome lässt das Kurzzeitgedächtnis nach, was als _____ auffällt. Die Konzentrations-, Lern- und Rechenfähigkeit schwindet, und auch die _____- und Entscheidungskraft nimmt ab. Immer häufiger werden Sprachstörungen erkennbar, z. B. Wortfindungsstörungen, die anfangs noch mit _____ überspielt werden können. Der Demenzkranke verliert mehr und mehr die Orientierung zur Zeit, zum _____ und zur Situation – erst spät auch zur eigenen Person –, und ist entsprechend _____. Viele Menschen mit Demenz leiden sehr früh an depressiven Symptomen, sind antriebs- und teilnahms_____.

7 Arbeitsblätter

Mit fortschreitender Demenz fällt es den Betroffenen immer schwerer, Handlungen des Alltags (z. B. Ankleiden, Zubereiten des Essens oder _____) zu bewältigen; zudem wird die eigene Pflege vernachlässigt, wodurch letztlich _____ droht. Besonders schmerzlich für Angehörige ist, wenn die Erkrankten in einem späten Stadium Gegenstände oder vertraute _____ nicht wiedererkennen oder wegen Wahnvorstellungen sogar verkennen und aggressiv reagieren. Viele Demenzkranke schreien, wandern _____ umher oder räumen um. Zum Ende hin kommt es zu Inkontinenz, zu Bettlägerigkeit, und spät geht schließlich die _____ verloren; emotional bleiben Menschen mit Demenz jedoch lange ansprechbar.

Diagnose/Prognose

Für die Diagnostik ist eine Fremd_____ unerlässlich, auch deshalb, weil manche der Betroffenen aus _____ nicht alle Symptome benennen. Bestätigt sich in neuropsychologischen _____ der Verdacht auf eine Demenz, schließt sich eine umfangreiche Untersuchung an. Die frühe Diagnose und Eingrenzung einer Demenz ist bedeutsam, weil z. B. sekundäre Demenzen durch Therapie der Grunderkrankung oft _____ behandelt werden können. Degenerative und vaskuläre Demenzen sind bislang nicht heilbar; hier kann der Prozess bestenfalls so weit _____ werden, dass sich die Notwendigkeit einer Ganztagspflege um ca. ein Jahr verschiebt.

Behandlung/Pflege des Demenzkranken

- **Anregung und Bewegung:** Das Hirnleistungstraining, auch _____ Training genannt, kann in frühen Stadien wirksam sein, ist vorbeugend jedoch sinnvoller. Mit dem Ziel, dass Demenzkranke ihre Selbstständigkeit möglichst lange bewahren, sollte es die bisherige _____, die aktuelle Lebenssituation sowie die vorhandenen _____ des Einzelnen berücksichtigen und in den Alltag eingebunden sein. Dies kann durch Ergotherapie ergänzt werden, die darüber hinaus auch die Sensomotorik fördert. So lang wie möglich sollte die _____ Fitness mittels Sport, Physiotherapie, Mobilisierung oder aktivierender Pflege aufrecht erhalten werden. Eine behutsame Anregung der _____ erleichtert dabei den emotionalen Zugang und ist geeignet, die Wahrnehmungsfähigkeit zu steigern.

- **Fürsorge:** Günstig für Demenzkranke sind Orientierungshilfen (z. B. gut lesbare Kalender und _____, Schilder, Markierungen sowie ein verlässlicher Tagesablauf) und eine möglichst vertraute, angemessene Umgebung im Sinne der _____-Therapie. Entscheidend aber ist, sich in den kranken Menschen einzufühlen, ihn und seine jetzige Situation _____ (anstatt verändern zu wollen), ihm mit _____ gegenüberzutreten und in verständlicher Weise mit ihm zu kommunizieren. Auf diesen Prinzipien beruht das Konzept der _____ nach Naomi Feil.

7.2 Demenz

Der Umgang muss dabei nicht ernst, darf vielmehr natürlich und glaubwürdig sein. Im Zusammensein mit einem demenzkranken Menschen ergibt sich bisweilen eine Situationskomik, die sehr erfrischend und entspannend wirken kann. Wenn man nicht über, sondern ▭ dem anderen lacht, überträgt sich die gute Stimmung. Alle, die in die Pflege eingebunden sind, bedürfen ihrerseits einer dauerhaften Unterstützung. In Bezug auf die Angehörigen zählt hierzu nicht nur eine umfassende ▭ (z. B. über Bücher/Internet, Beratungsstellen oder Selbsthilfegruppen), sondern auch die Inanspruchnahme ▭ Hilfe (z. B. betreutes Wohnen/- Urlaub, ambulante Pflege, Kurzzeitpflege, Tagesklinik oder Pflegeheim).

- **Arzneimittel:** Für die ▭ und mittelschwere Alzheimer-/vaskuläre Demenz werden Cholinesterasehemmer empfohlen, für das ▭ Stadium der NMDA-Antagonist Memantin. Eine weitere Medikation richtet sich nach der Ursache und den aktuellen Symptomen.

- **Ernährung:** Günstig ist eine ausgewogene Kost, die reich an ▭, Mineralstoffen und Omega-3-Fettsäuren ist. Wichtig ist zudem die ausreichende Aufnahme von ▭.

Alter Mann mit Demenz

■ Die beiden Bilder zeigen einen an Demenz erkrankten Mann. Wie würden Sie seinen Gesichtsausdruck beschreiben? Wie erklären Sie sich sein Verhalten auf dem rechten Bild?

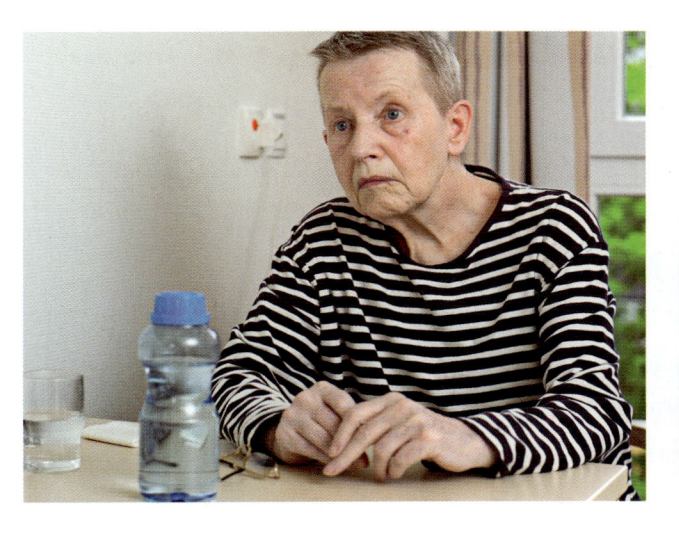

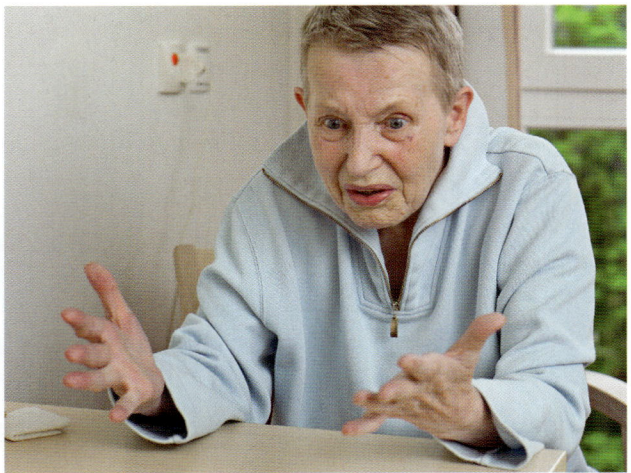

Arbeitsblätter

7 Quiz

■ Markieren Sie die richtige Antwort:

1. Zu den typischen **Symptomen** einer Demenz gehört <u>nicht</u> die …

   - A Orientierungslosigkeit
   - B Vergesslichkeit
   - C Sprachstörung
   - D Kurzatmigkeit

2. Bestimmte **Pflanzen- und Fischöle** enthalten gesundheitlich wertvolle …

   - A Alpha-Centauri-Fettsterne
   - B Omega-3-Fettsäuren
   - C Gamma-Mama-Fettpolster
   - D Delta-8-Fettaugen

3. Zu den Therapiemöglichkeiten der Demenz zählt <u>nicht</u> …

   - A die Mediaktion mit ChE-Hemmern
   - B die körperliche Bewegung
   - C das Hirnleistungstraining
   - D die Nulldiät

4. Die Symptome **Demenz + breitbasiger, unsicherer Gang + Inkontinenz** lassen denken an …

   - A den Normaldruckhydrozephalus (NPH)
   - B die vaskuläre Demenz
   - C die alkoholbedingte Demenz
   - D die Demenz mit Lewy-Körperchen

5. Eine frühzeitig von der Alzheimer-Krankheit **betroffene Hirnregion** heißt …

   - A Hippodrom
   - B Hippocampus
   - C Hippopotamus
   - D Hippo regius

6. Eine eher **risikomindernde** Wirkung auf die Entwicklung einer vaskulären Demenz hat …

   - A ein *moderater* Alkoholkonsum
   - B ein langjährig bestehender Bluthochdruck
   - C ein (schlecht eingestellter) Diabetes mellitus
   - D eine Herzinsuffizienz

7. Bei Alzheimer-Kranken kann im **Liquor** erhöht sein das …

   - A Tau-Protein
   - B Pan-Tau-Protein
   - C Tao-te-king-Protein
   - D Morgentau-Protein

8. Der **Mini-Mental-Status-Test** (MMST) kann nicht deshalb schlechter ausfallen, weil …

   - A der Getestete sich für die Untersuchung schämt
   - B der Getestete unter starken Schmerzen leidet
   - C der Getestete den Test schon kennt
   - D der Getestete schlecht hört

7.2 Demenz

9. Für eine Demenz vom **Alzheimer**-Typ wäre untypisch …

   | A | der schleichende Beginn | B | die kontinuierliche Verschlechterung |
   | C | die Hippocampus-Atrophie | D | das Aufkommen don „Fressanfällen" |

> „Ein Altersheim ist ein Heim, das kein Daheim ist, das das aber wird, wenn man alt ist."
>
> Preben, 6 Jahre

10. Das Wort **Empathie** bedeutet …

    | A | Anziehung | B | Abneigung |
    | C | Einfühlungsvermögen | D | Mitleid |

11. Ein langsam fortschreitender Verlust zuvor erworbener geistiger Fähigkeiten, welcher immer mit Merkfähigkeitsstörungen und oft mit Niedergeschlagenheit einhergeht, kann **allein** sein …

    | A | das Delir | B | die Debilität |
    | C | die Demenz | D | die (primäre) Depression |

12. Der **Anteil der Alzheimer-Demenzen** an allen Demenzen beträgt etwa …

    | A | 10 % | B | 30 % |
    | C | 60 % | D | 90 % |

13. Die Ablagerung von **alzheimertypischen Ablagerungen** im Gehirn …

    | A | wird durch hohen Alkoholkonsum verhindert | B | lässt sich neurochirurgisch „reinigen" |
    | C | führt zwangsläufig zur Alzeihmer-Demenz | D | kann erblich bedingt sein |

14. Der Begriff „**Pseudodemenz**" bedeutet, dass …

    | A | der Erkrankte die Demenz nur spielt | B | der Name „Demenz" als Pseudonym benutzt wird |
    | C | nur scheinbar eine Demenzerkrankung vorliegt | D | die Demenz noch nicht erkannt worden ist |

15. Führen **wiederholte Hirninfarkte** zur Entwicklung einer Demenz, spricht man auch von einer …

    | A | Mega-Infark-Demenz | B | Giga-Infarkt-Demenz |
    | C | Multi-Infarkt-Demenz | D | Poly-Infarkt-Demenz |

16. Das **Delir** ist …

    | A | ein vorübergehender Zustand | B | unheilbar |
    | C | immer Folge eines Alkoholentzugs | D | die Vorstufe einer Demenz |

Arbeitsblätter

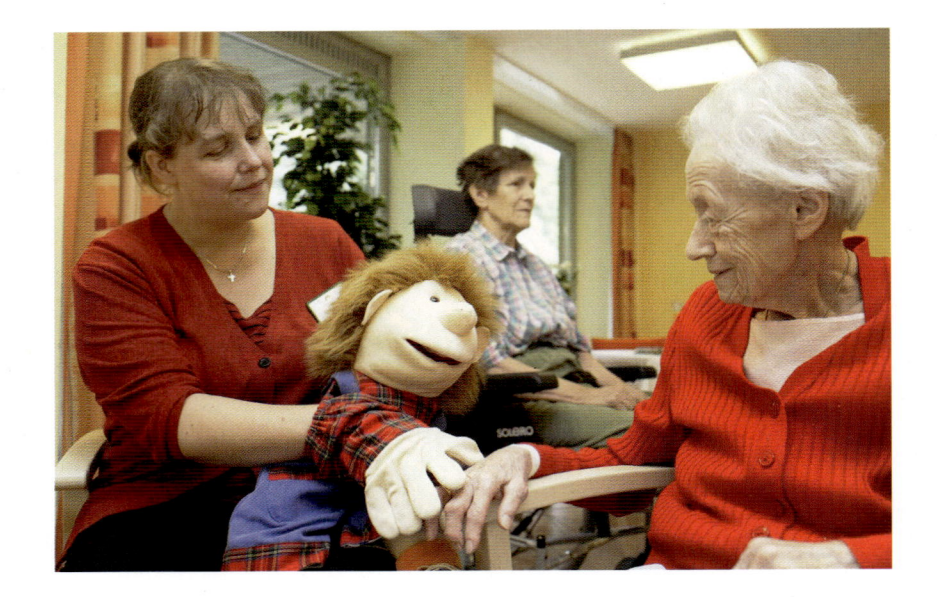

17. Zu den **Cholinesterasehemmern** zählt nicht …

- **A** Anastrozol (→ Arimidex®)
- **B** Donepezil (→ Aricept®)
- **C** Galantamin (→ Reminyl®)
- **D** Rivastigmin (→ Exelon®)

18. Bei der Alzheimer-Krankheit sieht man vermehrt **Ablagerungen** von …

- **A** Aminfluorid
- **B** Amyloid
- **C** Amylnitrit
- **D** Amylase

19. Arzneimittel, welche die **Hirnfunktion günstig beeinflussen** sollen, heißen …

- **A** Subtropika
- **B** Zootropika
- **C** Nootropika
- **D** High-Noon-Therapeutika

7.3 Kreuzworträtsel zu Beeinträchtigungen des Nervensystems und der psychischen Handlungsfähigkeit

Waagrecht:

1. die basale … ist geeignet für wahrnehmungsgestörte Menschen
6. Fachwort für „Verengung" (z. B. eines Blutgefäßes)
8. Häufigste Demenzform (Nachname des Erstbeschreibers)
11. Unvermögen, Urin oder Stuhl zurückzuhalten
14. Synonym für „Schlaganfall"
16. Abkürzung für „craniale Computertomografie"
18. aus sich heraus, ohne erkennbare Ursache
20. Cephalgie
21. sind sie ungleich groß nach einer Schädelhirnverletzung, ist dies ein Warnzeichen
22. Sprachverlust
23. Vorstufe der Leberzirrhose
27. Blutleere durch Unterbrechung der Blutzufuhr
28. Zittern
29. isoliert viele Nervenzellfortsätze
30. lat. für „Hirnhautentzündung"
31. Fachwort für „Wunde, Verletzung" (griechisch)

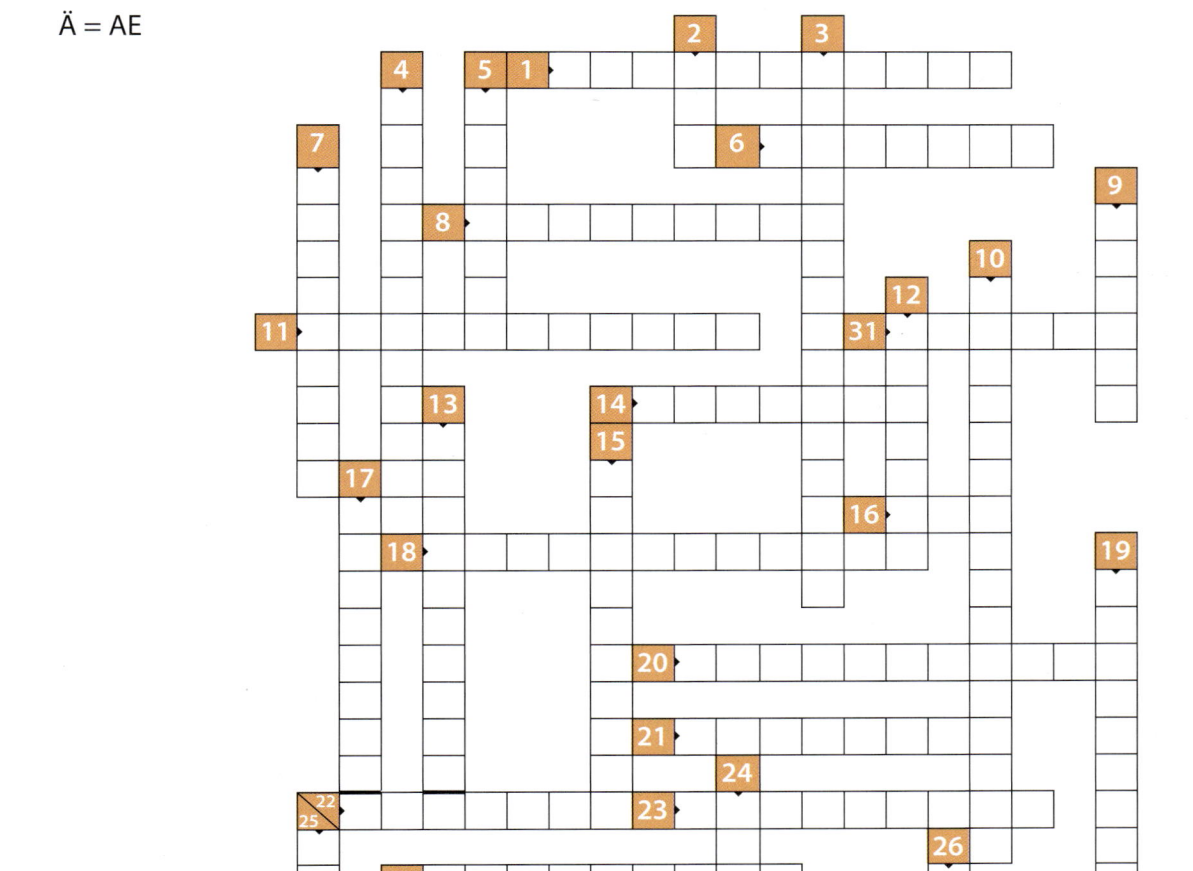

Senkrecht:

2. Abkürzung für „Magnetresonanztomografie"
3. Fachwort für „Arterienverkalkung"
4. Folgeschaden, der sich aus einer Erkrankung heraus ergeben kann
5. dieser Nervenbotenstoff ist bei der Parkinson-Krankheit vermindert
7. Erkrankung, die oft mit Ruhetremor einhergeht (Nachname des Erstbeschreibers)
9. ein seit langem bewährtes Konzept im Umgang mit Schlaganfallpatienten
10. Hypoxie
12. Fachwort für „giftig" (griechisch)
13. Konzept nach Naomi Feil (mit der Bedeutung „Wertschätzung")
15. Bewegungsarmut
17. Synonym für „apallisches Syndrom"
19. lat. für „Hirnentzündung"
24. Anfallsleiden
25. Bluterguss
26. Erinnerungsstörung

Ä = AE

7.4 Diabetes mellitus

■ Vervollständigen Sie den Text:

Der Diabetes Mellitus ist auch als _____ krankheit bekannt. Bei dieser Erkrankung kann Traubenzucker (_____) nur unter erschwerten Bedingungen vom Blut in bestimmte Zellen des Körpers gelangen und dort verwertet werden, weil der hierfür notwendige „Schlüssel", das Hormon _____, entweder nicht ausreichend gebildet wird und/oder daran gehindert wird, seine Wirkung zu entfalten. Damit fehlt Glukose in vielen Zellen als _____ lieferant und zum Aufbau von Energiereserven und häuft sich stattdessen im _____ an. Auch andere Prozesse werden bei Insulinmangel gestört, z. B. der Kaliumstoffwechsel.

Symptome, Stoffwechselveränderungen

Ab einem gewissen Schwellenwert wird der überschüssige Blutzucker über die _____ ausgeschieden. Diese sogenannte Glukos_____ bewirkt, dass der Urin süßlich riecht. Wegen der hohen Zuckerausscheidung wird dem Körper viel _____ entzogen: sind es mehr als zwei Liter pro Tag, spricht man von _____ urie. Der Mangel an Flüssigkeit wiederum führt zu starkem _____, sodass große Mengen getrunken werden (Polydipsie). Als Ersatz für den Zucker werden in bestimmten Zellen Fett und Eiweiß abgebaut, was sich durch Symptome wie Gewichts-_____, Müdigkeit, Schwäche und _____ anfälligkeit bemerkbar macht.

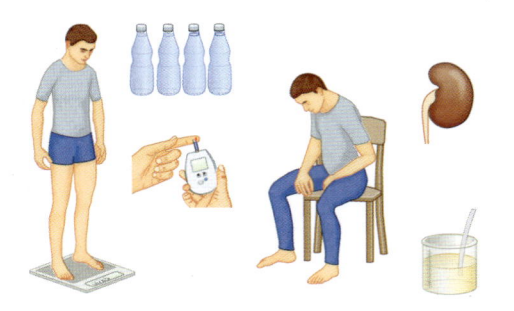

Diagnose

Liegt der Nüchternwert des Blutzuckers über _____ mg/dl (6,66 mmol/l), kann von einem Diabetes mellitus ausgegangen werden. Nur in unklaren Fällen ist ein zusätzlicher Glukose-_____ test notwendig. Wenn Glukose im _____ mithilfe eines Indikatorstäbchens nachgewiesen werden kann, hat der Blutzucker bereits einen Wert von 180 mg/dl (10 mmol/l) oder höher erreicht.

Häufigkeit, Formen

Ca. _____ Millionen Menschen in Deutschland leiden an einem Diabetes mellitus, Tendenz _____. Verschiedene Formen des Diabetes mellitus werden abgegrenzt, da sich Ursachen und Therapieansätze in einigen Punkten unterscheiden. Die beiden häufigsten Formen sind:

Diabetes mellitus Typ ___ (ca. 5 % aller Diabetiker)

Diese Form beginnt meist im _____ - und Jugendalter. Zugrunde liegt ein _____ prozess, bei dem Antikörper die insulinproduzierenden B-Zellen des Pankreas zerstören. Eine erhöhte Verletzbarkeit kann, _____ bedingt, hierfür bestehen. Da es zum _____ Insulinmangel kommt, steigt der Blutzucker auf hohe Werte an. Außerdem wird so massiv _____ zu Glukose umgebaut, dass Ketonkörper entstehen (z. B. _____) die den Körper in lebensgefährlicher Weise übersäuern. Manchmal manifestiert sich der Typ-I-Diabetes schon im Beginn mit einem solchen „ketoazidotischen _____". Insulin muss von Anfang an – und ein Leben lang – vollständig _____ werden. Für die Handhabung sind eine gute _____ und Selbst_____ nötig sowie eine an die Insulintherapie angepasste Ernährung und _____.

Diabetes mellitus Typ ___ (ca. 90 % aller Diabetiker)

Diese Form macht sich in der Regel erst im mittleren bis höheren Lebens_____ bemerkbar. Bevorzugt sind _____ Menschen betroffen. Eine erbliche Veranlagung und/oder eine ständige Übersättigung des Körpers mit Zucker führen allem Anschein nach dazu, dass bestimmte Körperzellen vermindert auf Insulin ansprechen; fachlich korrekt spricht man von Insulin_____. Als Gegenreaktion wird in den B-Zellen des Pankreas zunächst sogar _____ Insulin gebildet. Die Erkrankung verläuft oftmals lange _____, da sie mehr oder weniger gut vom Körper kompensiert wird. Nach jahrelanger Überbeanspruchung sind die B-Zellen aber so „ausgebrannt", dass nur noch Restmengen an Insulin hergestellt werden können.

Die Therapie besteht vorrangig in einer Umstellung der _____ und in ausreichend körperlicher Bewegung. Hierdurch wird der Zuckerstoffwechsel günstig beeinflusst und das Körper_____ normalisiert, mit der Folge, dass die Zellen wieder _____ für Insulin werden und die Insulinproduktion auf das Normalmaß absinkt. Werden diese Maßnahmen konsequent beibehalten, ist die Prognose gut. Sofern aber die notwendige _____ des Lebensstils ausbleibt, nicht ausreicht oder die Erkrankung weiter fortgeschritten ist, kommen oral einzunehmende _____, eventuell sogar Insulin zum Einsatz.

Blutzuckerentgleisung

■ Ein zu niedriger Blutzucker ist ebenso gefährlich wie ein zu hoher Blutzucker. Ergänzen Sie in der Übersicht mögliche Ursachen und Symptome einer Entgleisung und den oberen Nüchternblutzuckerwert.

Ursachen	mg/dl Blutzucker (BZ)		Symptome
	1000 900 800 700 600 500 400 300 200	schwere Überzuckerung	
	180	Nierenschwelle	
	≤ 140	noch normaler Blutzucker nach Mahlzeit	
	60–___	normaler Nüchternblutzucker	
	< 50	Unterzuckerung	

Erste Hilfe bei Blutzuckerentgleisungen

■ Nennen Sie empfohlene Maßnahmen bei einer Über- oder Unterzuckerung.

Überzuckerung: _____

Unterzuckerung: _____

■ Nicht immer sind die Symptome eindeutig, auch kann ein Messgerät bei extremen Werten „streiken". Wie sollte man sich im Zweifelsfall verhalten – eher Traubenzucker geben oder Insulin? Begründen Sie Ihre Antwort.

Behandlung bei Diabetes Mellitus

■ Tragen Sie in folgendem Quiz die jeweils richtige Antwort ein.

1. Die Gabe von Insulin erfolgt in der Regel als _____.

A	Tablette zum Schlucken	B	Injektion in den Muskel
C	Pflaster zum Aufkleben	D	Injektion in die Unterhaut

2. Ein normalgewichtiger Erwachsener mit leichter körperlicher Arbeit benötigt am Tag etwa _____.

A	1 BE	B	5 BE
C	15 BE	D	30 BE

3. Ziemlich genau 1 Broteinheit (BE) findet sich in _____.

A	einer großen Stück Gurke à 200 g	B	einer Tafel Milchschokolade à 100 g
C	einer Scheibe Schinken à 20 g	D	einem mittelgroßen Apfel à 120 g

4. Hat man Normalinsulin gespritzt, muss die Mahlzeit _____ erfolgen.

A	30 Minuten vorher	B	exakt gleichzeitig
C	ca. 20 Minuten danach	D	1–2 Stunden danach

5. Nur bei Typ-II-Diabetikern kommt in Frage: das _____ _____.

A	Einnehmen oraler Antidiabetika	B	Spritzen mit einer herkömmlichen Spritze
C	Spritzen mit einem Pen	D	Nutzen einer Insulinpumpe

6. Insulin wird korrekterweise _____ gelagert.

A	im Tiefkühlfach	B	im Kühlschrank
C	im Küchenschrank	D	oberhalb des Herdes

Arbeitsblätter

7. Wird nach Gabe eines kurzwirksamen Insulins nichts gegessen, droht unmittelbar ein _____.

   - A hypoglykämisches Koma (Schock)
   - B hyperosmolares Koma
   - C ketoazidotisches Koma
   - D Wachkoma

8. Von den nachfolgenden oralen Antidiabetika gehört zu den Biguaniden: _____.

   - A Glibenclamid
   - B Metformin
   - C Acarbose
   - D Repaglinid

9. Wird im Rahmen der „Konventionellen Insulintherapie" ein Mischinsulin verabreicht, _____.

   - A können die Mahlzeiten sehr flexibel gestaltet werden
   - B kann auf Zwischenmahlzeiten völlig verzichtet werden
   - C müssen die Mahlzeiten dem Wirkprofil angepasst werden
   - D müssen exakt alle 4 Stunden 3 BE eingenommen werden

7.4 Diabetes mellitus

Diabetische Folgeerkrankungen (Spätschäden)

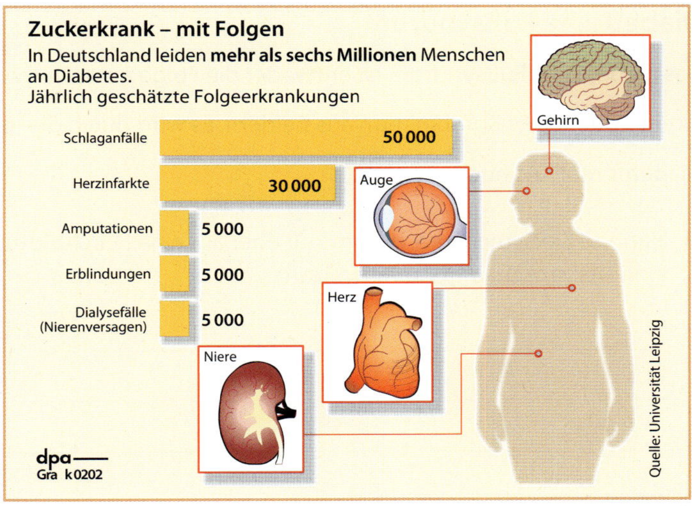

■ Lösen Sie das Kreuzworträtsel zu Spätschäden und deren Prophylaxe (ß = ss).

1. Das Auftreten von Spätschäden beeinflusst die _____ und -qualität von Diabetikern.

2. Die Entstehung von Spätschäden hängt sehr von der zeitlichen _____ der Diabeteserkrankung und der Güte der Blutzuckereinstellung ab.

3. Liegt eine Nephropathie vor, heißt das, dass kleinste Blutgefäße in den _____ geschädigt wurden.

4. Lässt die Nierenfunktion immer weiter nach bis hin zum Nierenversagen, ist eine _____ unumgänglich.

5. Als Folge von Diabetes kann sich an den größeren Arterien eine _____ entwickeln (die z. B. am Herz zum Herzinfarkt führen kann).

6. Durchblutungsstörungen im Gehirn führen im schlimmsten Fall zum _____.

7. Kribbeln und Taubheitsgefühl in den Füßen und mangelndes Temperaturempfinden sprechen für das Vorliegen einer diabetischen _____ (Fachwort).

8. Entwickelt sich am Fuß eine diabetische Gangrän, kann als chirurgische Maßnahme eine _____ notwendig werden.

9. Bei Diabetikern kommt der umsichtigen _____ (gut passende Schuhe, nicht barfuß laufen etc.) besondere Bedeutung zu.

10. Spätschäden sind beim Diabetes Mellitus nicht vollständig _____, ihr Auftreten kann aber durch gute Blutzuckereinstellung und Pflege deutlich verzögert werden.

11. Spätschäden an der Netzhaut der _____ (Retinopathie) können bis hin zu Blindheit führen.

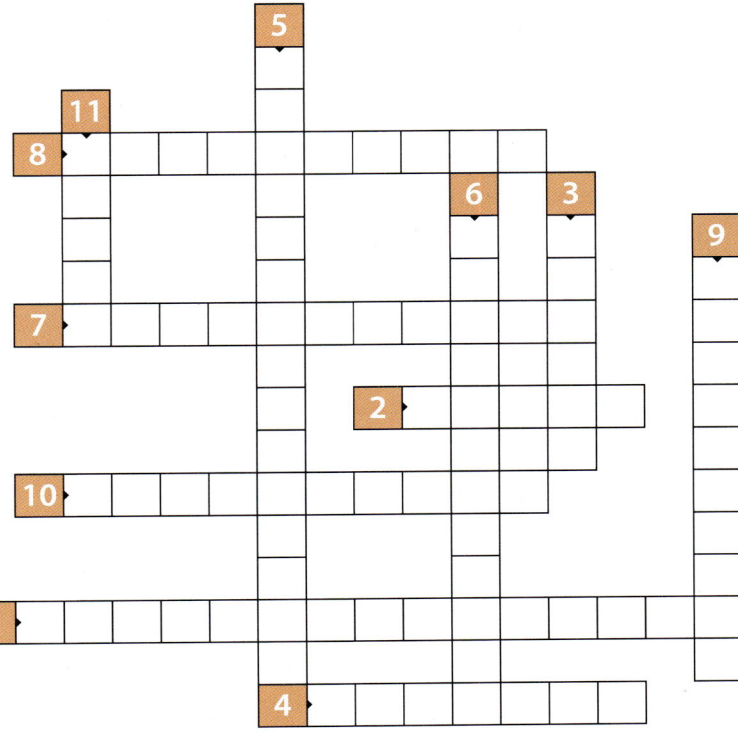

Zuckerkrank – mit Folgen
In Deutschland leiden **mehr als sechs Millionen** Menschen an Diabetes.
Jährlich geschätzte Folgeerkrankungen

- Schlaganfälle: 50 000
- Herzinfarkte: 30 000
- Amputationen: 5 000
- Erblindungen: 5 000
- Dialysefälle (Nierenversagen): 5 000

Quelle: Universität Leipzig
dpa Grafik 0202

Diabetische Fußsyndrom

Das diabetische Fußsyndrom ist entweder die Folge einer Durchblutungsstörung der Beinarterien, einer Nervenschädigung oder einer Kombination aus beidem. Es wird durch die Infektanfälligkeit und schlechte Wundheilung beim Diabetes mellitus noch verstärkt.

■ Nennen Sie Symptome, die am Fuß eher auf eine Durchblutungsstörung schließen lassen, und solche, die eher auf eine Nervenschädigung hinweisen.

_____
_____
_____
_____

■ Welche der beiden dargestellten Komplikationen würden Sie mehr der Durchblutungsstörung, welche mehr der Nervenschädigung zuordnen?

Abb. 1:

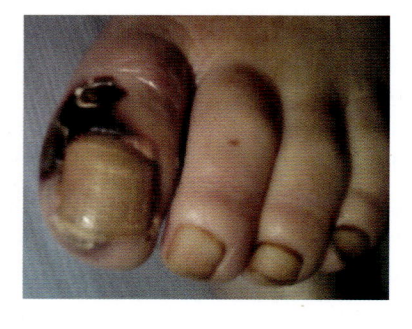

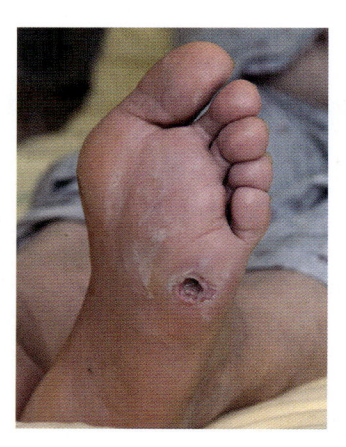

Abb. 2:

■ Es sollte alles getan werden, um die Fußgesundheit zu bewahren und eine Amputation der Füße zu verhindern. Beschreiben Sie, was pflegerisch zur **Vorbeugung eines diabetischen Fußsyndroms** getan werden kann.

_____
_____
_____
_____

8 Abschlussprüfung an Berufsfachschulen für Altenpflege

Schriftlicher Teil Aufsichtsarbeit 1 .... **182**

LF 1.1 Theoretische Grundlagen in das altenpflegerische Handeln einbeziehen 182

LF 1.2 Pflege alter Menschen planen, durchführen, dokumentieren und evaluieren 182

Schriftlicher Teil Aufsichtsarbeit 2 .... **187**

LF 1.3 Alte Menschen personen- und situationsbedingt pflegen 187

LF 1.5 Bei der medizinischen Diagnostik und Therapie mitwirken 187

Schriftlicher Teil Aufsichtsarbeit 3 .... **192**

LF 2.1 Lebenswelten und soziale Netzwerke alter Menschen beim altenpflegerischen Handeln berücksichtigen 192

Abschlussprüfung an Berufsfachschulen für Altenpflege

Klaus Fenzl, Schongau

Schriftlicher Teil Aufsichtsarbeit 1

LF 1.1 Theoretische Grundlagen in das altenpflegerische Handeln einbeziehen

LF 1.2 Pflege alter Menschen planen, durchführen, dokumentieren und evaluieren

Bearbeitungszeit: 120 Minuten

Zugelassene Hilfsmittel: Keine

Situationsbeschreibung

Frau Gruber ist 85 Jahre alt und lebt als Austragsbäuerin auf einem Einsiedlerhof mit ihrem Sohn, ihrer Schwiegertochter und drei Enkelkindern im bayerischen Alpenvorland. Vor 15 Jahren hat ihr
5 Mann den Hof seinem ältesten Sohn übergeben. Seitdem ihr Mann vor fünf Jahren verstorben ist, wohnt Frau Gruber in einem eigenen Zimmer auf dem Bauernhof und packt trotz ihres Alters immer noch tatkräftig bei der Arbeit mit an. So kümmert
10 sie sich um die Hühner und Gänse, hilft im Stall mit und betreut die drei kleinen Enkelkinder.

Doch dann muss Frau Gruber der langjährigen schweren Arbeit als Bäuerin Tribut zollen. Die rechte Hüfte macht nicht mehr mit. Eine Arthrose bereitet
15 ihr große Schmerzen und beeinträchtigt sie stark in ihrer Bewegung. Nur mit einem Stock kommt sie noch einigermaßen vorwärts. Eine Herzschwäche führt bei ihr zu Atemnot bei größerer Anstrengung, und abends hat sie dicke, geschwollene Beine.

20 Lange Zeit lässt Frau Gruber sich nichts anmerken. Doch dann geht es nicht mehr. Ihre Kinder raten ihr zu einer Operation. Doch das kommt für Frau Gruber überhaupt nicht in Frage. Auch die Unterstützung durch die Gemeindeschwester lehnt sie ab, sie sei schließlich ein Leben lang selbstständig ge-
25 wesen. Es käme ihr niemand Fremdes ins Haus.

Doch als sich ihr Zustand weiter verschlechtert, teilt Frau Gruber ihrem Sohn und ihrer Schwiegertochter, zu deren Überraschung mit, dass sie im nahegelegenen Altenheim in der Kreisstadt ein Zimmer
30 nehmen wird. Sie möchte hier auf dem Hof niemanden zur Last fallen.

Als ein Heimplatz frei wird, zieht Frau Gruber um. Sie richtet ihr Zimmer mit ein paar liebgewonnenen Möbeln ein. Bilder ihres Mannes und der En-
35 kelkinder kommen auf den Nachttisch.

Frau Gruber fühlt sich im Heim nicht besonders wohl. Sie will keinen Kontakt zu anderen Mitbewohnern, nur auf den Besuch ihrer Enkelkinder freute sie sich. An gemeinsamen Aktivitäten nimmt sie nur wi-
40 derwillig teil, selbst das Essen möchte sie allein in ihrem Zimmer einnehmen. Die Hüftschmerzen sind so stark, dass sie am liebsten im Bett liegen bleibt. Auch Frau Grubers Atemnot ist schlimmer geworden. Ihr Hausarzt verordnet ihr ein Schmerzmittel,
45 Digitalis und ein Diuretikum.

Aufgaben

		Punkte
1.	Nennen Sie zwei Aktivitäten, Beziehungen und existenzielle Erfahrungen des Lebens (ABEDL®), in denen Frau Gruber in ihrer Selbstversorgung eingeschränkt ist. Formulieren Sie dazu ein Pflegeproblem, eine Ressource und ein Pflegeziel.	8
2.	Frau Gruber hat weiterhin Schmerzen. Wählen Sie drei Möglichkeiten aus, die Sie auf der Grundlage des Expertenstandards „Schmerzmanagement" anwenden.	3
3.	Beschreiben Sie drei bewegungsunterstützende Maßnahmen zur Mobilitätsförderung bei Frau Gruber.	3
4.	Erläutern Sie den Begriff „Primary Nursing" und zeigen Sie drei Vorteile auf, die dieses Pflegesystem für Frau Gruber haben könnte.	3
5.	Nennen Sie fünf Vorteile, die das Leben im Altenheim für Frau Gruber mit sich bringen könnte.	5
6.	„Mit existenziellen Erfahrungen des Lebens umgehen können" Zählen Sie vier Erfahrungen von Frau Gruber auf, die die Existenz fördern oder gefährden können.	8
7.	Professionelle Altenpflege definiert sich als „aktivierende Pflege". Nennen Sie vier Grundsätze.	4
8.	In der Pflegeanamnese dokumentieren Sie viele Informationen über Frau Gruber. Geben Sie drei verschiedene Informationen an, die Sie in der Anamnese erfassen.	3
9.	Bei der Dokumentation sind wichtige Prinzipien zu beachten. Nennen Sie drei, die die Echtheit der Eintragungen garantieren und zwei, die aus Datenschutzgründen notwendig sind.	5
10.	Sie führen bei Frau Gruber eine Pflegevisite durch. Benennen Sie fünf Ziele.	5
11.	Sie planen individuelle Pflegemaßnahmen für Frau Gruber. Sie gehen dazu nach der sogenannten „5-W-Regel" vor. Erläutern Sie diese.	5
12.	Benennen Sie sechs Möglichkeiten zur Qualitätssicherung.	6
13.	Bei der fachlichen Beratung ist die personale Kompetenz eine wichtige Eigenschaft. Erläutern Sie diese.	2

Lösungen

	Punkte
1. **Sich bewegen können:** Problem: Bewegungseinschränkung aufgrund der Coxarthrose. Ressource: Frau Gruber kann mit Stock gehen. Ziel: Bewegung bleibt erhalten und wird gefördert. **Vitale Funktionen aufrecht erhalten können:** Problem: Belastungsdyspnoe Ressource: Versteht Sinn der Medikation und nimmt die Medikamente regelmäßig ein. Ziel: Atemsituation bei Belastung verbessert sich. **Soziale Bereiche des Lebens sichern und gestalten können:** Problem: Rückzug und Isolationsgefahr Ressource: Hat guten Kontakt innerhalb der Familie Ziel: Nimmt am Gemeinschaftsleben der Einrichtung teil. **Mit existenziellen Erfahrungen des Lebens umgehen können:** Problem: Starke Schmerzen Ressource: Kann Schmerzen äußern und nimmt Schmerzmedikamente ein. Ziel: Schmerzlinderung	8
2. • gezielt Fragen stellen • Schmerzskala • Schmerztagebuch • gezielte Schmerzbeobachtung	3
3. • Hilfsmittelangebot wie Rollator, Unterarmgehstützen • Gleichgewichtstraining – Krafttraining • Physiotherapie • gezielte Mobilisation: z. B. bei Besuch der Enkel	3
4. Primary Nursing ist eine ausgeweitete Form der Bezugspflege. Die sogenannte Primary Nurse ist im Rahmen des gesamten Pflegeprozesses für Frau Gruber zuständig. Die Vorteile für Frau Gruber: Sie steht mit all ihren Problemen und Sorgen im Mittelpunkt. Die Pflege von Frau Gruber wird von einer Hand geplant und durchgeführt. Die Pflegekontinuität ist somit gesichert. Frau Gruber hat einen festen Ansprechpartner.	3
5. Frau Gruber bekommt kompetente Pflege. Sie kann Kontakte zu anderen Bewohnern und zum Pflegepersonal aufnehmen. Sie erfährt Entlastung bei hauswirtschaftlichen Tätigkeiten. Ihre persönliche Sicherheit ist besser gewährleistet. Ihre medizinische Versorgung ist garantiert.	5
6. • Zunehmender Verlust der Unabhängigkeit: Alltagsaktivitäten fallen immer schwerer und es wird immer mehr Hilfestellung benötigt. • Schmerzen: zunehmende Schmerzen im Hüftgelenk bei Bewegung und in Ruhe. • Isolation: Rückzug. Sie bleibt zunehmend in ihrem Zimmer. • Hoffnungslosigkeit: Das Gefühl, nicht mehr arbeiten zu können und gebraucht zu werden. • Kulturgebundene Erfahrungen: Das Leben als Bäuerin auf dem Bauernhof fehlt, die Tiere, das ländliche Umfeld, die Natur.	8
7. • Pflegebedürftige werden zur Selbstpflege angeleitet und deren Selbstständigkeit gefördert. • Die Ressourcen der Pflegebedürftigen werden erfasst und miteinbezogen. • Es wird nur dort Unterstützung gegeben, wo es nötig erscheint. • Die Pflegebedürftigen werden immer über die geplanten Pflegemaßnahmen informiert. • Pflegebedürftige werden nicht unter- und überfordert. • Die Selbstbestimmung der Pflegebedürftigen wird immer geachtet.	4

	Punkte
8. • Stammdaten • pflegerischer Ist-Zustand • Ressourcen • Einschränkungen • Pflegebedarf • Vorlieben • Abneigungen	3
9. • Eintragungen dürfen nicht mit Bleistift gemacht werden. • Eintragungen dürfen nicht überklebt werden. • Eintragungen müssen mit Handzeichen versehen werden. • Eintragungen dürfen nicht mit einem Korrekturstift verändert werden. • Der Persönlichkeitsschutz darf nicht verletzt werden. • Bewohnerdaten dürfen nur an Personen weitergegeben werden, die direkt mit der Pflege betraut sind. • Bewohnern dürfen Einsicht in ihre Unterlagen erhalten.	5
10. • Schaffung von Transparenz zwischen Pflegepersonal und Bewohner sowie Angehörigen. • Förderung der Wertschätzung und des Wohlbefindens des Bewohners. • Erkennen von vorhandenen Defiziten bei der Durchführung der Pflege. • Mitwirkung des Bewohners bei der Pflegeprozessplanung. • Die Pflegequalität wird gesichert.	5
11. • Wer? beteiligte Pflegepersonen und deren Qualifikation • Was? Art der Anwendung • Wann? Uhrzeit und Häufigkeit • Wie? Handlungsablauf • Womit? Materialien	5
12. • Pflegedokumentation • Pflegevisite • Evaluation des Pflegeprozesses • Qualitätszirkel • Mitarbeiterschulung • Einarbeitungskonzepte für neue Mitarbeiter und Auszubildende • Fallbesprechungen	6
13. • angemessener Umgang mit Nähe und Distanz • Reflexion des eigenen Handelns • sicheres Auftreten • durchdachte Wertvorstellungen	2

Schriftlicher Teil Aufsichtsarbeit 2

LF 1.3 Alte Menschen personen- und situationsbedingt pflegen

LF 1.5 Bei der medizinischen Diagnostik und Therapie mitwirken

Bearbeitungszeit: 120 Minuten

Zugelassene Hilfsmittel: Keine

Situationsbeschreibung

Der 76-jährige Herr Moser lebt seit einem Jahr in dem Pflegeheim, in dem Sie arbeiten. Er lebte nach dem Tod seiner Frau alleine in seiner Wohnung und wurde von seinen Kindern versorgt. Nachdem
5 vor zwei Jahren bei ihm eine Alzheimer-Krankheit diagnostiziert wurde und er öfter von zuhause weglief, entschlossen sich seine Kinder schweren Herzens, ihn in einem Pflegeheim unterzubringen.

Herr Moser findet sich im Heim nicht gut zurecht.
10 Er vergisst häufig, wo sein Zimmer ist, läuft ständig auf dem Gang auf und ab und erkennt seine Kinder, wenn sie ihn besuchen, nicht mehr. Er ist nicht in der Lage, grammatikalisch korrekte Sätze zu sprechen und versteht häufig nicht, was man von
15 ihm möchte. Er wird deshalb recht schnell zornig. Er isst und trinkt wenig und leidet an Obstipation. An guten Tagen hilft er bei der Körperpflege mit und kann sich auch weitgehend selbst anziehen. An schlechten Tagen verweigert er alles und kann
20 nicht einmal mehr sein Hemd anziehen.

Zusätzlich zu seinem M. Alzheimer hat Herr Moser noch einen Diabetes Typ II, der mittlerweile mit Insulin behandelt werden muss. Seine Hypertonie wird mit einem ACE-Hemmer therapiert und auf-
25 grund einer COPD ist er häufig kurzatmig.

Herr Moser war früher Bankbeamter und legte viel Wert auf Sauberkeit und korrekte Kleidung. Sein größtes Hobby war das Fotografieren.

Aufgaben

		Punkte
1.	In der Großhirnrinde liegen Verbände von Nervenzellen beieinander. Nennen Sie jeweils eine motorische und eine sensorische Funktion.	2
2.	Bei der Alzheimerkrankheit stehen neben den allgemeinen Symptomen der Demenz noch weitere Symptome im Vordergrund. Benennen Sie drei.	3
3.	Bei der Demenz werden eine primäre und eine sekundäre Form unterschieden. Nennen Sie zwei Ursachen für eine sekundäre Demenz.	2
4.	Leitsymptome der Demenz können Amnesie, Aphasie, Apraxie und Agnosie sein. Erklären Sie diese Begriffe und erläutern sie zwei dieser Symptome anhand des Fallbeispiels.	6
5.	Eine Demenz wird in drei Schweregrade eingeteilt. Beschreiben Sie die Probleme des mittleren Schweregrads im Bereich der Kognition, der Lebensführung und des Antriebes und Affektes.	6
6.	Bei der Betreuung von Herrn Moser sind in seinen Unterlagen zwei Begriffe vermerkt: „BZ-Tagesprofil" und „Bestimmung des HbA1c-Wertes". Erläutern Sie beide Begriffe und beschreiben Sie die Unterschiede.	4
7.	Benennen Sie zeitliche Orientierungshilfen, die Sie Herrn Moser zur Verfügung stellen können.	6
8.	Dementia Care Mapping (DCM) ist ein Instrument, um Menschen mit einer Demenz sowie die sie betreuenden Pflegekräfte mit deren Zustimmung zu beobachten. Stellen Sie das Ziel, welches damit verfolgt wird, dar.	1
	Was beobachten Sie im Rahmen der DCM?	5
9.	Herr Moser bekommt als Antidementiva Donezepil verabreicht. Mit welchen unerwünschten Wirkungen müssen Sie generell bei Antidementiva rechnen?	6
10.	Entwickeln Sie einen Standard zur Blutzuckermessung.	8
11.	Sie nehmen bei Herrn Moser die Insulininjektion vor. Erklären Sie in diesem Zusammenhang die Begriffe „Anordnungsverantwortung" und „Durchführungsverantwortung".	2
12.	Herr Moser hat eine COPD. Mit welchen Pflegemaßnahmen können Sie darauf reagieren? Benennen Sie vier.	4
13.	Eine Kollegin von Ihnen sagt zu Herrn Moser, der verwirrt auf dem Gang steht: „Wo wollen Sie denn hin, ich habe Ihnen doch schon hundertmal gesagt, dass Sie in Ihrem Zimmer bleiben sollen. Sie stürzen doch ständig!" Sie packt ihn am Handgelenk und zieht ihn in sein Zimmer zurück. Benennen Sie Ursachen, die das unangemessene Verhalten Ihrer Kollegin haben könnte.	5

Lösungen

	Punkte
1. • motorische Rindenfelder: Speicherung von Bewegungsabläufen, Broca-Sprachzentrum • sensorische Rindenfelder: Verarbeitung von Sinneseindrücken, bewusste Empfindungen, Erfahrungen	2
2. • Unruhe • Wortfindungsstörungen • Stimmungslabilität • Einbußen in familiären, sozialen und beruflichen Funktionsbereichen • Unfähigkeit zu planen, zu organisieren und Reihenfolgen einzuhalten	3
3. • Depression • Medikamenteneinnahme (z. B. Neuroleptika) • Stoffwechselstörungen • Hirntumoren • Alkohol u.a.	2
4. Amnesie = Gedächtnis-/Orientierungsverlust Aphasie = Sprachstörung Apraxie = Störung von Bewegungsabläufen – Unfähigkeit bekannte Gegenstände sinnvoll einzusetzen. Agnosie = Störung des Erkennens bekannter Dinge Beispiel Amnesie: Er findet sein Zimmer nicht mehr. Beispiel Apraxie: Er kann sein Hemd nicht mehr anziehen. Beispiel Aphasie: Er kann keine korrekten Sätze mehr bilden. Beispiel Agnosie: Er erkennt seine Kinder nicht mehr.	6
5. Kognition: Einfache Tätigkeiten sind noch möglich, andere werden nicht mehr vollständig oder unangemessen ausgeführt. Lebensführung: Der Mensch ist auf fremde Hilfe angewiesen und kann dadurch noch teilweise selbstständig sein Leben führen. Antrieb und Affekt: Unruhe, Wutausbrüche, aggressives Verhalten	6
6. Tagesprofil: BZ-Werte werden über einen Tag gemessen: nüchtern und postprandial. Das Tagesprofil dient zur Erkennung von Blutzuckerschwankungen und zur Einstellung bei oraler Medikation. HbA1c: mittlerer Blutzuckerspiegel über 8–10 Wochen. Dieser Wert dient zur Behandlungskontrolle über den oben genannten Zeitraum und zeigt an, wie wirksam die Therapie war und wie sich der Betroffene verhalten hat.	4
7. • regelmäßige Tagesstruktur • Gewohnheiten beibehalten • Uhr mit großem Zifferblatt • große Kalender • an der Jahreszeit orientierte Zimmerdekoration • gewohnte zeitliche Rituale verfolgen	6
8. Ziel: Das Wohlergehen von Menschen mit Demenz, aber auch der Pflegenden und Betreuenden zu erhöhen. Beobachtungen: • Verhalten • Wohlbefinden • hinderliche Umgangsformen der Pflegefachkraft mit dem Menschen • fördernde Umgangsformen der Pflegefachkraft mit dem Menschen	6
9. • Durchfall • Muskelkrämpfe • Schwindel • Schlaflosigkeit, Alpträume • Verwirrtheit • Infekte	6

	Punkte
10. • Gerät einstellen. • Bei Anbruch einer neuen Teststreifenpackung muss das Gerät neu kodiert werden. • Teststreifen einführen. • Einmalhandschuhe anziehen. • Seitlich der Fingerbeere mit einer sterilen Lanzette oder einer automatischen Einstechhilfe einstechen. Alternativ kann Blut aus dem Ohrläppchen entnommen werden. • Das Blut aus dem Finger nicht herauspressen. • Einen großen Blutstropfen auf das Testfeld bringen. • Messzeit beachten. • Wert ablesen. • Einstichstelle mit einem Tupfer fest andrücken, bis die Blutung gestillt ist. • Messergebnis und Zeitpunkt (ggf. Umstand der Messung) dokumentieren.	8
11. • Anordnungsverantwortung: Betrifft ausschließlich den anordnenden Arzt. Er haftet alleine. • Durchführungsverantwortung: Die Verantwortung für die Handlung und die Ausführung von ärztlich delegierten Aufgaben trägt jede Pflegekraft selbst.	2
12. • regelmäßige Sekretlösung durch Inhalation, Luftbefeuchtung • ausreichend trinken • Unterstützung und Anleitung beim Abhusten • antiobstruktive Therapie mit Bronchospasmolytika • Atemübungen wie Lippenbremse üben lassen • vor Infektionen schützen • angepasste Pneumonieprophylaxe.	4
13. • Überforderung durch die gestellten Aufgaben • Burnout • mangelndes Wissen zum Umgang mit Demenzkranken • Überlastung durch lange Arbeitszeiten • Diskrepanzen innerhalb der Station • fehlende Möglichkeiten der Abgrenzung • private Probleme	5

Schriftlicher Teil Aufsichtsarbeit 3

LF 2.1 Lebenswelten und soziale Netzwerke alter Menschen beim altenpflegerischen Handeln berücksichtigen

Bearbeitungszeit: 120 Minuten

Zugelassene Hilfsmittel: Keine

Aufgaben

	Punkte
1. Wohnen im Alter	
Betreutes Wohnen soll ältere Menschen durch ergänzende Betreuungsangebote in die Lage versetzen, möglichst lange selbstbestimmt zu leben.	
1.1 Nennen Sie fünf Qualitätsanforderung an eine Einrichtung des betreuten Wohnens.	5
1.2 Nennen Sie fünf Betreuungsleistungen des betreuten Wohnens.	5
1.3 Stiftung Warentest hat Kriterien zur Auswahl eines Pflegeheimes erstellt. Nennen Sie fünf Kriterien, die die Therapie, Pflege und Betreuung betreffen.	5
1.4 Benennen Sie fünf Aufgaben des Heimbeirats.	5
1.5 In immer mehr Pflegeeinrichtungen wird den Bewohnern ermöglicht, Haustiere zu halten. Nennen Sie fünf Voraussetzungen, die dazu erfüllt sein sollen.	5
2. Das Alter	
2.1 Aus der Vorstellung über das Alter haben sich verschiedene Altersmodelle entwickelt. Beschreiben Sie das sogenannte Disengagementmodell und das Aktivitätsmodell.	5
2.2 Geprägt wird die Lebenswelt alter Menschen auch von persönlichen sozialen Netzwerken.	4
Erläutern Sie: a) primäres Netzwerk	3
b) sekundäres Netzwerk	3
c) tertiäres Netzwerk	3
2.3 Benennen Sie Folgen, die die sogenannte Singularisierung und Feminisierung für betroffene alte Menschen nach sich ziehen können.	2
3. Migration und Alter	
3.1 Erläutern Sie drei Pflegemöglichkeiten, die das Pflegekonzept von Madeleine Leininger vorschlägt.	3
3.2 Benennen Sie sechs Faktoren, die die Gesundheit und das Gesundsein von Migranten beeinflussen können.	6
3.3 In welchen Lebensaktivitäten kann es im Rahmen einer kultursensiblen Altenpflege zu Besonderheiten kommen? Finden Sie dazu je ein Beispiel.	6
3.4 Madeleine Leininger entwickelte in den 1980er-Jahren das sogenannte Sunrise-Modell, das unterschiedliche Faktoren, die Krankheit und Pflege beeinflussen, zusammenfasst. Nennen Sie fünf dieser Faktoren.	5

Lösungen

	Punkte
1.1 • Nähe zum Zentrum • Verkehrstechnisch gut erschlossen • nicht mehr als 60 Wohneinheiten • Barrierefreiheit • Gemeinschaftseinrichtungen • Freiflächen • ausreichend große Wohneinheiten, 50 qm, zwei Zimmer/Person • müheloses Bewegen in der Wohneinheit auch mit körperlichen Einschränkungen • Zertifizierung nach DIN-Norm 77800	5
1.2 • Reparaturservice • Hausnotruf mit 24-Std.-Notfallbereitschaft • regelmäßiger Kontakt zur Betreuungsperson • Beratung in sozialen Angelegenheiten • Angebote kultureller und geselliger Art • Nutzung von Gemeinschaftseinrichtungen • Fahr- und Bringdienste • Besuchs- und Begleitangebote • Mahlzeitenservice • pflegerische und hauswirtschaftliche Versorgung	5
1.3 • Personalschlüssel, z. B. mindestens die Einhaltung der Fachquote, 50 % examinierte Pflegefachkräfte • Wahrung der Individualität • therapeutische Angebote, z. B. Physiotherapie, Ergotherapie • ärztliche Versorgung, z. B. Hausarzt, Versorgungsmodelle • pflegerisches Konzept, z. B. aktivierende Pflege • rehabilitativer Ansatz • seelsorgerische Betreuung	5
1.4 Mitwirkung bei: • Maßnahmen des Heimbetriebs • Heimkostensätze • Zweckänderung • Heimzusammenschlüsse • bauliche Maßnahmen • Anregung und Beschwerden entgegennehmen und mit der Heimleitung verhandeln • Integration neuer Bewohner • Musterverträgen und Heimordnung • Maßnahmen zur Verhütung von Unfällen • Unterkunft, Verpflegung und Betreuung • Durchführung von Bewohnerversammlungen • Veranstaltungen • Freizeitgestaltung	
1.5 • Pflegepersonal und Mitbewohner müssen mit dem neuen Hausgenossen einverstanden sein. • Das Tier darf die Mitbewohner nicht stören. • Das Tier muss vom Besitzer versorgt werden können. • Falls der Tierhalter krank wird oder nicht mehr in der Lage ist, das Tier zu betreuen, muss eine Adresse angegeben werden, bei der die Versorgung des Tieres gewährleistet ist. • Hunde benötigen einen Versicherungsschutz. • Das Tier muss regelmäßig tierärztlich überwacht werden, seine Impfungen, Wurmkuren erhalten und gegen Flöhe und Zecken geschützt werden. • Hygieneregeln müssen eingehalten werden.	5
2.1 Das Disengagementmodell besagt, dass der alte Mensch sich aus gesellschaftlichen Aufgaben und Verpflichtungen zurückzieht, weil sein Wunsch nach Ruhe und Frieden zunimmt. Dadurch erhöht er seine eigene Zufriedenheit und die Besinnung auf sich selbst.	2
Das Aktivitätsmodell besagt, dass alte Menschen sich ungebraucht und überflüssig fühlen, wenn sie keine Aufgaben mehr haben. Deshalb sollten alte Menschen aktiv am gesellschaftlichen Leben teilhaben, Beschäftigungen nachgehen und soziale Kontakte pflegen, um ein zufriedenes Leben führen zu können.	2

	Punkte
2.2 • a) primäres Netzwerk: Familie, Freunde, Bekannte, Nachbarn, ehemalige Arbeitskollegen • b) sekundäres Netzwerk: soziale Dienste, öffentliche Einrichtungen, Verkehrssysteme • c) tertiäres Netzwerk: Bürgerinitiativen, Selbsthilfegruppen, Pflegedienste	3 3 3
2.3 • Singularisierung im Alter kann zu einem verfrühten Hilfebedarf führen, weil keine andere im Haushalt lebende Person unterstützend eingreifen kann. Bei Feminisierung im Alter ist das Vereinsamungsrisiko erhöht.	2
3.1 • Erhaltungs- und Bewahrungspflege • Anpassungs- und Verständigungspflege • Umstrukturierungs- und Veränderungspflege	3
3.2 • körperlich belastende Arbeitsbedingungen • geringes Einkommen und dadurch ein höheres Armutsrisiko • höhere Arbeitslosigkeit • Diskriminierung und ein Gefühl des „Nichtwillkommen-Seins", das zu Stress führt • schlechtere Wohnsituation • Kommunikationsprobleme bei ärztlichen Behandlungen, die auf schlechte Deutschkenntnisse zurückzuführen sind. • unklare Lebensperspektive: Auch wenn Migranten schon viele Jahre in Deutschland leben, ist die Rückkehr in ihre Heimat immer noch ein Thema, häufig gepaart mit Heimweh.	w
3.3 • Sich bewegen können: Für strenggläubige Musliminnen ergeben sich bei sportlicher Betätigung oft Probleme mit der islamischen Kleiderordnung. • Kommunizieren können: Schlechte Deutschkenntnisse, Mimik und Gestik können in unterschiedlichen Kulturen verschiedene Aussagen haben. • Essen und Trinken können: Religiöse Regeln verbieten den Genuss von bestimmten Nahrungsmitteln oder Zubereitungsarten (kein Schweinefleisch/koscheres Essen). • Ausscheiden können: Häufig ausgeprägtes Schamgefühl bei Migranten. • Sich kleiden können: Unterschiedliche Kleiderordnungen • Die eigene Sexualität erleben: Muslimische Männer dürfen Frauen, mit denen sie nicht nah verwandt sind, nicht berühren. • Mit existenziellen Erfahrungen umgehen können: Unterschiedliche Sterbe- und Trauerrituale. (Muslime: Gesicht nach Mekka).	6
• technologische Umstände • religiöse und philosophische Einflüsse • verwandtschaftliche und soziale Faktoren • politische und gesetzliche Gegebenheiten • wirtschaftliche Verhältnisse • bildungsbedingte Faktoren • kulturelle Werte • Lebensweisen	5

9 Methodenglossar

9.1 Vorbemerkungen **198**

9.2 Einstiegsmethoden (Analyse/Planung) **199**
    9.2.1 Gedankennetz 199
    9.2.2 Mindmap 199
    9.2.3 Kartenabfrage mit Clustern 199
    9.2.4 Kugellager 199
    9.2.5 Matrix/Strukturgitter 200
    9.2.6 Placemat-Methode 200

9.3 Methoden zur selbstorganisierten Erarbeitung **201**
    9.3.1 Lerntempoduett 201
    9.3.2 Gruppenpuzzle 201
    9.3.3 Gruppenkarussell 202
    9.3.4 Thesenpool 202

9.4 Methoden zum Austausch und zur Präsentation von Ergebnissen **203**
    9.4.1 Kontrolliertes Gespräch/Interview-Methoden 203
    9.4.2 Lernplakate 204
    9.4.3 Stille Präsentation (auch „Galeriegang" oder „Schaufensterbummel") ... 205
    9.4.4 Wandzeitung 205

9.5 Selbstkontrolle/Feedback-Methoden (Reflexion und Bewertung) **206**
    9.5.1 Legen von Begriffsstrukturen 206
    9.5.2 Merkzettel/Spickzettel schreiben 206
    9.5.3 Lernprozesse erfassen/bewerten 207
        ◉ Checklisten zur Einschätzung des Lern-/Arbeitsstands
    9.5.4 Feedback geben 207
        ◉ Rating-Feedbackbogen

9.6 Spiele gestalten **209**
    9.6.1 Trivial-Pursuit „Altenpflege-Edition" 210
    9.6.2 Frage-Antwort-Domino 210
    9.6.3 Begriffsdreieck/-quadrat 210
        ◉ Begriffsquadrat: Rund um Anatomie und Psychologie
    9.6.4 Passende Fragen formulieren 210

Literaturverzeichnis 215

◉ = **Materialien zu diesem Kapitel befinden sich auf der CD-ROM!**

Methodenglossar

Thorsten Berkefeld, Neustadt/Weinstraße

9.1 Vorbemerkungen

Handlungs- und kompetenzorientierter Unterricht ist auf keine Unterrichtsmethode festgelegt und bietet deshalb große Gestaltungsspielräume. Phasenweise eingesetzte Frontalmethoden mit darbietenden Verfahren, z. B. durch Lehrervortrag, Filmsequenzen oder Demonstrationen, haben hier ebenso ihren Platz wie überwiegend schülerzentrierte Großmethoden, wie Projektarbeiten und Erkundungen. Am Ende ertragreich ist nur ein ausgewogener **Methodenmix,** bei dem möglichst alle Lernenden auf vielfältige Weise aktiviert werden.

Kompetenzorientierung erfordert zwingend die Berücksichtigung heterogener Lernvoraussetzungen. Besondere Beachtung verdient in diesem Zusammenhang das kooperative Lernen, bei dem sich die vielfältigen Begabungen des Einzelnen im sozialen Miteinander entfalten. Zudem lassen sich Methoden des **kooperativen Lernens** sehr flexibel in allen Phasen des handlungsorientierten Unterrichts und meist ohne größere Veränderungen der unterrichtlichen Rahmenbedingungen umsetzen. Einzig die Grundschritte dieser **Arbeitsform „Think – Pair – Share"** (Abb. 9.1) sind festgelegt und bieten den Schülern so einen strukturierenden Rahmen mit Wiedererkennungswert.

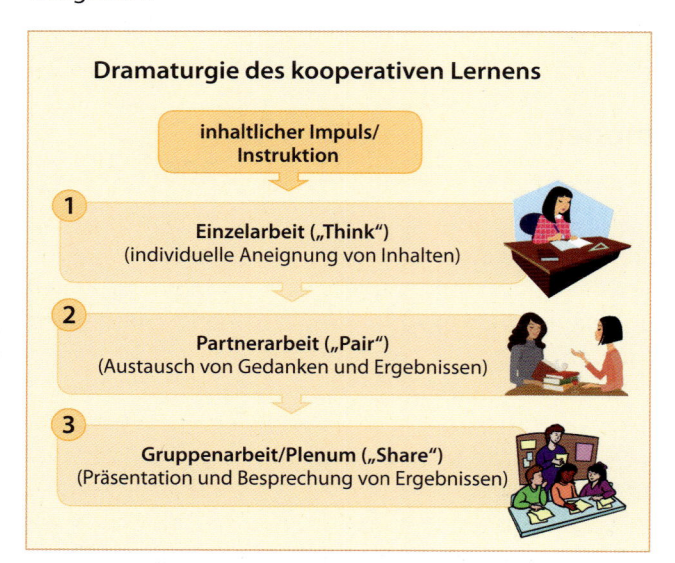

Abb. 9.1: Dramaturgie des kooperativen Lernens

Nach einem **thematischen Impuls** (Instruktion) sollten sich die Lernenden zunächst in **Einzelarbeit** („Think") individuell mit einer aktivierenden Aufgabe auseinandersetzen und sich die Inhalte aneignen. Gerade zu Beginn sollte die Lehrperson auf die Einhaltung dieser Arbeitsphase achten, um wirklich jeden Schüler zunächst zum selbstständigen Nachdenken zu bewegen.

Daran schließt sich eine **Partnerarbeit** an („Pair"), in der sich die Lernenden ihre Ergebnisse gegenseitig erläutern, sich bei Unklarheiten unterstützen und das Thema im Austausch weiterentwickeln. Im Sinne einer Ko-Konstruktion (Lernen durch Zusammenarbeit) lernen sie dabei mit- und voneinander. Durch das Ausformulieren der eigenen Gedanken sowie das Zuhören werden die kommunikative Kompetenz gefördert und darüber hinaus Wissensnetze aktiviert. Diese Phase bleibt durch die Konzentration auf nur einen Gesprächspartner auch für leistungsschwächere Schüler überschaubar und vermittelt zudem Nähe und Vertrautheit, die zu einem intensiven Austausch einlädt.

Selbst frontale Lernphasen lassen sich mit dem Grundmuster des kooperativen Lernens auflockern und nachhaltiger gestalten. Zunächst können im Vorfeld eines Vortrags oder eines Referats das Vorwissen und die Erwartungen der Zuhörer durch schriftliche Notizen, z. B. **Gedankennetz** (▶ Kap. 9.2.1), aktiviert werden, die dann im kurzen Partnergespräch ausgetauscht werden. Der folgende Lehrervortrag wird je nach Konzentrationsfähigkeit der Lerngruppe, spätestens aber nach ca. acht Minuten mit einem konkreten Arbeitsauftrag zur Informationsverarbeitung unterbrochen. Ein solcher Auftrag könnte lauten, die gehörten Inhalte auf drei bis vier wesentliche Kernaussagen zu reduzieren oder aber Sachfragen zu formulieren und sie anschließend vom Partner beantworten zu lassen. Je nach Länge des Vortrags sind mehrere solcher Denk- und Austauschphasen möglich, mit denen nicht nur der Vortragende entlastet wird.

Abschließend erfolgen die **Präsentation und die Besprechung der Ergebnisse** in größeren Gruppen oder in der gesamten Klasse („Share"). Um hier alle Beteiligten in die Ergebnisverantwortung zu nehmen, kann beispielsweise eine (zuvor angekündigte) Zufallsauswahl der am Ende präsentierenden Schüler erfolgen, sodass sich jeder Einzelne engagiert einbringen muss und sich in einer Gruppenarbeit eben nicht hinter den Mitschülern verstecken kann.

Für das Gelingen aller hier vorgestellten Methoden ist es anfangs notwendig, den Arbeitsprozess mithilfe von transparenten Zielerwartungen, klaren Zeitangaben und mitunter kleinschrittigen Regieanweisungen zu gliedern.

9.2 Einstiegsmethoden (Analyse/Planung)

9.2.1 Gedankennetz

Beim **Gedankennetz** geht es darum, die individuellen Assoziationen zu einem Begriff oder Thema darzustellen. Dieses **Brainstorming** folgt nicht unbedingt fachlogischen Strukturen, sondern bildet lediglich die aktuelle Lernausgangslage des betreffenden Schülers ab. Es unterscheidet sich damit vom **Legen von Begriffsstrukturen** (➢ Kap. 9.5.1), bei dem bereits erlernte Inhalte strukturiert und vertieft werden. Entsprechend gibt es hier kein „richtig" oder „falsch", was insbesondere für schwächere Schüler einen hohen Motivationswert hat.

Zur Erstellung eines Gedankennetzes wird zunächst ein **Kernbegriff** vorgegeben. Die spontanen Einfälle werden der Reihenfolge nach um den Begriff herum notiert. Weiterführende Ideen werden mit Linien mit den vorherigen Assoziationen verbunden, neue Einfälle werden direkt mit dem Kernbegriff verknüpft. Auf diese Weise entwickelt jeder Schüler seine eigenen Gedankenketten zu einem neuen Thema, die im weiteren Verlauf Gesprächsanlässe in einer Partnerarbeit bieten können.

9.2.2 Mindmap

Ganz ähnlich funktioniert das Erstellen einer **Mindmap**, mit der bereits vorhandenes Wissen übersichtlich kategorisiert, strukturiert und gegliedert wird. Während es sich beim Gedankennetz um ein reines Brainstorming-Verfahren handelt, kann die Mindmap darüber hinaus zur Textaufbereitung, Wiederholung oder auch zur abschließenden Ergebniszusammenfassung eingesetzt werden. Ausgehend von einem zentralen Begriff wird eine verzweigte, hierarchische Ast-Struktur von Begriffen, Stichworten und Bildern hergestellt. Die Äste stellen Aspekte des Oberbegriffs im Zentrum dar, wobei eine farbige Gestaltung der einzelnen Äste die Übersichtlichkeit erhöht. Eine **Kartenabfrage** (➢ Kap. 9.2.3) kann als Vorarbeit für eine Mindmap genutzt werden.

9.2.3 Kartenabfrage mit Clustern

Diese klassische **Moderationstechnik** bietet sich zur Ideensammlung oder zur Unterrichtsplanung mit der gesamten Klasse oder größeren Teilgruppen an.

Nach einer kurzen Erläuterung der Aufgabe bzw. der Problemstellung werden Vorschläge, Anregungen und Ideen entweder in einer Einzelarbeitsphase von jedem Schüler auf ausliegenden Moderationskarten notiert oder aber von einer Person (moderierender Lehrer oder Schüler) auf Zuruf niedergeschrieben. Dabei ist es wichtig, darauf hinzuweisen, dass jeder neue Gedanke auf einer separaten Karte notiert wird.

Im nächsten Schritt werden die Karten gesammelt, einzeln vorgelesen, gemeinsam strukturiert und an eine Pinnwand geheftet. Dabei werden die aus Sicht der Lernenden zusammengehörigen Ideen zu **Clustern** (engl.: Haufen) gebündelt und abschließend mit einem Oberbegriff versehen.

Um abschließend eine Rangfolge der so gefundenen Themen festzulegen, können die einzelnen Karten-Cluster mithilfe von Punkten bewertet werden. Dazu erhält jedes Gruppenmitglied je nach Anzahl der Cluster einen oder mehrere Klebepunkte, die er dann seinen Favoriten zuteilt. So lässt sich rasch ein Meinungsbild für die Weiterarbeit erstellen.

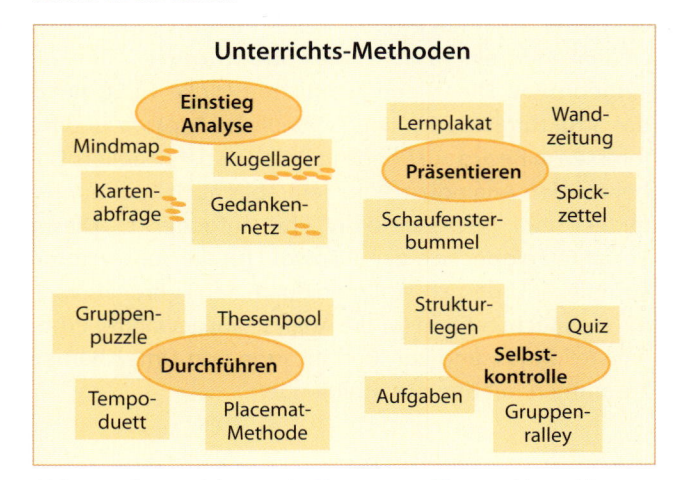

Abb. 9.2: Kartenabfrage mit Cluster zum Thema „Unterrichtsmethoden"

9.2.4 Kugellager

Das **Kugellager** bietet gerade zurückhaltenden Lernenden die Möglichkeit, sich in einem überschaubaren Gesprächsrahmen mit wechselnden Partnern zu einem Thema oder einer zuvor besprochenen Fragestellung auszutauschen.

Dazu sitzen oder stehen sich die Teilnehmer in einem Innen- und einem Außenkreis paarweise gegenüber. Nach Bekanntgabe der Fragestellung berichtet jeder Schüler seinem Gegenüber oder hört dem Gegenüber zu. Dabei ist es wichtig, den Ablauf genau zu erklären und ggf. mit Regieanweisungen zu unterstützen. Die Gesprächsrollen sollten zuvor festgelegt werden, z. B. der Innenkreis spricht und der Außenkreis hört zu, fasst danach zusammen und fragt nach. Nach jeder Gesprächsrunde rotiert das „Kugellager", sodass sich neue Gesprächskonstellationen ergeben. Auf diese Weise lassen sich erste Meinungen, Ideen und Assoziationen zu einem Thema erheben und sammeln. Es ist aber auch zur Sicherung von Teilergebnissen und zum Abschluss einer Themeneinheit als Feedbackmethode verwendbar. Damit die Gesprächsinhalte nicht verpuffen, sollten sich die zuhörenden Teilnehmer kurze Notizen machen, mit denen danach weitergearbeitet werden kann.

Das Prinzip des Kugellagers kann in vielen verschiedenen Varianten abgewandelt werden. So können z. B. die Teilnehmer der Gruppe auch im Raum durcheinanderlaufen, was zur Bewegungsaktivierung der Gruppe beitragen kann. Auf ein Signal hin sucht sich jeder Teilnehmer dann denjenigen, der gerade neben ihm steht, als Gesprächspartner und tauscht sich mit ihm aus. Die Gesprächsrollen können in diesem Fall durch bestimmte Merkmale zugewiesen werden, z. B. „der Größere der beiden Partner spricht, der Kleinere hört zu".

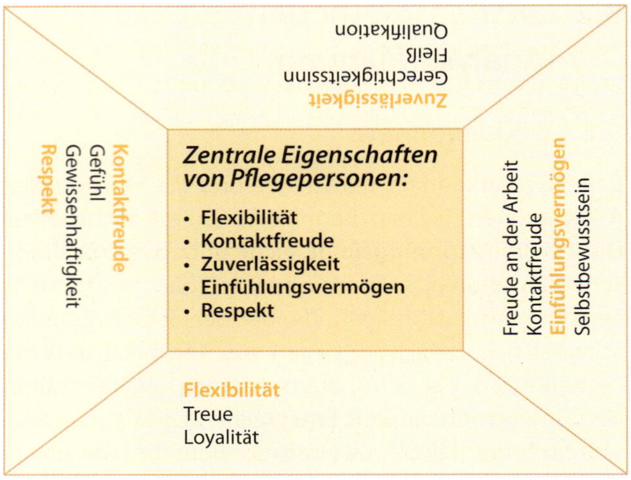

9.2.5 Matrix/Strukturgitter

Bei dieser Analysemethode werden Begriffe, Ideen und Gedanken in ein vorgedachtes **Strukturgitter** (Tab. 9.1) eingeordnet. Die Pflegedidaktikerin Ulrike GREB nutzt das Strukturgitter, um unterschiedliche Aspekte und Interessen in Bezug auf Pflegesituationen darzustellen. Dabei werden Analogien, vor allem aber auch Spannungsfelder und Interessenskonflikte aufgedeckt. Dieses Verfahren eignet sich damit sowohl für die Vorbereitung komplexer Unterrichtsthemen durch den Lehrer als auch in vereinfachter Form für die Analyse ausgewählter Problemstellungen und zur Identifikation von Unterthemen zusammen mit den Auszubildenden.

9.2.6 Placemat-Methode

Die **Placemat-Methode** gilt als „Klassiker" des kooperativen Lernens. Dabei wird auf jedem Gruppentisch ein großes Plakat als Arbeitsunterlage ausgebreitet, auf dem jedes Gruppenmitglied einen abgeteilten Bereich (engl. place mat = „Platzdeckchen") für die Ergebnisse der Einzelarbeit bekommt. In der Mitte des Plakats wird ein gemeinsamer Bereich für das abschließende Gruppenergebnis markiert. Das Verfahren eignet sich besonders bei der Einführung neuer Themen oder Lernsituationen, um Vorkenntnisse, Erfahrungen und Ideen zu aktivieren.

Abb. 9.3: Placemat-Methode zum Thema „zentrale Eigenschaften von Pflegepersonen".

Aufgrund der nur begrenzten Arbeitsfläche eignet sich die Methode ausschließlich für Kleingruppen von vier bis fünf Personen. Nach der Erläuterung der Aufgabenstellung notiert zunächst jeder Teilnehmer seine Ergebnisse und Gedanken in seinem Bereich. Danach werden die Erkenntnisse in der Gruppe besprochen und die gemeinsamen Ergebnisse in der Mitte festgehalten. Anschließend werden die Gruppenergebnisse in der Klasse präsentiert, wobei der Mittelteil als Vorlage oder Plakat genutzt werden kann.

Mit der Placemat-Methode wird gerade bei Auszubildenden, die noch ungeübt im kooperativen Lernen sind, das Grundprinzip anschaulich visualisiert. Der Werdegang vom individuellen Denken über den Austausch in der Gruppe bis hin zum gemeinsamen Endergebnis wird auch für Außenstehende nachvollziehbar. Zudem unterstützt der Papierbogen das Bewusstsein der Teilnehmer für die Zusammengehörigkeit als Gruppe und damit auch die Verantwortung des Einzelnen für das gemeinsame Ergebnis. Wenn die „Platzdeckchen" zusätzlich mit Namen gekennzeichnet und die ins Gesamtergebnis eingebrachten Gedanken farblich markiert werden, wird zudem erkennbar, wer die entsprechende Idee eingebracht hat.

	Aspekt des Betroffenen	Aspekt des sozialen Miteinanders	Aspekt der Institution/Pflege
Krankheitserleben Beeinträchtigung Leiden Sterben	Wunsch nach körperlicher und sozialer Zuwendung im Alter	Recht auf Selbstbestimmung, aber auch das Angewiesen sein auf fremde Hilfe	Alltagsroutine in der Pflegeplanung, innere Widerstände im Umgang mit Bewohnern (Ekel, Scham)
Helfen Behandlung Pflegeverrichtung Rehabilitation	Sicherstellen der Körperhygiene durch morgendliches Waschen	Wunsch nach Kontinuität der Pflegebeziehung	Fürsorgepflicht gegenüber den Bewohnern
Gesundheitswesen Einrichtungen Kosten Bürokratie	Bewohnerin als „Pflegefall"	Zeit- und Kostendruck in der Pflege, Wirtschaftlichkeit der Pflege	Personalplanung und individualisierte Pflegeplanung

Tab. 9.1: Strukturgitterbeispiel: Lernsituation „Nur eine Katzenwäsche für Frau Grohe?" (▶ Kap. 2.1)

Wenn die große Papierunterlage zu unhandlich erscheint, kann natürlich auch auf einzelne Blätter und ein zentral liegendes Din-A3-Plakat oder eine Overhead-Folie als Medium für das gemeinsame Ergebnis zurückgegriffen werden.

9.3 Methoden zur selbstorganisierten Erarbeitung

9.3.1 Lerntempoduett

Die unterschiedliche Arbeitsgeschwindigkeit der Schüler korreliert nicht immer mit der Qualität der Lernergebnisse. Doch häufig bemisst sich der Unterrichtsfortschritt aufgrund des empfundenen Stoffdrucks eben nicht an den langsamsten, sondern eher an den Lernenden auf der Überholspur. Das **Tempoduett** lässt sich mit vergleichsweise wenig Aufwand hervorragend in Übungs- und Anwendungsphasen einsetzen, um Unterschiede im Lerntempo aufzufangen, Zeitdruck herauszunehmen und damit vertieftes Arbeiten auch der langsameren, aber damit nicht immer auch leistungsschwächeren, Auszubildenden zu fördern. Es bietet damit eine gute Alternative zu der oft aufwendigen Freiarbeit, Wochenplan- oder Stationsarbeit.

Nach der gemeinsamen Erarbeitung der Inhalte im Klassenverband werden **gestufte Aufgabenstellungen** (Reproduktion, Anwendung, Beurteilung) gegeben. Wenn ein Schüler die erste Aufgabe selbstständig in Einzelarbeit gelöst hat, gibt er sich zu erkennen und tauscht sein Ergebnis mit einem Schüler aus, der ebenfalls bereits diesen Teil der Arbeit beendet hat. Danach wenden sich diese beiden Schüler den weiteren Übungen zu. Die langsameren Lernenden haben hingegen ausreichend Zeit, um sich vertieft und gründlich mit den Grundaufgaben zu befassen.

9.3.2 Gruppenpuzzle

Das **Gruppenpuzzle** stellt als eine sehr anspruchsvolle Form des kooperativen Lernens hohe Anforderungen an die Selbstständigkeit Lernender. Das Verfahren stammt eigentlich aus der Hochschuldidaktik (Jigsaw-Methode), lässt sich aber mit entsprechenden Lern-, Methoden- und Kommunikationskompetenzen auch sehr gut im Unterricht einsetzen.

Das Gruppenpuzzle eignet sich für alle Themen, die von den Lernenden selbstständig bearbeitet werden können. Die Inhalte müssen sich dabei in drei, vom Arbeitsaufwand ungefähr gleich große Unterthemen gliedern lassen, damit Zeitdifferenzen vermieden werden.

Vorbereitend auf das eigentliche Gruppenpuzzle wird die Lerngruppe/Klasse in Gruppen mit je drei bzw. sechs Schülern eingeteilt. Jedem Auszubildenden wird eine Nummer, z. B. A1, B1, C1, …, zugeordnet, die später die Orientierung erleichtert.

Zunächst finden sich die Teilnehmer in ihren **Stammgruppen** zusammen. Jeder Teilnehmer wählt aus den drei gestellten Unterthemen das Thema aus, auf das er sich als **Experte** vorbereiten möchte. Die Expertenaufträge können nach Schwierigkeitsgrad bezüglich Komplexität der Information sowie der Art der Ergebnisdokumentation unterschiedlich ausgestaltet sein, sodass eine Binnendifferenzierung möglich wird. Um schwächeren Schülern etwas mehr Sicherheit zu geben, kann ein Expertenthema auch mit zwei Stammgruppenmitgliedern besetzt werden, die sich dann in der späteren Ergebnispräsentation gegenseitig unterstützen können.

Alternativ können die Themen vom Lehrer zugewiesen werden. Eine selbstständige Aufgabenteilung der Gruppenmitglieder trägt aber dem Bedürfnis nach Autonomie Rechnung und schult darüber hinaus die Selbsteinschätzung eigener Leistungsfähigkeit. Weiterhin übernehmen die Schüler Verantwortung für das Gesamtergebnis ihrer Stammgruppe.

Nach der Themenwahl setzen sich die Schüler mit jeweils gleichem Unterthema in **Expertengruppen** zusammen und bearbeiten nun, zunächst in Einzelarbeit, ihre Aufgabe. Dabei hängen Erfolg und Intensität der Schülerarbeit vom klar formulierten Erwartungshorizont und vor allem vom geeigneten Material ab. Bei Aufträgen größeren Umfangs kann die Vorbereitung in Einzelarbeit evtl. auch als Hausaufgabe gegeben werden. Nach einer angemessenen Bearbeitungszeit werden die Ergebnisse in der Expertengruppe miteinander verglichen und ergänzt, sodass am Ende dieser Phase jeder Teilnehmer die gleichen Aufzeichnungen mitnimmt. Durch ein zusätzliches Festhalten der Ergebnisse auf Kleinplakaten kann die spätere Präsentation in den Stammgruppen unterstützt werden. Qualitätsunterschiede der individuellen Arbeit werden so in den Expertenrunden von den Schülern selbst ausgeglichen. Durch weitere Überprüfungs- und Anwendungsaufgaben sollten die Experten, wiederum in Einzelarbeit, abschließend Sicherheit in „ihrem" Fachgebiet erlangen.

Auf ein Signal hin wechseln die Experten wieder zurück in ihre Stammgruppe und präsentieren dort den Gruppenmitgliedern die bisher noch unbekannten Ergebnisse. Jeder Teilnehmer bekommt also zwei Arbeitsergebnisse präsentiert und referiert einmal die eigenen Arbeitsergebnisse. Die Sicherung erfolgt durch die Zuhörer selbst, indem sie sich Notizen machen und abschließend das Verstandene nochmals kurz zusammenfassen.

Um dem Bedürfnis der Schüler nach Ergebnissicherheit weiter entgegenzukommen, kann der Lehrende schließlich in einer Abschlussrunde die wesentlichen Gesichtspunkte noch einmal kurz zusammenfassen und auf möglicherweise noch offen gebliebene Fragen eingehen. Darüber hinaus sollte eine Nachbereitung eines durch Gruppenpuzzle erarbeiteten Themas durch Selbstkontrolle, z.B. **Legen von Begriffsstrukturen** (▶ Kap. 9.5.1), und weiteren Anwendungsaufgaben erfolgen.

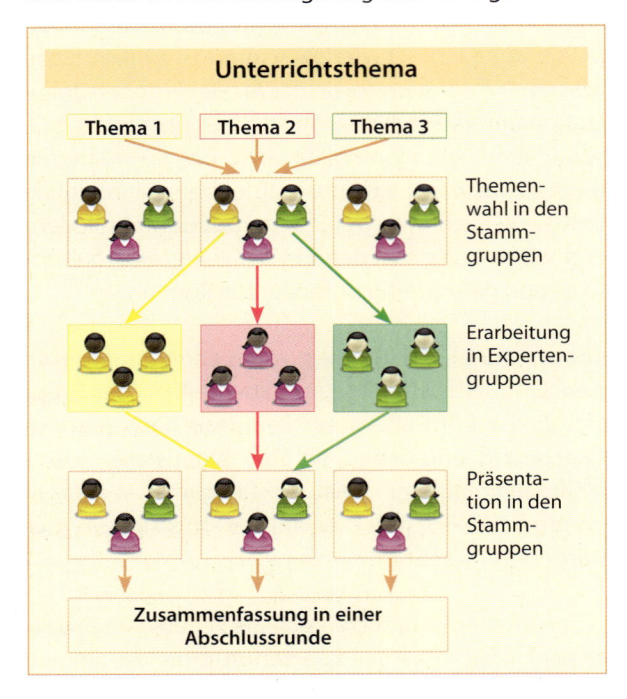

Abb. 9.4: Das Gruppenpuzzle als Form des kooperativen Lernens.

9.3.3 Gruppenkarussell

Das **Gruppenkarussell** ist eine Mischung aus der **Kugellager-Methode** (▶ Kap. 9.2.4) und dem **Gruppenpuzzle.** Nach der Erarbeitungsphase in Gruppen sollen die Ergebnisse mit den anderen Arbeitsgruppen ausgetauscht und besprochen werden. Diese Arbeitsform bietet sich nach der Arbeit im Gruppenpuzzle an, insbesondere wenn bei komplexen Aufträgen unterschiedliche Handlungsoptionen oder Problemlösungsmöglichkeiten begründet und verglichen werden sollen, z.B. bei einer Pflegeplanung.

Durch diese Methode werden nahezu alle Auszubildenden mit wiederum relativ geringem organisatorischen Aufwand aktiviert. Mit Ausnahme von einem bzw. zwei Teilnehmern, die an „ihrem" Tisch bleiben, wechseln die anderen Lernenden die Gruppen. Es entstehen also völlig neue Gruppenkonstellationen, in denen sich jeweils Auszubildende aus jeder der ursprünglichen Arbeitsgruppen befinden sollten. Dieser „Großwechsel" bedarf einiger Übung und Disziplin. Entsprechend ist es wichtig, genau vorzugeben, wer in welche Richtung wechselt, z.B. durch die vorbereitende Zuordnung von „Kopfnummern", die dann aufgerufen werden können.

Die in einer Gruppe erarbeiteten Kenntnisse werden nun den Mitgliedern der anderen Gruppen erläutert. Die Präsentierenden üben dabei die anschauliche Begründung ihres Lösungsvorschlags, die Zuhörer bringen ihre eigene Sicht mit ein und machen sich schriftlich Notizen. Über die Gruppengrenzen hinweg erfolgt ein Austausch von Meinungen, Anregungen und vielleicht auch Kritik, was zur Vertiefung, Ergänzung und Korrektur der Ergebnisse beiträgt. Es sind, wie bei der Kugellager-Methode auch, mehrere Wechsel möglich. Durch die zahlreichen Besprechungs- und Reflexionsmöglichkeiten kontrollieren und verbessern sich die Lernenden selbsttätig und effektiv. Vorrangiges Ziel ist es dabei, Handlungsmöglichkeiten zu entwickeln, abzuwägen sowie fallbezogene Entscheidungen zu treffen und zu verantworten.

Nach dieser Austauschphase wechseln alle Teilnehmer wieder zurück in ihre ursprünglichen Gruppen, um unter dem Einfluss der nun dazugewonnenen Eindrücke die eigenen Gruppenergebnisse nochmals abschließend zu reflektieren.

9.3.4 Thesenpool

Gerade in der Ausbildung in den Pflegeberufen ist die Entwicklung der **Kommunikationskompetenz** unabdingbar. Der Umgang mit Menschen setzt ein angemessenes Gesprächsverhalten voraus, das geprägt ist von Respekt, Toleranz gegenüber anderen Ansichten und Teamfähigkeit. Deshalb sollten das Argumentieren und Diskutieren wesentlicher Bestandteil des Unterrichts sein. Doch häufig fällt es den Auszubildenden schwer, ad hoc sachliche Begründungen zu finden und im Gespräch angemessen aufeinander zu reagieren. Diskussionen gleiten auf diese Weise allzu oft in oberflächliche, manchmal auch emotionsgeladene „Stammtischdebatten" ab.

Mit der systematischen Erarbeitung von Pro- und Kontra-Argumenten in einem Thesenpool kann ein Streitgespräch oder eine Fachdiskussion vorbereitet werden.

Nach dem Skizzieren des kontrovers zu diskutierenden Themas bekommen die Teilnehmer den Auftrag, für die gegensätzlichen Positionen Argumente zu entwickeln.

Dabei sind verschiedene Vorgehensweisen denkbar:

- Die Lernenden entwickeln in Neigungsgruppen Argumente zu ihrer Position.
- Die Lernenden bekommen eine möglichst zu ihrer eigenen Überzeugung konträre Position zugewiesen, die sie verteidigen müssen. Sie üben damit den Perspektivwechsel und müssen den eigenen Standpunkt überdenken.
- Die Lernenden entwickeln sowohl Pro- als auch Kontra-Argumente zu einem Thema. Sie verfassen

also eine Erörterung des Sachverhalts, die am Ende auf einen ausgewogenen, gründlich überdachten Standpunkt abzielt.

Im weiteren Verlauf schließt sich die Auseinandersetzung mit den erarbeiteten Thesen aus dem Pool an. Dazu ziehen die Auszubildenden nacheinander Kärtchen, mit zuvor notierten Thesen, und nehmen jeweils begründet Stellung.

Weit dynamischer gestaltet sich natürlich eine **freie Diskussion** in Gruppen oder aber im Plenum. Dazu müssen strukturierende Gesprächsregeln vorhanden und eine gewisse Streitkultur geübt sein. Die Gesprächsmoderation kann dann durchaus einem der Teilnehmer übertragen werden, was dem Lehrer die Position des „stillen Beobachters" ermöglicht.

Ferner muss gesichert werden, dass dabei nicht nur die ohnehin redegewandten Wortführer der Klasse zum Zuge kommen. Letzteres lässt sich mit **Redekärtchen** erreichen. Jeder Diskussionsteilnehmer bekommt bis zu drei Redekärtchen, die er mit seinen Beiträgen ausspielt. Nach dem Ablegen einer Karte sind weitere Wortbeiträge erst zugelassen, wenn die anderen Teilnehmer ebenfalls eine Karte „gespielt" haben.

Eine weitere, aber deutlich zeitintensivere Variante der Diskussion ist die **strukturierte Debatte.** Dabei tragen die Vertreter der gegensätzlichen Gruppen nach dem Sammeln ihrer Gedanken jeweils ein kleines Plädoyer vor. Die andere Gruppe bekommt dann kurz Zeit, um den Beitrag zu beurteilen und zu bedenken. Anschließend haben sie Gelegenheit, angemessen und mit guten Argumenten darauf zu reagieren.

9.4 Methoden zum Austausch und zur Präsentation von Ergebnissen

9.4.1 Kontrolliertes Gespräch/Interview-Methoden

Die Vorstellung und Besprechung von Arbeitsergebnissen im Partner- oder Kleingruppengespräch ist eine unkomplizierte, aber zugleich sehr effektive Form der **Ergebnispräsentation.** Der kleine, vertraute Rahmen ermutigt auch die sonst eher zurückhaltenden Schüler, sich zu äußern und ihre Ergebnisse einzubringen. Entsprechend kann diese Form des Austausches die Selbstsicherheit der Schüler fördern, die für Präsentationen vor der ganzen Klasse oder größeren Gruppen benötigt wird. Zudem ermöglichen kleine Gruppen den für einen konzentrierten und aktiven Austausch unabdingbaren **Blickkontakt** aller Teilnehmer.

Allerdings kann diese Form des Austausches ebenso leicht in eine unverbindliche Unterhaltung abrutschen. Deshalb sollte immer wieder auf die Ernsthaftigkeit hingewiesen werden und den Auszubildenden auch der didaktische Nutzen verdeutlicht werden. Die verpflichtende Verschriftlichung der Gesprächsergebnisse und deren Weiterverwendung im Unterricht tragen wesentlich zur Verbindlichkeit dieser Präsentationsform bei.

Wenn es um den Austausch von Erfahrungen, Vorkenntnissen oder Einstellungen geht, stellt jeder Teilnehmer reihum seine Ansichten der Gruppe vor. Danach kann sich eine Diskussion anschließen. Für die Zusammenfassung wesentlicher Inhalte und Arbeitsergebnisse eignet sich diese Gesprächsform aufgrund zu erwartender Redundanzen eher nicht. Zu diesem Anlass kann ein Schüler seine Ergebnisse vorstellen, während die anderen die Ausführungen nur ergänzen und ggf. korrigieren.

Als Vorbereitung der Auszubildenden auf das freie Referieren von Inhalten und zur Förderung des aufmerksamen Zuhörens kann das **2-Minuten-Statement** geübt werden. Dazu wählt jeder Schüler zunächst ein Fachthema seiner Wahl, z. B. „Hygienemaßnahmen in der stationären Altenpflege", und hat nach kurzer Bedenkzeit zwei Minuten lang Zeit, seinen Partner über das Thema zu informieren. Nach dieser Redezeit hat der Zuhörende die Aufgabe, in einer Zusammenfassung kurz wiederzugeben, was er gehört und verstanden hat.

> ✓ **Tipp** Um die Qualität des Zuhörens zu üben, kann vereinbart werden, dass der referierende Auszubildende in seinen Vortrag bewusst bis zu zwei Fehler einbaut, die die Zuhörer anschließend entlarven müssen. Als Zusatzeffekt wird dadurch die Fachkenntnis vertieft: Wer bewusst Fehler machen oder solche aufdecken soll, muss sich zunächst intensiv mit den Inhalten beschäftigt haben.

Für das **kontrollierte Gespräch** zum Austausch neuer Inhalte, zum Beispiel im Anschluss an die Expertenarbeit im **Gruppenpuzzle** (▶ Kap. 9.3.2), werden Kleingruppen zu jeweils drei bis vier Personen gebildet. Ein Teilnehmer stellt seine Ergebnisse frei oder unter Zuhilfenahme seiner Aufzeichnungen vor, wobei er nicht durch Fragen oder Kommentare unterbrochen werden darf. Danach wählt der Referent einen Zuhörer aus, der nun seinerseits das Gehörte zusammenfassen soll. Die anderen Zuhörer kontrollieren diese Rückmeldung. Diese Feedbackphase sichert das fachliche Verständnis, gibt Anlass zu eventueller Klärung und ermutigt oder bestätigt den Sprecher.

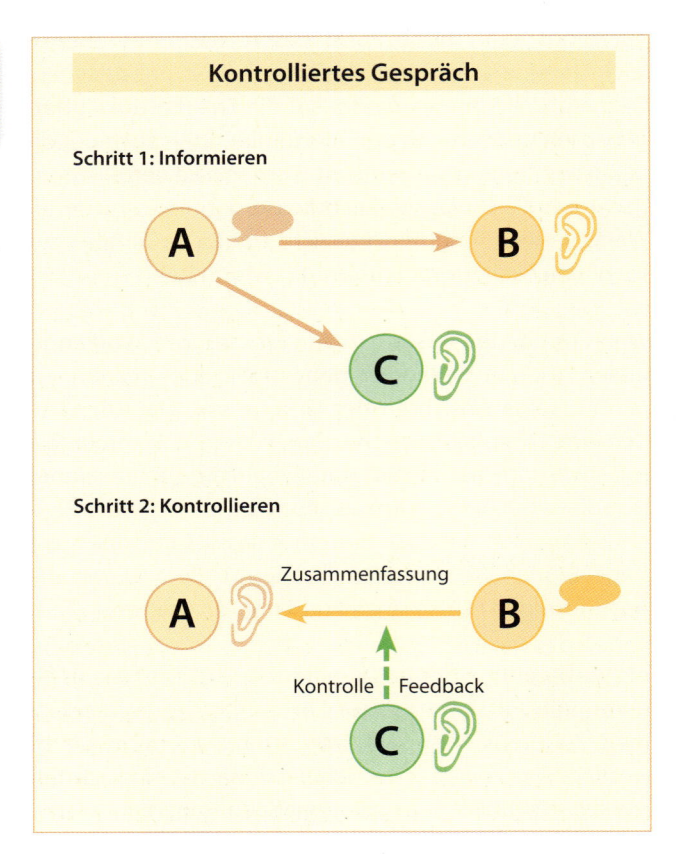

Abb. 9.5: Das kontrollierte Gespräch dient der Information über neue Inhalte und der Kontrolle, ob die Zuhörer das Gesagte verstanden haben.

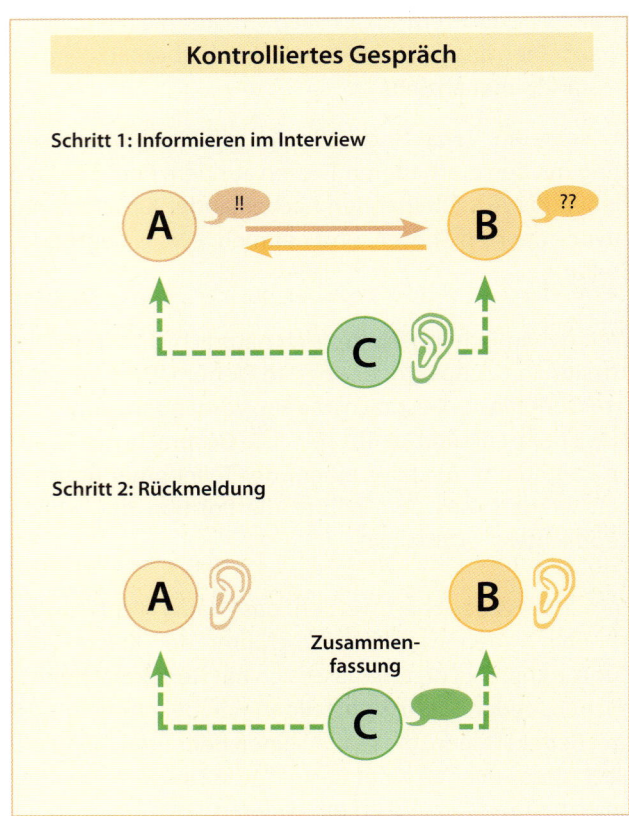

Abb. 9.6: Bei dem kontrollierten Interview wird ein Auszubildender über sein Fachwissen zu einem Thema von einem anderen Auszubildenden aus der Klasse interviewt.

Als anspruchsvollere Variante bietet sich das **kontrollierte Interview** an. Dabei referiert der Informant seine Ergebnisse nicht, sondern wird von einem Schüler („Interviewer") befragt. Im Unterrichtsalltag bewährt es sich, dass der Interviewer zunächst dasselbe Thema erarbeitet hat, also ebenso über das zu präsentierende Fachwissen verfügt. Denn nur so kann er anfänglich gezielte Fragen entwickeln, die die Zusammenhänge aufdecken. Das folgende Interview ist demnach für den Informanten eine informelle Leistungsüberprüfung durch Abfragen, der Interviewer übt die gezielte Fragetechnik und für die übrigen Schüler bietet sich die Chance, neue Informationen zu gewinnen. Einer dieser Teilnehmer („Wächter") bekommt abschließend wiederum die Aufgabe, die wichtigsten Gesichtspunkte des Interviews noch einmal zusammenzufassen.

9.4.2 Lernplakate

Lernplakate können vielfältig in verschiedenen Unterrichtsphasen eingesetzt werden, um Unterrichtsinhalte, Lernprozesse oder auch Ergebnisse von Gruppenarbeiten darzustellen.

Eine besondere Variante der Plakatarbeit ist die Verwendung eines **Flipcharts,** z.B. um während des Klassengesprächs wichtige Aspekte und Ideen zu visualisieren. Da Flipchart-Papier aber verhältnismäßig teuer und kleinformatig ist, wird für Gruppenarbeiten eher auf Recycling-Papier, vorgeschnitten oder von der Rolle, zurückgegriffen.

Bei der Erstellung von Plakaten sollte, besonders wenn sie auch nach ihrer eigentlichen Präsentation über längere Zeit im Klassenraum sichtbar verbleiben sollen, auf grundlegende **Gestaltungsprinzipien** geachtet werden. Vor der Plakatarbeit sollten die Auszubildenden unbedingt diese gestalterischen Elemente erarbeitet, ihre Wirkung reflektiert und ihre Umsetzung geübt haben.

Die große Plakatfläche ist eine Einladung zum Gestalten. Dies erfolgt in der Regel mit Filzstiften, die ausreichend dick (ca. 4 bis 6 mm) gewählt werden sollten, um eine gute Lesbarkeit sicherzustellen. Für Überschriften eignen sich insbesondere Stifte mit abgeschrägter Kante, die dann beim Schreiben aber nicht gedreht werden sollten. Generell ist es wichtig, die Ober- und Unterlängen der Buchstaben kurz zu halten. Einige Schreibübungen in der Plakatschrift in Druckbuchstaben im Vorfeld kosten zwar etwas Zeit, werden aber durch das spätere Ergebnis belohnt.

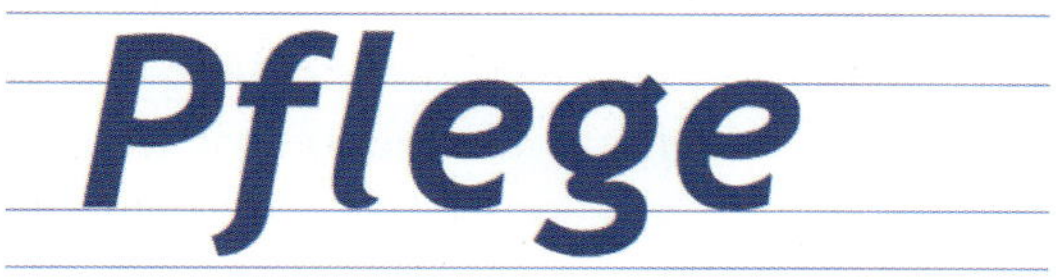

Abb. 9.7: Inhalte und Texte sollten auf Plakaten schnell zu erfassen und auch aus der Entfernung noch gut lesbar sein.

Damit der Text nicht nur lesbar, sondern auch verständlich bleibt, sollte man sich auf kurze, prägnante Aussagen beschränken. Detailinformationen können später bei der Präsentation referiert werden. Auch optische Blöcke mit Teilüberschriften erleichtern den Überblick.

Neben dem eigentlichen Text kann die Information durch das Einfügen von Formelementen (z. B. Pfeile, Punkte, Wolken, Umrandungen), Farben, Symbolen und Bildern sinnvoll unterstützt werden. Wichtig ist es, diese Elemente nicht wahllos zu verwenden, sondern nur zur gezielten Hervorhebung oder Verdeutlichung. Weniger ist hier eindeutig mehr! Durch geschicktes Arrangieren und Kombinieren der Elemente kann der Blick des Betrachters durch die Plakatinformation geführt werden.

Allerdings sind nachträgliche Korrekturen auf einem fertigen Plakat nur bedingt anzubringen, das Plakat verliert dadurch häufig an Übersichtlichkeit und Struktur. Deshalb kann es bei größeren Arbeiten sinnvoll sein, eine erste Entwurfsfassung anzufertigen. Wenn man hingegen die Dynamik und die Spontaneität eines gemeinsamen Denkprozesses nutzen, mögliche Irrwege zulassen und korrigieren, Ideen entwerfen und verwerfen möchte, bis am Ende ein gemeinsamer Entwurf als Ergebnis steht, ist die traditionelle **Tafel** oder auch ein **Whiteboard** als Visualisierungsmedium sicher besser geeignet. Auch hier bietet sich die Kombination mit verschiedenen Formelementen und Moderationskarten, eventuell bereits als Bausteine vorbereitet, an, die mithilfe von kleinen Magneten oder ablösbaren Klebepads an der Tafel befestigt werden können.

9.4.3 Stille Präsentation (auch „Galeriegang" oder „Schaufensterbummel")

Das **„Schaufensterbummeln"** oder der **Gang durch eine Galerie** wird von den meisten Menschen mit einem ungezwungenen Stöbern nach interessanten Angeboten verbunden. Diese angenehme, vielleicht sogar entspannte und dennoch aufmerksame Stimmung wird mit der stillen Präsentation in den Klassenraum geholt.

Auf einer größeren Präsentationsfläche mit Pinnwänden, Tischflächen (ersatzweise breiten Fensterbänken), Bildschirmen und/oder anderen Präsentationsflächen werden Gruppenergebnisse oder individuelle Schülerarbeiten, z. B. Texte, Bilder oder auch Lernplakate, für alle sichtbar ausgestellt. Diese Ausstellung kann bei Bedarf vom Lehrer durch geeignete Materialien ergänzt werden.

Der **Rundgang** verschafft insbesondere unruhigeren Schülern nach einer konzentrierten Arbeitsphase eine aktive Erholungsphase mit Bewegungsmöglichkeit. Der „Entspannungseffekt" kann durchaus mit leiser Musik im Hintergrund verstärkt werden. Das Verstummen der Musik markiert dann gleichzeitig den Abschluss der Erkundungsphase und leitet auf die nun folgende wiederum individualisierte Weiterarbeit über. Die Auszubildenden treffen aus dem reichhaltigen Angebot eine Auswahl an Informationsmaterialien, mit denen sie sich mithilfe vertiefender Arbeitsaufträge auseinandersetzen.

9.4.4 Wandzeitung

Wie an einem **„schwarzen Brett"** werden verschiedene, von den Schülern zu einer Aufgabenstellung oder einem Themengebiet selbst erarbeitete oder aber recherchierte Informationen, z. B. Texte, Diagramme, Bilder, ausgehängt und mithilfe von Überschriften und Blöcken zu einer **Zeitungsseite** arrangiert. Zur besseren Übersicht können dabei wie bei einer Zeitung auch Bereiche gebildet werden.

Die Ergebnisse können von den Auszubildenden mithilfe eines **Laufdiktats** gesichert werden. Dazu müssen die Lernenden die Aushänge zunächst aufmerksam lesen, die wesentlichen Fachinformationen selektieren und sie sich merken. Danach „laufen" sie zurück an ihren Arbeitsplatz und notieren diese Inhalte für ihre Unterlagen. Die Methode zwingt die Lernenden, eigene Assoziationen zu den aufgenommenen Informationen zu bilden, die das Merken unterstützen, und danach ihre eigenen, für sie verständlichen Worte für die Aufzeichnungen zu verwenden, anstatt ganze Textpassagen wortwörtlich zu rezitieren. Zurück an der Wandzeitung kontrollieren die Teilnehmer zunächst noch einmal, ob ihre, wiederum gemerkten, Notizen korrekt sind, um sich dann in gleicher Weise den weiteren Informationen zu widmen.

Um bei größeren Lerngruppen keine Engpässe mit Wartezeiten vor den Zeitungsständen entstehen zu lassen, können die Informationen als Kopie an mehreren Orten aufgehängt werden. Dabei gilt: Je komplexer die Information und je weiter der Weg zurück zum Platz, desto höher wird der Schwierigkeitsgrad, was zur Binnendifferenzierung genutzt werden kann.

Anstatt ein Laufdiktat zu veranstalten, können die Lernenden in gleicher Weise ein Arbeitsblatt mit Fragen zum Thema anhand der aushängenden Informationen beantworten, wobei das Frageblatt am Arbeitsplatz verbleibt.

9.5 Selbstkontrolle/Feedback-Methoden (Reflexion und Bewertung)

9.5.1 Legen von Begriffsstrukturen

Informationen werden im Gehirn individuell zu sinnvollen **Begriffsstrukturen** verknüpft. Es entstehen kognitive „Gedächtniskarten" (SPITZER), die durch das Strukturlegen von Begriffen sichtbar und bewusst gemacht werden können. Die Methode dient der **Selbstorganisation** und der **nachhaltigen Speicherung von Informationen.**

Zur Vorbereitung auf das Strukturlegen werden bis zu zwanzig zentrale, im Unterricht erarbeitete Begriffe auf einem Arbeitsumdruck zusammengestellt. Die Schüler bekommen den Auftrag, die Begriffe auszuschneiden (evtl. als Hausaufgabe vorzubereiten) und in die Kategorien „bekannt" und „nicht bekannt" zu sortieren. Als „bekannt" gilt ein Begriff, wenn der Lernende dazu wenigstens einen erklärenden Satz bilden oder den Ausdruck in einen sinnvollen Zusammenhang stellen kann. Die als „nicht bekannt" identifizierten Bezeichnungen werden danach in Partnerarbeit, später bei Bedarf im Klassenverband geklärt.

Nach dieser Klärungsphase werden die Begriffe auf einem großen Papierblatt, möglichst im Din-A3-Format, räumlich einander zugeordnet, aufgeklebt und in einer Netzstruktur dargestellt. Dazu werden Beziehungen der Begriffe untereinander mit Linien oder Pfeilen gekennzeichnet und durch eigene Kommentare ergänzt.

Je nachdem, was der Auszubildende mit einem Begriff assoziiert und wie er ihn gedanklich in den Gesamtkontext einbindet, fallen die Ergebnisse des Strukturlegens oft sehr unterschiedlich aus. Um eine Kontrolle mit Blick auf eventuelle sachlogische Mängel zu ermöglichen, erläutern sich die Lernenden in der folgenden Arbeitsphase gegenseitig ihre Begriffsnetze. Haben sich Denkfehler eingeschlichen, treten diese spätestens dann zutage, wenn keine schlüssige Erklärung der Anordnung gelingt. Auch ein gezieltes Nachhaken des Partners kann helfen, Irrtümer aufzudecken.

Das fertige Ergebnis kann die individuelle Vorbereitung des Auszubildenden auf Klassenarbeiten/Prüfungen sinnvoll ergänzen. Für den Lehrer werden durch die Zuordnungen verschiedene Zugänge der Lernenden zu fachlichen Inhalten sichtbar, was in der Folge für eine individuelle Förderung genutzt werden kann.

Variante:

Das Legen von sachlogischen Strukturbildern kann auch in Gruppenarbeit erfolgen. Dazu erhalten die Gruppen eine möglichst vielfältige Sammlung von Begriffskarten, Bildern, Symbolen und Fakten, die ohne Vorgabe in einen sachlogischen Zusammenhang gebracht werden sollen. Auch hierbei gibt es verschiedene Darstellungsmöglichkeiten. Anders als beim individuellen Strukturlegen tritt hier Förderung der Team- und Kommunikationskompetenz stark in den Vordergrund. Im Austausch muss eine gemeinsame Lösung ausgehandelt werden, was zu einer intensiven und vertiefenden Beschäftigung mit der Thematik herausfordert.

9.5.2 Merkzettel/Spickzettel schreiben

Das **Schreiben von Spickzetteln,** z. B. vor einer Klassenarbeit, erfordert den geschulten Blick für das Wesentliche eines umfassenden Themengebiets und eine gewisse Übersichtlichkeit, will man diese Informationen in der Hektik eines möglichen Ertapptwerdens durch den Lehrer schnell erkennen. Bei diesem „Notizen machen" geht es also nicht nur um die Auswahl wesentlicher Fachinhalte, sondern auch um die Verständniskontrolle und die anschauliche Darstellung der Sachverhalte in komprimierter Form.

Diese Methode soll sicher kein Freibrief zum Schummeln sein, aber sie fördert genau die genannten Kompetenzen. Sie lässt sich daher auch für die Vorbereitung von Notizen für eine Präsentation verwenden.

Nach einer umfangreicheren Themeneinheit stellen die Lernenden zunächst individuell, danach in Kleingruppen, die wichtigsten Informationen zusammen und gliedern sie. Diese Inhalte werden in Form weniger Stichpunkte auf Spickzetteln (Karteikarten) in einheitlicher Größe notiert. Wichtig ist es dabei, für alle Gruppen geltende Regeln zu vereinbaren, z. B. bezüglich der Anzahl möglicher Stichpunkte.

> ✓ **Tipp** Warum nicht einmal größengenormte Spickzettel schreiben und sie gegenseitig von den Schülern kontrollieren lassen, um sie dann tatsächlich in einer Klassenarbeit als Hilfsmittel zuzulassen? Die meisten der Schüler setzen sich bereits während der Methode so intensiv mit dem Stoff auseinander, dass sie den Zettel im Ernstfall gar nicht brauchen werden. Diese Erkenntnis stärkt das Selbstvertrauen der Schüler in die eigene Lernkompetenz umso mehr!

9.5.3 Lernprozesse erfassen/bewerten

Lern-/Arbeitsstand einschätzen

Gerade wenn es beim projektartigen Arbeiten um die Bewältigung umfangreicher Aufgaben geht, ist es zur Orientierung der Lernenden wichtig, neben inhaltlichen auch methodische Teilziele zu definieren und diese qualitativ zu bewerten. Eine Hilfe dazu bieten Checklisten (▶ S. 212) oder Arbeitspläne, die nicht nur abgehakt werden, sondern Kriterien anzeigen und Raum für selbstreflektierende Bemerkungen lassen.

Gruppenarbeiten reflektieren und bewerten

Mit der Bewertung von Ergebnissen aus Gruppenarbeiten ist häufig ein gewisses Unbehagen sowohl seitens der Lehrer als auch der Schüler verbunden. Denn nicht immer spiegelt die am Ende präsentierte Kollektivleistung den Arbeitseinsatz aller Gruppenmitglieder wider. Dennoch sollten natürlich Gruppenaktivitäten ausreichend und ggf. auch in Form einer Note gewürdigt werden. Dabei kann es im Sinne einer Demokratisierung des Unterrichts durchaus wertvoll und verantwortungsfördernd sein, einen Teil der Bewertung an die Gruppe zurückzugeben. Die Gefahr einer zum Positiven verzerrten Beurteilung besteht dabei in aller Regel nicht. Im Gegenteil: Häufig bewerten sich Schüler im Vergleich zur Einschätzung des Lehrers sehr viel selbstkritischer.

Variante 1:

Nach einer Gruppenpräsentation bekommt das Team entsprechend der Gesamtleistung eine vom Lehrer festgelegte Punktzahl. Dabei wird zunächst jedem der Mitglieder eine einheitliche Mindestpunktzahl als Basiswert zugeteilt. Ein kleinerer Teil der Gesamtpunktzahl darf von der Gruppe selbst unter Berücksichtigung des Engagements bei der vorausgegangenen Arbeit an die Teilnehmer verteilt werden. Wichtig dabei ist zu beachten, dass sich die Punktzahl glatt durch die Anzahl der Gruppenmitglieder teilen lässt, sodass auch eine Gleichverteilung möglich ist.

Variante 2:

Nach einer Gruppenarbeit bekommt jedes Gruppenmitglied einen Bewertungsbogen mit Kriterien, auf dem sowohl die eigene Leistung als auch die Leistung der Teamkollegen eingeschätzt werden soll. Das kann mit einer Punktzahl, oder mit Noten erfolgen. Danach werden die Bewertungen vom Lehrer ausgewertet und für jeden Schüler wird der Bewertungsdurchschnitt gebildet und mit der Einschätzung des Lehrers abgeglichen. Diese Methode ist bei Abfrage mehrerer Bewertungskriterien recht aufwendig und daher nur bei Aktivitäten einzelner Gruppen geeignet. Sie bietet aber den Vorteil der Anonymität, was insbesondere bei belasteten Arbeitskonstellationen von Bedeutung sein kann und soziale Außenseiter schützt.

9.5.4 Feedback geben

Das Einholen von **Feedback** ist immer Anlass, mit den Lernenden über den Unterricht ins Gespräch zu kommen und gemeinsam nach Problemlösungen und Verbesserungsmöglichkeiten zu suchen. Eine von Offenheit und gegenseitigem Respekt geprägte Feedbackkultur lässt sich allerdings nicht verordnen. Aber sie kann durch geeignete Bedingungen gefördert werden. Folgende Kernpunkte sollten deshalb unbedingt vor einer ersten Anwendung eines Feedbacks geklärt werden:

- Wie kann Anonymität gewahrt und Vertrauen aufgebaut werden, sodass Feedback nicht zu einem heimlichen Beurteilungsmittel wird?
- Wie können Lernende in den Feedbackprozess eingebunden werden?
- Wie kann das Feedback konkret als Gesprächs- und Veränderungsanlass genutzt werden?

Ebenso wichtig ist eine angemessene Balance von Aufwand und Ertrag bei der Auswahl der geeigneten Feedbackinstrumente. Inzwischen ist eine Reihe von Methoden mit unterschiedlicher Informationsbreite und Durchführungsdauer veröffentlicht, die für den individuellen Gebrauch angepasst werden sollten. Zu unterscheiden sind dabei:

- **Fragebögen** zum Ankreuzen
- **Methoden**, die eine **freie schriftliche Formulierung** der Rückmeldung vorsehen
- **Mündliche Abfragen** (Blitzlicht, 5-Finger-Methode)
- **Punktabfragen** (Zielscheibe, Stimmungsbarometer)
- **Konferenz-Methoden** (Ratingkonferenz)

Große Methoden, z. B. Fragebögen, erlauben die Erhebung größerer Datenmengen, erfordern aber deutlich mehr Zeit und Auswertungsaufwand. Mikromethoden, wie die Zielscheibe, sind auf wenige Items beschränkt, die Auswertung liegt unmittelbar vor und kann besprochen werden.

Mündliche Abfragen

Mithilfe eines **Blitzlichtes** lässt sich in knapper Form und ohne weiteren Aufwand ein Stimmungsbild erheben, indem jeder Teilnehmer ein kurzes Statement abgibt. Dabei ist die Redezeit auf einen bis zwei kurze Sätze (ca. eine Minute) beschränkt. Diese Methode eignet sich insbesondere, um Erfolge, Spannungen und Konflikte offenzulegen. Zur Durchführung ist es wichtig, zuvor die Gesprächsregeln festzulegen:

- Es spricht grundsätzlich nur eine Person.
- Die Beiträge werden nicht kommentiert oder bewertet.

- Niemand wird zu einem Statement gezwungen.

Um ein ungeordnetes Blitzlichtgewitter zu verhindern, empfiehlt sich der Einsatz eines Gegenstands, z. B. Ball, der die Berechtigung zum Sprechen klar zuweist.

Das Blitzlicht übt die Bereitschaft der Auszubildenden, zu ihrer persönlichen Ansicht zu stehen und diese auch in der Gruppe zu vertreten. Dabei ist es günstig, wenn alle Teilnehmer Blickkontakt miteinander aufnehmen können, z. B. in einem Sitzkreis. Allerdings ist das Blitzlicht auf nur einen Feedbackschwerpunkt begrenzt. Die Ausgangsfrage muss entsprechend eindeutig formuliert sein.

Etwas differenziertere Aussagen zum Unterricht sind durch die **5-Finger-Methode** zu erlangen. In ähnlicher Durchführung wie beim Blitzlicht werden dabei fünf Aspekte abgefragt, die sich anhand der Finger einer Hand gut merken lassen, z. B. „Daumen hoch" = „Fand ich gut!".

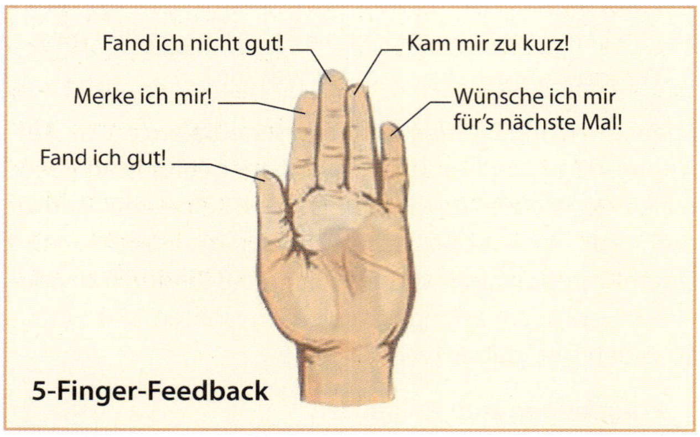

Abb. 9.8: Die 5-Finger-Methode ist eine einfache Möglichkeit, ein umfassendes Feedback von den Auszubildenden zu erhalten.

Punktabfragen

Punktabfragen ermöglichen es ebenfalls, schnell und übersichtlich ein Meinungsbild zu erstellen. Sie sind auch in großen Gruppen bis zu 50 Teilnehmern noch gut zu handhaben und ermöglichen zudem die Wahrung der Anonymität, wenn die Plakatwand umgedreht wird und die Teilnehmer einzeln zur Punkteverteilung hinter die Wand gehen. Gerade unsichere Auszubildende, die sich nicht vor der Gruppe äußern möchten, können so auch ihren Standpunkt einbringen. Ein weiterer Vorteil liegt in der Visualisierung des Abstimmungsergebnisses, die sofort verfügbar die nachfolgende Besprechung unterstützen kann. Zudem können die Ergebnisse mit einer Kamera abfotografiert und gesichert werden. Um zusätzlich eine gegenseitige Beeinflussung der Abstimmenden zu vermeiden, kann die Vergabe der Punkte beim Verlassen des Raumes nach der Unterrichtsstunde stattfinden.

Zur Durchführung wird ein Plakat mit der vorbereiteten Grafik erstellt und an eine Pinnwand gehängt.

Neben der **Zielscheibe,** mit der bis zu acht verschiedene Items erfasst werden können, kann das **Stimmungsbarometer** (auch Balkenabfrage) in verschiedenen Phasen einer Unterrichtssequenz eingesetzt werden. Die Teilnehmenden verorten sich dabei entsprechend ihrer Gefühlslage auf einem Kontinuum zwischen einem Positiv- und einem Negativpol, z. B. „Sehr gut" und „Schlecht". In der Zusammenschau der Einzelergebnisse werden damit die Dynamik der Gruppe und der Arbeitsmotivation über den Unterrichtsprozess erkennbar. Bei Stimmungseinbrüchen oder Konflikten kann so rasch gegengesteuert bzw. eine Klärung herbeigeführt werden.

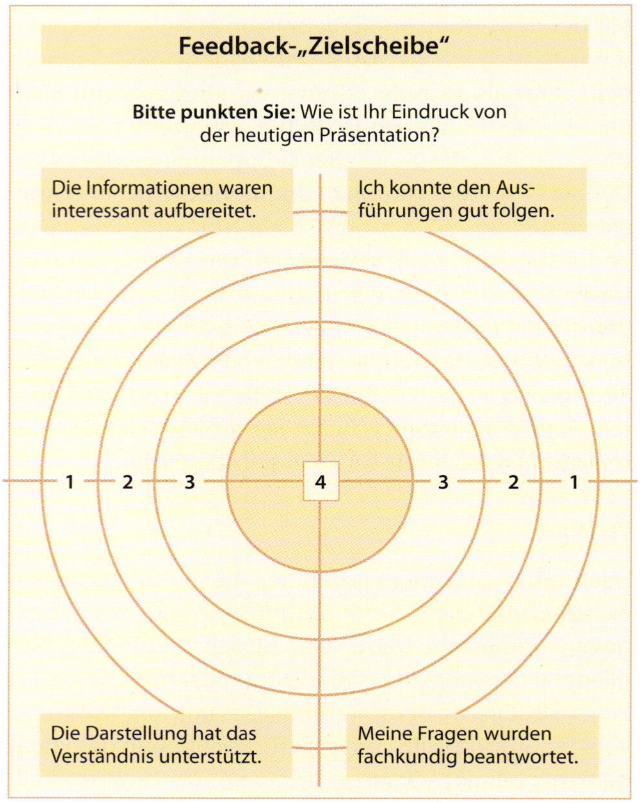

Abb. 9.9: Bei der Zielscheibe können die Auszubildenden mit Klebepunkten oder Kreuzen ihr Feedback geben. Das Innerste der Zielscheibe bedeutet dabei „trifft voll und ganz zu".

Konferenz-Methoden

Etwas aufwendiger, aber mit deutlich höherem Informationswert, gestaltet sich die Durchführung einer **Ratingkonferenz.** Dabei wird zunächst eine abgestufte und ggf. zusätzlich kommentierte Stellungnahme der Auszubildenden zu verschiedenen Items erhoben (Rating) und danach das Ergebnis in Form einer gemeinsamen Konferenz besprochen und weiter bearbeitet.

Die Teilnehmer bilden in einem ersten Schritt ihre Meinung anhand eines Fragebogens mit etwa 12 bis maximal 20 Fragen pro Item ab (> S. 213). Mehr Fragen bergen die Gefahr einer eher oberflächlichen qualitativen Beantwortung. Wie bei allen Fragebögen sollten die

Fragen/Aussagen möglichst kurz, leicht verständlich und präzise abgefasst werden. Die Formulierung „Ich finde…" verdeutlicht dabei, dass die Befragung immer nur die persönliche, nicht objektive Meinung widerspiegeln kann. Die Skala für das Rating sollte immer vierstufig gestaltet werden, sodass eine tendenzielle Entscheidung forciert wird. Es dürfen dementsprechend auch keine Kreuze auf die Linie gesetzt werden. Bei der Abgabe einer negativen Bewertung sollte zusätzlich eine schriftliche Stellungnahme oder Begründung auf dem Fragebogen eingefordert werden.

Nach dem Ausfüllen der Fragebögen übertragen die Teilnehmenden ihr Ergebnis durch Punkte oder Kreuze auf eine vorbereitete Folie oder ein Plakat. Die schriftlichen Stellungnahmen können auf Moderationskarten notiert und aufgehängt werden.

In der Konferenzphase werden die zusammengetragenen und visualisierten Individualergebnisse gemeinsam interpretiert, wobei sowohl das entstandene Gesamtbild als auch besonders auffällige Informationen und Ausreißer thematisiert werden sollten. Diese Phase muss vom Lehrer unbedingt angemessen und neutral moderiert werden, wobei es nicht darum geht, einen Konsens zu erwirken. Die abgebildete Meinungsvielfalt bietet Anlass für Diskussionen und führt zur Erarbeitung von Maßnahmen, mit denen die festgestellten Stärken weiter gefördert und erkennbare Schwächen als Entwicklungspotenziale genutzt werden können.

9.6 Spiele gestalten

Spiele führen im berufsbildenden Unterricht oft nur ein Schattendasein als Lückenbüßer vor den Ferien. Das mag zum einen daran liegen, dass solche „Spielereien" als banale Zeitverschwendung und Kinderkram betrachtet werden. Zum anderen gibt es kaum brauchbare Produkte auf dem Spiele- und Lehrmittelmarkt, was an eine aufwendige Selbsterstellung geeigneter Materialien speziell für den Altenpflegeunterricht denken lässt.

Doch Lernen soll und darf auch Spaß machen, und dazu gehören z. B. Lernspiele. Die Lernforschung zeigt, dass die Verknüpfung von positiven Emotionen und Inhalt nicht nur die Motivation steigert, sondern sogar für eine bessere Behaltensquote sorgt und darüber hinaus die kreative Anwendung des Gelernten fördert (SPITZER). Der Aufwand kann sich in Grenzen halten, wenn Schüler in die Materialerstellung mit einbezogen werden. Der Lerneffekt vervielfältigt sich dabei, weil die Auszubildenden sowohl Fragen als auch die dazu gehörigen Musterantworten erarbeiten müssen. Zudem können angebotene Lernspiele selbstständig von Schülern für kleine

	1 trifft voll zu	2	3	4 trifft nicht zu	Beim Ankreuzen der letzten Spalte bitte eine Begründung:
1. Ich finde, die Unterrichtszeit wurde voll ausgeschöpft (pünktlicher Beginn, kein Leerlauf).					
2. Ich finde, mit Störungen wurde konstruktiv umgegangen.					
3. Ich finde, der Umgang in der Klasse ist wertschätzend und respektvoll.					
4. Ich finde, dass die Anforderungen und Ziele des Unterrichts transparent sind.					
5. Ich finde das Unterrichtstempo angemessen.					

Tab. 9.1: Beispiel für einen Rating-Fragebogen

Wiederholungseinheiten genutzt werden, z. B. wenn sie mit einer Aufgabe bereits fertig sind oder eine Freistunde haben. Grund genug also, dem spielerischen Lernen im Unterricht mehr Beachtung zu schenken.

9.6.1 Trivial-Pursuit „Altenpflege-Edition"

Das bekannte Wissensquiz lässt sich leicht für verschiedene Fachgebiete der Altenpflege abwandeln.

Es werden Teams von bis zu sechs Personen gebildet, die jeweils zu festgelegten Themengebieten möglichst knifflige Fragen entwickeln müssen und diese auf kleinen farbigen Karteikarten notieren. Jedes Themengebiet bekommt eine eigene Farbe. Auf der Rückseite der Fragekärtchen wird der geschätzte Schwierigkeitsgrad der Frage als Punktzahl, die diese Frage später im Spiel erbringen wird (1 bis 3 Punkte), aufgeschrieben. Die Musterlösungen werden auf einem separaten Blatt festgehalten und beim Lehrer hinterlegt.

Variante 1:

Die Karten innerhalb der Themenfelder werden gemischt und auf einem Tisch ausgelegt. Für das Spiel zieht nun jedes Team Karten, bis sich eine bestimmte Gesamtpunktzahl ergibt. So können z. B. zwanzig Punkte mit sechs „3-Punkte-Karten" und einer „2-Punkte-Karte", aber eben auch mit vierzehn „2-Punkte-Karten" und nur zwei „3-Punkte-Karten" erreicht werden. Je leichter die zu erwartenden Fragen sind, desto mehr müssen davon letztlich beantwortet werden. Dabei sollte vereinbart werden, dass aus jedem Themenbereich eine bestimmte Anzahl von Karten gezogen werden muss. Die Antworten werden auf einem Laufzettel festgehalten. Das Team, das als erstes alle Fragen richtig beantwortet hat, gewinnt.

Variante 2:

Die Teams ziehen jeweils eine Karte mit einem Schwierigkeitsgrad ihrer Wahl und beantworten die Frage. Nach Kontrolle der Richtigkeit der Antwort durch den Spielleiter werden die Punkte gutgeschrieben, das Team darf erneut eine Karte ziehen. Das Spiel endet, wenn alle Karten von den Teams abgearbeitet sind. Das Team mit der höchsten Punktzahl gewinnt.

Als Grundlage für ein solches Wissensquiz kann auch eine **Lernkartei** dienen, die kontinuierlich begleitend zum Unterricht erstellt und gepflegt wird. Dabei werden die Antworten direkt auf die Rückseite der Fragekarte geschrieben. Die Schüler können sich dann zur individuellen Übung, Wiederholung und Festigung selbstständig oder gegenseitig abfragen. Richtig beantwortete Kärtchen werden aus dem Spiel genommen, während fehlerhaft oder unvollständig beantwortete Karten im Spiel bleiben.

9.6.2 Frage-Antwort-Domino

Wie beim Domino-Spiel werden die Karten in zwei Felder unterteilt, wobei in einem Feld eine Frage und im anderen Feld eine Antwort steht. Es wird abwechselnd eine Karte an eines der Kettenenden gelegt, wobei die Antwort zu der Frage oder die zugehörige Frage zu der Antwort passen muss. Die Karten liegen dazu offen auf dem Tisch, die in der Spielsituation passende Karte muss gesucht werden. Das Spiel ist beendet, wenn alle Karten gespielt wurden.

9.6.3 Begriffsdreieck/-quadrat

Ähnlich wie beim Domino müssen auch hier Karten passend aneinandergefügt werden. Doch anders als beim Domino-Spiel müssen hier Begriffe einander zugeordnet werden, wobei die drei Flächen des Dreiecks passen müssen. Bei richtiger Zuordnung, es gibt nur eine richtige Lösung, ergibt sich ein großes Dreieck als Gesamtbild.

Variante:

Das Spiel wird erschwert, wenn die Seiten der Karten, an die keine weitere Karte angelegt werden kann, dennoch mit unpassenden Begriffen belegt werden. Es ist auch möglich, ein Quadrat mit viereckigen Begriffskarten zu entwickeln (➤ S. 214).

9.6.4 Passende Fragen formulieren

Häufig fällt es Auszubildenden sehr schwer, zielführende Fragen zu stellen. Doch gerade diese Fähigkeit wird z. B. zum Erfassen von Inhalten unbekannter Fachtexte und -artikel benötigt.

In Anlehnung an das Fernsehquiz „Jeopardy" geht es bei diesem Spiel darum, passende Fragen zu vorgegebenen Antworten aus unterschiedlichen Fachgebieten/Kategorien zu entwickeln. Dabei ist die Zeit, in der dies geschieht, maßgeblich. Die Anforderung an die Teilnehmer liegt also nicht nur im Abrufen von Fachwissen, sondern auch in der Selbstkontrolle. Denn der erste Impuls, nur ein Stichwort als vermeintliche Antwort auszurufen, muss zugunsten der Formulierung eines vollständigen Fragesatzes beherrscht werden.

Zentrales Spielfeld ist eine Tabelle an der Tafel oder an einer großen Pinnwand. Die Teilgebiete des Unterrichtsstoffs bilden als Kategorien die Spalten, während die Zeilen die aufsteigenden Punktzahlen (entsprechend dem Schwierigkeitsgrad) markieren. Hinter jedem Feld befindet sich eine zunächst verdeckte Antwort. Wegen der Chancengleichheit sollten wenigstens so viele Kategorien wie Spielgruppen vorhanden sein.

Es spielt reihum jeweils ein Mitglied einer Gruppe. Abwechselnd wählen die Gruppen ein beliebiges Punktefeld in einer beliebigen Kategorie aus. Der Punkteeinsatz zwischen 50 und 1 000 Punkten und damit die Schwierigkeitsstufe kann also für jede Runde frei bestimmt werden. Danach wird die Karte aufgedeckt und die Antwort verlesen.

Formulieren Sie die passende Frage!				
	Gesund-bleiben	Hygiene-maßnahmen	Infektions-wege	Viren & Bakterien
50	??	??	Schmier-infektion	??
100	??	??	??	??
200	Gabe von Antikörpern	??	??	??
500	??	??	??	??
1000	??	??	??	??

Abb. 9.10: Mit diesem Spiel übt der Auszubildende seine Fähigkeit, zielführende Fragen zu stellen.

Die Gruppe, die sich als erste das Antwortrecht sichert und die korrekte Frage formuliert, bekommt die entsprechende Punktzahl gutgeschrieben. Bei einer falschen Antwort wird eine zuvor vereinbarte Punktzahl abgezogen und das Rederecht wieder freigegeben.

Die Punktfelder lassen sich durch das Einfügen von Jokern und/oder Risikofeldern weiter variieren. Erscheint ein Joker, bekommt die Gruppe die entsprechenden Punkte geschenkt. Bei einem Risikofeld darf der Punktsatz selbst festgelegt werden, jedoch nur maximal bis zu der bis dahin von der Gruppe erworbenen Punktzahl.

Variante:

Auf gleiche Weise können wie beim bekannten Quiz „Der große Preis" hinter den Punktefeldern Fragen versteckt werden, die von den Teilnehmern zu beantworten sind.

Methodenglossar

9

Thema:
Aufgabenstellung

	Kompetenzen (Beispiele)	Kriterien (Beispiele)	Erreicht?	Eigene Bemerkungen
Analysieren/Informieren	Ich kann wesentliche Themen/Probleme der Aufgabenstellung benennen.	Thema strukturiert, z. B. Mindmap	☹ 😐 ☺	
	Ich kann Informationen zum Thema beschaffen und dazu unterschiedliche Quellen, z. B. Internet, Bibliothek etc., nutzen.	Überblick über Informationen und Quellen erstellt	☹ 😐 ☺	
		Informationen gelesen, verstanden und gegliedert	☹ 😐 ☺	
		wesentliche Inhalte markiert	☹ 😐 ☺	
		zusammenfassende Notizen gemacht	☹ 😐 ☺	
Planen/Entscheiden	Ich kann die Arbeit sinnvoll unter Berücksichtigung personeller und zeitlicher Möglichkeiten planen.	Teilaufgaben formuliert	☹ 😐 ☺	
		Arbeitsergebnis/Handlungsprodukt festgelegt	☹ 😐 ☺	
		Zuständigkeiten geklärt (Wer macht was?)	☹ 😐 ☺	
		Zeit- und Arbeitsplan erstellt	☹ 😐 ☺	
	Ich kann unterschiedliche methodische Herangehensweisen an die Aufgabe abwägen.	Vorgehensweise/Methode abgestimmt	☹ 😐 ☺	
	Ich erkenne notwendigen Unterstützungsbedarf, wie Material, Informationen, Begleitung, und kann gezielt Hilfe suchen.	Fragen/Hilfebedarf konkret formuliert	☹ 😐 ☺	
Ausführen	Ich kann die Aufgabe effektiv und konzentriert umsetzen.	Arbeitsumfeld angemessen organisiert/geordnet	☹ 😐 ☺	
		Zeitplan wird eingehalten	☹ 😐 ☺	
		Arbeitsprodukte sind dokumentiert	☹ 😐 ☺	
	Ich kann im Team erfolgreich mit anderen Schülern zusammenarbeiten.	Teilergebnisse sind besprochen	☹ 😐 ☺	
		Konflikte/Arbeitshindernisse werden konstruktiv gelöst/beseitigt	☹ 😐 ☺	
Präsentieren	Ich kann Informationen und Arbeitsergebnisse mit geeigneten Mitteln anschaulich darstellen	Inhalte vollständig und sinnvoll zusammengefasst	☹ 😐 ☺	
		Übersichtliche Gliederung der Präsentation liegt vor	☹ 😐 ☺	
		Vortragsnotizen (Stichwörter) erstellt	☹ 😐 ☺	
		Anschauungsmaterial ausgearbeitet und unterstützt die Ausführungen sinnvoll	☹ 😐 ☺	
Bewerten	Ich kann meine Arbeitsergebnisse selbstständig reflektieren und mögliche Entwicklungspotenziale/-ziele ableiten.	Stärken-Schwächen-Analyse durchgeführt	☹ 😐 ☺	
		Konkrete Ziele für die Weiterarbeit formuliert	☹ 😐 ☺	
	Ich kann konkrete Maßnahmen zur Optimierung meiner Arbeit beschreiben.	Maßnahmenkatalog erstellt	☹ 😐 ☺	

Feedback zum Unterricht

Liebe Auszubildende,

um unseren Unterricht zu überdenken und – wenn nötig – Veränderungen anzubringen bitte ich Sie um eine **ehrliche, anonyme Rückmeldung**. Bitte nehmen Sie sich einige Minuten Zeit und kreuzen Sie für jede Aussage ihre **Bewertung im jeweiligen Kästchen** an. Wenn Sie Kreuze im Bereich „trifft nicht zu" gemacht haben, bitte ich Sie um eine kurze Stellungnahme auf der Rückseite.

	trifft voll zu	←	→	trifft nicht zu
1. Ich finde, dass die Unterrichtszeit gut genutzt wird (pünktlicher Beginn, kein Leerlauf, kein vorzeitiges Unterrichtsende).				
2. Ich finde, dass der Lehrer mit Unterrichtsstörungen angemessen umgeht und für die Einhaltung von Verhaltensregeln sorgt.				
3. Ich finde, der Lehrer geht mit mir wertschätzend und respektvoll um.				
4. Ich finde das Unterrichtstempo angemessen. Der Lehrer achtet darauf, dass niemand „abgehängt" wird.				
5. Der Lehrer lässt uns bei Aufgaben/Fallsituationen selbst verschiedene Lösungsmöglichkeiten ausprobieren.				
6. Ich finde den Unterricht interessant und abwechslungsreich gestaltet.				
7. Ich erkenne immer wieder die Verbindung der Lerninhalte zu meiner Alltags- oder Berufssituation.				
8. Ich habe den Eindruck, dass der Lehrer fachlich kompetent ist und den Unterricht gut vorbereitet.				
9. Ich lerne im Unterricht, mir Inhalte selbst zu erarbeiten und meine Ergebnisse (auch mithilfe meiner Mitschüler) zu kontrollieren.				
10. Ich finde, die Lerninhalte, Tafelbilder und Folien werden vom Lehrer gut strukturiert und verständlich aufbereitet.				
11. Wenn ich Probleme oder Lernschwierigkeiten habe, kann ich den Lehrer jederzeit um Unterstützung bitten.				
12. Ich finde, die Klassenarbeiten waren fair gestellt. (Anzahl der KA, Gestaltung, Vorbereitung auf die KA)				
13. Ich habe den Eindruck, dass mich der Unterricht weiterbringt und mich angemessen fördert (und fordert).				

Bitte mit kurzer Stellungnahme auf der Rückseite

Wenn Sie sonst noch etwas zur Unterrichtsgestaltung loswerden möchten – auf der Rückseite ist auch dafür Platz!

Herzlichen Dank für Ihre Mitarbeit.

Begriffsquadrat: Rund um Anatomie und Physiologie

Innenohr / Augen / Sonnenschutz / Blutbildung	Melanozyten / Wirbelkörper / Alveolen / Blinder Fleck	Gasaustausch / Fußgelenk / Muscheln / Sinusknoten	Harnblase / Rippen / Nase / Hammer
Brust / Knochenmark / Faltenbildung / Magen	Dünndarm / Netzhaut / Blutfluss / Spongiosa	Klappen / Schrittmacher / Fette / Filter	Galle / Mittelohr / Haut / Balken
Speiseröhre / Pförtner / Hypophyse / Keratin-Eiweiß	Steuerzentrale / Knochen / Sehnen / Immunabwehr	Bindegewebe / Nierenkörperchen / Stoffwechsel / Lappen	Leber / Gehirn / Drüsen / Transportmittel
Zunge / Haare / Gleitmittel / Ausscheidung	Gelenkspalt / Leukozyten / Gleichgewicht / Gaumenmandeln	Labyrinth / Lungen / Enzyme / Rachen	Verdauung / Lymphe / Blutgefäße / Fettgewebe

Literaturverzeichnis

BRÜNING, L./SAUM, T.: Erfolgreich unterrichten durch Kooperatives Lernen. Strategien zur Schüleraktivierung (Band 1). 5. überarbeitete Auflage, Neue Deutsche Schule Verlagsgesellschaft, Dezember 2009.

BRÜNING, L./SAUM, T.: Erfolgreich unterrichten durch Kooperatives Lernen (Band 2). 1. Auflage, Neue Deutsche Schule Verlagsgesellschaft, März 2009.

Bildquellenverzeichnis

as-illustration, Rimpar: S. 173

Berkefeld, Thorsten, Neustadt/Weinstraße: S. 3; 5; 7; 12/Abb.1.6 (ClipArts: 2012 Microsoft Corporation und/oder ihre Lieferanten, One Microsoft Way, Redmond, WA 98052, USA); 24/Abb. 2.1 (1. Krausen, Scott, Mönchengladbach; 2. Argum GbR, München © Thomas Einberger; 3. Shutterstock Images LLC, New York, USA © Karuka; 4. iStockphoto, Berlin © BanksPhoto; 5. OKAPIA KG Michael Grzimek & Co., Frankfurt a.M.; 6. Walle, Andreas, Hamburg; 7. iStockphoto, Berlin © Melpomenem); 200/Abb.9.1 (ClipArts: 2012 Microsoft Corporation und/oder ihre Lieferanten, One Microsoft Way, Redmond, WA 98052, USA); 201; 202; 204; 206–207; 210; 213

Bundesministerium für Familie, Senioren, Frauen und Jugend, Familienpflegezeit, Qualität in der Pflege, Bonn: S. 141

dpa-infografik GmbH, Hamburg: S. 178

iStockphoto, Berlin: S. 2 (Steve Debenport)

Heling, Ursula, Wissen: S. 36; 37

Krausen, Scott, Mönchengladbach: S. 165

Krüper, Werner, Steinhagen: S. 172

Springborn, Dirk-Sönke, Holzwickede: S. 179/1

Walle, Andreas, Hamburg: S. 169

Your Photo Today, Taufkirchen: S. 179/2 (_BELMONTE/BSIP)